Carl-Auer

Systemische Horizonte – Theorie der Praxis

Herausgeber: Bernhard Pörksen

»Irritation ist kostbar.«
Niklas Luhmann

Die wilden Jahre des Konstruktivismus und der Systemtheorie sind vorbei. Inzwischen ist das konstruktivistische und systemische Denken auf dem Weg zum etablierten Paradigma und zur *normal science*. Die Provokationen von einst sind die Gewissheiten von heute. Und lange schon hat die Phase der praktischen Nutzbarmachung begonnen, der strategischen Anwendung in der Organisationsberatung und im Management, in der Therapie und in der Politik, in der Pädagogik und der Didaktik. Kurzum: Es droht das epistemologische Biedermeier. Eine Außenseiterphilosophie wird zur Mode – mit allen kognitiven Folgekosten, die eine Popularisierung und praxistaugliche Umarbeitung unvermeidlich mit sich bringt.

In dieser Situation ambivalenter Erfolge kommt der Reihe *Systemische Horizonte – Theorie der Praxis* eine doppelte Aufgabe zu: Sie soll die Theoriearbeit voran treiben – und die Welt der Praxis durch ein gleichermaßen strenges und wildes Denken herausfordern. Hier wird der Wechsel der Perspektiven und Beobachtungsweisen als ein Denkstil vorgeschlagen, der Kreativität begünstigt.

Es gilt, die eigene Intelligenz an den Schnittstellen und in den Zwischenwelten zu erproben: zwischen Wissenschaft und Anwendung, zwischen Geistes- und Naturwissenschaft, zwischen Philosophie und Neurobiologie. Ausgangspunkt der experimentellen Erkundungen und essayistischen Streifzüge, der kanonischen Texte und leichthändig formulierten Dialoge ist die Einsicht: Theorie braucht man dann, wenn sie überflüssig geworden zu sein scheint – als Anlass zum Neu- und Andersdenken, als Horizonterweiterung und inspirierende Irritation, die dabei hilft, eigene Gewissheiten und letzte Wahrheiten, große und kleine Ideologien solange zu drehen und zu wenden, bis sie unscharfe Ränder bekommen – und man mehr sieht als zuvor.

Bernhard Pörksen, Professor für Medienwissenschaft an der Universität Tübingen

Jürgen Ruesch
Gregory Bateson

Kommunikation

Die soziale Matrix der Psychiatrie

Aus dem Amerikanischen von
Christel Rech-Simon

Zweite, korrigierte Auflage, 2012

Umschlaggestaltung: Uwe Göbel
Satz u. Grafik: Drißner-Design u. DTP, Meßstetten
Printed in the Netherlands
Druck und Bindung: Drukkerij Wilco B. V.

Das Original erschien unter dem Titel »Communication. The Social Matrix of Psychiatry«

Zweite, korrigierte Auflage, 2012
ISBN 978-3-89670-836-6

Bibliografische Information der Deutschen Nationalbibliothek:
Die Deutsche Nationalbibliothek verzeichnet diese Publikation
in der Deutschen Nationalbibliografie; detaillierte bibliografische
Daten sind im Internet über http://dnb.d-nb.de abrufbar.

Informationen zu unserem gesamten Programm, unseren Autoren
und zum Verlag finden Sie unter: www.carl-auer.de.

Wenn Sie Interesse an unseren monatlichen Nachrichten aus der Vangerowstraße haben,
können Sie unter http://www.carl-auer.de/newsletter den Newsletter abonnieren.

Carl-Auer Verlag GmbH
Vangerowstraße 14
69115 Heidelberg
Tel. 0 62 21-64 38 0
Fax 0 62 21-64 38 22
info@carl-auer.de

Inhalt

Vorwort zur deutschen Ausgabe von 2012

Es gibt Bücher, die können (nach Jahren der Lektüre durch immer neue Leser-Generationen) als Klassiker betrachtet werden. Zu dieser Kategorie von Werken gehört *Kommunikation. Die soziale Matrix der Psychiatrie*. Es ist Anfang der 50er Jahre des vorigen Jahrhunderts zum ersten Mal erschienen und hat seither eine Vielzahl von Neuauflagen erfahren. Heute – im zweiten Jahrzehnt des 21. Jahrhunderts – ist es aktuell wie am Tag seiner Erstpublikation.

Aber es ist weit mehr als nur ein Klassiker, denn es stellt gewissermaßen das Gründungsmanifest systemtheoretisch-konstruktivistischer Ansätze in den Sozialwissenschaften dar. Mit diesem revolutionären Buch begann ein neues Paradigma seinen Siegeszug, der auch heute noch in vollem Gange ist und noch lange nicht sein Ende erreicht haben dürfte.

Woran erkennt man, dass ein Text revolutionär ist? An seinem Inhalt? An seiner Rezeption? – zur Zeit seines Erscheinens? – in der Folge? – heute? Können Revolutionen stattfinden, ohne dass die Öffentlichkeit es merkt?

Das sind Fragen, die sich zwangsläufig ergeben, wenn man das Werk von Jürgen Ruesch und Gregory Bateson heute liest. Es ist von einer geradezu unglaublichen Aktualität. Viele der formalen Konzepte, die in späteren Jahren die Entwicklung von Kybernetik und Systemtheorie bestimmten, sind bereits thematisiert – manchmal nur angerissen, andere weitgehend ausgearbeitet.

Revolutionär ist aus heutiger Sicht, dass in den unterschiedlichen Kapiteln dieses Buches ein radikaler Wechsel wissenschaftlicher Prämissen vorgenommen wird. Vordergründig gilt dies der Psychiatrie, wie der Untertitel verspricht, hintergründig wird ein die traditionellen Grenzen der Disziplinen überschreitendes Modell der Humanwissenschaften entwickelt, durch das die Unterscheidung zwischen Geistes- und Sozialwissenschaften auf der einen Seite und Naturwissenschaften auf der anderen Seite aufgehoben wird. Sie werden als unterschiedliche Konkretisierungsformen eines weit abstrakteren Paradigmas – der Kommunikationstheorie – angesehen. Was biologische, psychische und soziale Prozesse miteinander verbindet, ist, dass sie als Kommunikationsprozesse beobachtet und erklärt werden können.

Für den ersten Teil des Buches zeichnet der Psychiater Jürgen Ruesch verantwortlich. Er legt in seinem Einführungskapitel die Programmatik des gemeinsamen Projektes dar: In der Vergangenheit beschäftigten sich Persönlichkeitstheorien mit einem einzigen Individuum, während es »heutzutage« (d.h. 1950/51) deutlich sei, dass dies wenig Nutzen bringe. Notwendig sei es, den Einzelnen in seiner sozialen Situation zu sehen. Es bedürfe einer einheitlichen Kommunikationstheorie, die Ereignisse erfasst, die das Individuum mit einem anderen Individuum verbinden, mit der Gruppe, mit der Kultur und schließlich mit Ereignissen von weltweiter Bedeutung.

Abgeleitet ist diese Fragestellung aus der Praxis der Psychotherapie. Hier treffen zwei Personen aufeinander, die beide *Teile* eines größeren *Ganzen* sind: eines übergeordneten *sozialen Systems*. Mit dem Begriff der »sozialen Matrix« beziehen sich die Autoren auf den sozialen Kontext oder Rahmen, der es Beobachtern überhaupt erst ermöglicht, irgendwelchen Ereignissen eine Bedeutung zu geben. Um die unterschiedlichen Aspekte menschlichen Verhaltens zu verstehen, schlagen sie den Interpretationsrahmen *Kommunikation* vor, weil er das einzige wissenschaftliche Modell sei, das sowohl körperliche, intrapersonelle, interpersonelle als auch kulturelle Ereignisse in ein einziges, konsistentes theoretisches System zu integrieren erlaubt.

Die Phänomene, die von der traditionellen Psychopathologie beschrieben werden, lassen sich so als Kommunikationsstörungen erklären. Was als Störung definiert ist, ist von der Kultur abhängig, in der das jeweilige »gestörte« Verhalten gezeigt wird. Da das zeitgenössische psychiatrische Denken (der 40er/50er Jahre) aus Europa nach Amerika importiert worden war, musste es modifiziert werden, um dem amerikanischen System der Kommunikation und seinen Folgen für die psychiatrische Praxis und Theorie gerecht zu werden.

Um dieses Vorhaben durchführen zu können, erweitern die Autoren zunächst unter Missachtung aller akademischen Disziplingrenzen ihren Beobachtungsrahmen über das Individuum hinaus und *in* es hinein. Sie interpretieren nicht nur das Verhalten eines Individuums als Element von Kommunikation, sondern sie erklären darüber hinaus seine Psychodynamik sowie die biologischen Prozesse des Organismus als *Netzwerke von Kommunikationen*.

Was diese Bereiche und die Ereignisse, die ihnen zugeordnet werden können, miteinander verbindet, sind abstrakte Prozessmuster, die zirkulär organisiert sind, sich wiederholen und sich auf diese Weise stabilisieren. Die traditionelle Unterscheidung zwischen Reiz und Reaktion, durch die der Beobachter traditionellerweise solche zirkulären Prozesse in die Form einer geradlinigen Kausalität bringt, kann bei der Untersuchung von Kommunikationsmustern nicht vollzogen werden. Ruesch und Bateson betrachten die *Einheit* aus Reiz und Reaktion und nennen sie »Wert«. Werte sind für sie daher, sehr umfassend, bevorzugte Weisen der Kommunikation und des Bezogenseins. In diesem Sinne können nun Kulturen auf ihre Werte hin verglichen werden, aber auch Gruppen oder andere soziale Systeme sowie Individuen.

In ihrer Konzeption psychischer Prozesse als intrapersonale Kommunikation zeigt sich eine weitgehende Orientierung der Autoren an originär psychoanalytischen Modellen. Allerdings verlassen sie in ihren Erklärungen die traditionellen energetischen Modelle und wenden sich konsequent einem kommunikationstheoretischen Ansatz zu. *Intra*personale Kommunikation wird so zum Spezialfall der *inter*personalen Kommunikation, nur dass nicht zwischen realen äußeren Personen kommuniziert wird, sondern zwischen imaginären Entitäten, die den kondensierten Niederschlag früherer Erfahrungen in zwischenmenschlichen Beziehungen und Interaktionen bilden: internalisierte Repräsentanten von Kommunikationsteilnehmern bzw. den Mustern der Kommunikation zwischen ihnen.

Unter den konzeptuellen Neuerungen, die bereits von Ruesch und Bateson ausformuliert wurden, war die Problematisierung der Rolle des Beobachters. Es ist ein Thema, das erst später in den Fokus der Aufmerksamkeit einer größeren Öffentlichkeit kam und heute unter den Etiketten »Kybernetik zweiter Ordnung« und »Radikaler Konstruktivismus« gehandelt wird. Es ist hier bereits angesprochen und klar formuliert: dass der Beobachter in zwischenmenschlichen Beziehungen keinerlei Zugang zu den intrapsychischen Prozessen anderer Menschen hat, dass alles, was er über sie sagen kann, nur seine Interpretationen und Folgerungen aus dessen Verhalten sind und dass er durch seine Beobachtung das verändert und beeinflusst, was er beobachtet usw.

Nach einer ausführlichen Diskussion der Unterschiede zwischen europäischen und amerikanischen kulturellen und politischen Mustern (die aus heutiger Sicht auch erklären können, warum Europäer und Amerikaner sich oft nicht verstehen und politisch – wie etwa im Irakkrieg – verschiedene Weltsichten und Werte [!] vertreten), wenden sich die Autoren den Grundlagen menschlicher Kommunikation zu.

Sucht man nach dem gemeinsamen Nenner ihrer Überlegungen, so kann man als integratives Prinzip eine *epistemologische* Konzeptualisierung der gesamten Psychiatrie finden.

Wenn sie von Epistemologie sprechen, so meinen sie damit das System der Prämissen, die dem Denken und Sprechen zugrunde liegen, d. h. im gegebenen Fall der Psychiatrie. Und so wie Informationen erst durch Unterschiede gewonnen werden können, treten auch solche Prämissen erst ins Bewusstsein, wenn sie mit abweichenden Vorannahmen konfrontiert werden.

Die in diesem Buch angeschnittenen Themen können als Exposition für die Entwicklung der Systemtheorie in den letzten 60 Jahren im Bereich der Sozialwissenschaften sowie ihrer Anwendung in Therapie, Management, Politik und Beratung verstanden werden. Die Positionen Ernst von Glasersfelds Radikalen Konstruktivismus, Heinz von Försters Kybernetik zweiter Ordnung mit ihrer Einbeziehung des Beobachters, die Grundlagen von George Spencer-Browns Laws of Form, Humberto Maturanas Konzept der operationellen Geschlossenheit psychischer Systeme, aber auch die Grundlage der neueren soziologischen Systemtheorie, d. h. Niklas Luhmanns Definition sozialer Systeme als Kommunikationssysteme, sind hier bereits entworfen.

Um zum Schluss ganz ambivalenzfrei zu bewerten und zu bewerben: ein Buch, das seine Aktualität nicht verloren hat und als Klassiker (immer) wieder gelesen werden sollte. Denn bei jeder neuen Lektüre erweist sich, dass viele der Ideen, auf die wir heute so stolz sind und die wir als innovativ und originell feiern, schon von Ruesch und Bateson vorbedacht wurden. Also auch, wer Neues sucht, wird in diesem »alten« Buch vieles Überraschendes finden. Immer wieder.

Fritz B. Simon
Berlin, November 2011

Vorwort zur Ausgabe von 1987

»Die Welt kann als eine Myriade von ›An alle, die es angeht‹-Botschaften betrachtet werden«, postulierte 1947 der große Mathematiker Norbert Wiener. Seine Aussage ist repräsentativ für den tiefgreifenden Wandel, der in unserer Art, die Welt zu begreifen, begonnen hatte. Die Paradigmen der klassischen Wissenschaft hatten die Grenzen ihrer Brauchbarkeit erreicht. Mehr und mehr Phänomene schienen sich der linearen Ursache-Wirkung-Erklärung natürlicher Prozesse zu widersetzen, und damit wuchsen Zweifel an der Gültigkeit der lange Zeit nicht infrage gestellten Überzeugung, dass man erst die Ursachen in der Vergangenheit entdecken und analysieren muss, um die Gegenwart zu verstehen (und zu verändern). Vielleicht kam es zu einer sogar noch einschneidenderen Neuorientierung durch das, was fast die »Entdeckung« von *Information* als einer eigenständigen Entität in Ergänzung zu den klassischen Prinzipien der *Materie* und der *Energie* genannt werden kann. Eine Welt, interpretiert als »Myriade von Botschaften«, die Botschaften hervorrufen, die ihrerseits an ihre eigenen Quellen rückgemeldet werden, wurde nun zum Gegenstand der Forschung.

In diese Zeit beginnender Gärung fällt die Veröffentlichung des vorliegenden Buches. Es ist die Gemeinschaftsarbeit von zwei Wissenschaftlern, die aus verschiedenen Disziplinen stammen, aber beide einen kosmopolitischen Hintergrund haben und konsequent imstande und willens sind, wissenschaftliche Annahmen von den ersten Prämissen an infrage zu stellen: Jürgen Ruesch, ein Psychiatrie-Professor, und Gregory Bateson, ein Kulturanthropologe. Sie begegneten einander, während sie an der Medizinischen Fakultät der Universität von Kalifornien in San Francisco lehrten, und sie vereinten ihre Ideen in diesem Buch – während sie gleichzeitig die getrennte Autorschaft an ihren jeweiligen Kapiteln beibehielten.

Es mag heute schwer zu begreifen sein, dass dieses Buch nicht einmal zehn Jahre früher hätte geschrieben werden können, als es geschrieben wurde. Es ist richtig, dass die theoretischen und praktischen Aspekte der Übermittlung von Information damals schon in beträchtlichem Ausmaß erforscht worden waren, und die Semiotik (die allgemeine Theorie der Zeichen und Sprachen) hatte schon bedeutsame Fortschritte gemacht. Aber zu den unmittelbarsten Wirkungen des Informationsaustausches (den verhaltensmäßigen, pragmatischen Effekten) und zur Art und Weise, wie Kommunikation tiefgehend Verhalten bestimmt (tatsächlich Verhalten *ist*), existierten fast noch gar keine Untersuchungen. Die Veröffentlichung von *Kommunikation: Die soziale Matrix der Psychiatrie* kann als Entstehung eines neuen Wissensgebietes betrachtet werden – wenn wir willens sind, den unheilvollen Missbrauch von Kommunikation, wie er von Werbung und Propaganda praktiziert wird, unbeachtet zu lassen.

Was überrascht, ist, dass dieses Buch, geschrieben vor 35 Jahren, nicht nur historische Bedeutung hat, sondern es irgendwie geschafft hat, seinen neuartigen, fast revolutionären Charakter zu bewahren, der das nochmalige Lesen zu einem intellektuellen Vergnügen macht.

Sogar noch wichtiger sind aber seine praktischen, klinischen Aspekte. Das Buch fordert die Zweckmäßigkeit der dogmatischen »Warum«-Frage heraus, indem es aufzeigt, dass »in den letzten hundert Jahren das medizinische Konzept der Ätiologie, das darin bestand, nach unmittelbaren Ursachen einer Krankheit oder einer gestörten Funktion zu suchen, die gesamte Psychiatrie dominiert hat« (S. 94). Aus Betrachtungen dieser Art und aus ihrem soziokulturellen und anthropologischen Hintergrund heraus gelangen die Autoren zu wichtigen neuen Perspektiven. Aufgrund seiner klinischen Ausbildung würde der traditionelle Psychiater die Phänomene gestörten Verhaltens anhand eines begrifflichen Modells der Geisteskrankheit untersuchen, das schon fest in seinem Kopf verankert ist, und er würde dann versuchen, ein bestimmtes Verhalten innerhalb des Rahmens dieses Modells zu verstehen (und zu verändern). Im Gegensatz dazu ist der Anthropologe darin ausgebildet, sich seinen Forschungsgegenständen (einer fremden Kultur, Zivilisation oder Gesellschaft) in einer Weise zu nähern, die seinen Geist so frei wie menschlich möglich von vorgefassten Vorstellungen und festgelegten theoretischen Modellen lässt. Er wird nach Redundanzen des beobachteten Phänomens Ausschau halten, und er wird so stufenweise zu einem vorläufigen Modell des interaktiven Prozesses gelangen, welcher die »Realität« dieses bestimmten Systems menschlicher Beziehungen formt. Auf psychiatrische Bedingungen angewendet, fragt dieser Ansatz nicht länger: »Warum verhält sich diese Person in dieser bizarren, irrationalen Art und Weise?«, sondern eher: »In welchem menschlichen

Kontext würde dieses Verhalten das bestmögliche sein – vielleicht das einzig mögliche?« Wenn er das tut, hat der Psychiater drei Konzepte von allergrößter Wichtigkeit in seine Arbeit eingeführt: *Kommunikation*, die *Relativität* soziokultureller Normen (und damit auch die Definition, was als geistig gesund oder krank angesehen wird) und den *Kontext*, in dem das alles stattfindet. In dieser Sichtweise ist der »Patient« nicht länger ein monadisches Individuum, sondern eher ein System von gestörten Beziehungen. »Das Zeitalter des Individuums gehört der Vergangenheit an«, stellten die Autoren in ihrem Vorwort zur Ausgabe von 1968 fest.

Im gleichen Vorwort erwähnten sie, dass sie nach der Fertigstellung des Buches ihre Ideen unabhängig voneinander weiterentwickelten. Zwischen 1956 und 1961 publizierte Jürgen Ruesch drei Bücher, die eine Fülle klinischen Materials über nonverbale, gestörte und therapeutische Kommunikation enthalten. Gregory Bateson hatte inzwischen sein eigenes, kleines Forschungsteam gegründet und verfolgte einige der fruchtbarsten Ideen, die er erstmals im vorliegenden Band geäußert hatte – vor allem die zwei Arten der »Bedeutung« jeder Botschaft, genannt *Inhalts-* und *Beziehungsaspekt*. Von noch größerer Bedeutung sind seine Behandlung des Paradoxes und der Rolle, die es in der Kommunikation spielt. Wie der Leser weiß, führte dies zu einer neuartigen Sichtweise der schizophrenen Kommunikation, der Doublebind-Theorie, und neuen Formen kurztherapeutischer Interventionen sowie zu einem besseren Verständnis kreativer Prozesse.

Die Autoren haben für ihre Arbeit den Untertitel *Die soziale Matrix der Psychiatrie* gewählt. Was sie zu dieser Zeit noch nicht wissen konnten, ist, dass das Buch selbst zur Matrix für spätere Entwicklungen von großer Wichtigkeit werden sollte, nicht nur für die Psychiatrie, sondern für unser Verständnis von Verhalten im weitesten Sinne.

Paul Watzlawick
Palo Alto, Kalifornien, Sommer 1986

Vorwort zur Ausgabe von 1968

Die Informationswissenschaften – vielleicht die aufregendste wissenschaftliche und intellektuelle Innovation des 20. Jahrhunderts – entwickelten sich nach dem Zweiten Weltkrieg. Die Kongressberichte der frühen Macy-Konferenzen über Kybernetik, Wieners *Cybernetics or Control and Communication in the Animal and the Machine* (1948) und Shannon und Weavers *The Mathematical Theory of Communication* (1949) markieren den Beginn einer neuen Ära. Während die wissenschaftliche Gemeinschaft versuchte, die neuen Denkrichtungen, welche die Kommunikationsingenieure eingeführt hatten, in sich aufzunehmen, unterzog sich die soziale Struktur der Universitäten bemerkenswerter Veränderungen. Fachleute mit unterschiedlichem Hintergrund begannen, in Teams zusammenzuarbeiten. Die traditionelle Trennung der akademischen Fakultäten wurde unscharf, und auf der Basis eines interdisziplinären Mitarbeiterstabs wurden neue und ehrgeizigere Aufgaben übernommen.

Ungefähr zur gleichen Zeit tauchten neue Orientierungen im Feld der geistig-seelischen Gesundheit auf. Vor dem Erscheinen der Tranquillizer waren die therapeutischen Bemühungen der Psychiater hauptsächlich auf die Behandlung und Pflege der großen Psychosen gerichtet, und ihr wichtigstes Handwerkszeug waren Insulin- und Elektroschocktherapie. Dann kam der Zweite Weltkrieg, und der Psychiater war plötzlich mit der Behandlung von Tausenden von Fällen betraut, die unter irgendeiner Art von psychologischem und sozialem Stress gelitten hatten. Unter diesen Umständen erwies sich die klassische Psychopathologie für das Verständnis von Persönlichkeitsstörungen, Psychoneurosen und psychosomatischen Zuständen als ineffektiv. Stattdessen wurden die Darlegungen der dynamischen Psychiatrie mit ihrer Schwerpunktsetzung auf intrapsychischen Prozessen populärer. Psychoanalytische Behandlungsmethoden erwiesen sich aber als zu zeitaufwendig, und die Linienoffiziere, Flugsanitäter, Crew-Manager und Psychiater wurden stark unter Druck gesetzt, die Männer in den aktiven Dienst zurückzubringen. Neue Methoden mussten entwickelt werden, und die Aufmerksamkeit richtete sich auf die Tatsache, dass die Gruppe eine große Hilfe bei der Rehabilitation neuropsychiatrischer Fälle war. Gruppenverfahren begannen, einen Teil der Ressourcen des Psychiaters auszumachen.

Zu der Zeit, als dieses Buch geschrieben wurde, war es vollkommen klar, dass das Zeitalter des Individuums der Vergangenheit angehörte. Trotz der zeitweiligen Blüte der Psychoanalyse war der Hauptstrom des Geschehens nicht länger mit den privaten Problemen von Individuen beschäftigt. Die Drohung atomarer Zerstörung, die Bevölkerungsexplosion, das schreckenerregende Gespenst künftiger Hungersnot, die fortschreitende Verunreinigung von Luft und Wasser und der graduelle Zerfall von urbanen Zentren, all das wies auf die Tatsache hin, dass der Umgang mit den menschlichen Problemen auf die herkömmliche Art ineffektiv geworden war. Der psychologische Mensch war tot, und der soziale Mensch hatte seinen Platz eingenommen. Damals stand jedoch keine einheitliche oder allgemeine Theorie zur Verfügung, die in angemessener Weise die Person, die Gruppe und die Gesellschaft in einem System repräsentieren konnte. Es gab zwar Theorien, die sich auf kleine Gruppen einerseits bezogen und auf die soziale Ordnung andererseits; aber was fehlte, war das verbindende Glied, das den Wissenschaftler in die Lage versetzte, Person mit Person, Person mit Gruppe und die Gruppe mit der größeren sozialen Ordnung zu verknüpfen.

An diesem Punkt waren die theoretischen Entwicklungen im Feld der Kybernetik und der Kommunikationstechnik imstande, die Kluft zu überbrücken. Indem man den Fokus nicht auf die Person oder auf die Gruppe richtete, sondern auf die Botschaft und den Kreisprozess als Forschungseinheit, war ein Weg gefunden, die verschiedenen Einheiten zu verbinden. Bemerkenswert in menschlichen Systemen ist, dass der Kreisprozess, der erforscht werden muss, gewöhnlich zwei oder mehr Personen einschließt. Tatsächlich muss der Ursprung einer Botschaft oft zurückverfolgt werden, wie sie von Person zu Person weitergereicht wird, durch Gruppen und Maschinen transformiert wird, bis sie schließlich ihren intendierten Bestimmungsort erreicht, wo ihre Wirkungen im Allgemeinen auf die Originalquelle zurückwirken. Die Beschreibung einer Kommunikationstheorie, die an die menschliche Situation und besonders an die Bedürfnisse der Psychiatrie angepasst war, war das Ziel, mit dem dieses Buch ursprünglich geschrieben wurde.

Nahezu zwanzig Jahre sind verstrichen, seit dieser Band vorgestellt wurde, und in der Zwischenzeit hat sich die Wissenschaft exponentiell beschleunigt. Die Annäherung von Physiologie, Ökologie und Ethologie – Gebiete, welche die Transaktionen des Organismus mit seiner physikalischen und sozialen Umwelt erforschen – haben zum Entstehen allgemeiner Systemtheorien in den biologischen Wissenschaften geführt. Die Konvergenz von Psychiatrie, Psychologie, Soziologie und Anthropologie – Feldern, die das menschliche Verhalten allein oder in Gruppen erforschen – führten zu dem, was als Verhaltenswissenschaften bekannt wurde. Die Konvergenz von Verwaltung, sozialer Organisation, Gruppenmanagement und Gruppentherapie – Feldern, die allgemein die Tendenz zu steuern, zu organisieren oder soziales Verhalten zu verändern miteinander teilen – führten zu einem theoretischen Wissensfundus, der sich mit sozialen Operationen befasst. Parallel zu diesen wissenschaftlichen Entwicklungen sind wir in der politischen Arena Zeugen einer Beteiligung der Regierung an den ehemals privateren Bereichen von Erziehung, medizinischer Versorgung, Wohnung und Bürgerrechten, mit dem Ergebnis, dass die lange vernachlässigte soziale Perspektive der menschlichen Existenz neben den technologischen Sichtweisen nahezu Gleichberechtigung erlangt hat.

Die Evolution der Kommunikation hat nicht nur zur Entwicklung einer besseren Kommunikationsmaschinerie geführt, sondern zu einer ganzen Reihe neuer menschlicher Verhaltensweisen. Der Computer hat zum einen die Stellung eines Hilfs-Gehirns des Menschen eingenommen, und die Aufgaben der Informationsspeicherung, der Wiedergewinnung von Information, Datenüberprüfung, -berechnung und -übersetzung brauchen nicht länger vom menschlichen Gehirn durchgeführt zu werden. Außerdem können Computer als wissenschaftliche Modelle von Organismen und Gesellschaften eingesetzt werden, und die Simulation von natürlichen Phänomenen erlaubt es dem Wissenschaftler, die Richtigkeit seiner Formulierungen zu überprüfen. Im Gebiet der Psychiatrie haben wir Programme, die in der Lage sind, das Verhalten von Patienten und Psychiatern zu simulieren. Das Gespräch zwischen zwei Computern – einer, der den Doktor simuliert, und einer, der den Patienten simuliert – ist fast nicht von der Interaktion in Fleisch und Blut zu unterscheiden. Computerisierte Lernprogramme und Therapiemaschinen sind schon weit über das Experimentierstadium hinaus. Während in der Vergangenheit der Mensch mit Tieren oder mit Menschen interagierte, sieht er sich nun, in Ergänzung dazu, aus Metall hergestellten autonomen Quasi-Organismen gegenübergestellt. Somit hat der moderne Mensch mit der menschlichen Interaktion, mit der Mensch-Maschine-Interaktion und der Maschine-Maschine-Interaktion zu kämpfen.

Kommunikation ist damit zur sozialen Matrix des modernen Lebens geworden. Trotz der Tatsache, dass das vorliegende Buch weder die Geschwindigkeit der technischen Entwicklungen noch das Ausmaß der modernen sozialen Verpflichtungen beschreiben konnte, sah es doch einwandfrei den Trend der künftigen Geschehnisse voraus: dass die zunehmend größere Rolle der Massenmedien, der Computer und selbststeuernder Geräte in unserer Zivilisation als Parallele zu einer wachsenden theoretischen und praktischen Schwerpunktsetzung auf soziale Kommunikation und soziale Organisation gesehen werden kann. Schon vor zwanzig Jahren war klar, dass die komplexe Maschine nicht ohne ihre Dienerin, die soziale Organisation, existieren kann. Der in diesem Band skizzierte Ansatz sollte auch einen bedeutungsvollen Einfluss auf die spätere Entwicklung der allgemeinen Systemtheorie und die vorherrschenden Sichtweisen dessen, was nun »Sozialpsychiatrie« genannt wird, haben.

Nach der Fertigstellung dieses Buches entwickelten beide Autoren ihre Ideen weiter. Gregory Bateson verfeinerte seine Theorien des Spiels, der menschlichen Interaktion und der Kommunikationsweisen von Schizophrenen, während Jürgen Ruesch seine Vorstellungen von nonverbaler, gestörter und therapeutischer Kommunikation verdeutlichte. Die vorliegende Ausgabe dieses Bandes zielt also darauf ab, den Leser mit den Grundlagen, auf denen diese späteren Entwicklungen aufgebaut sind, vertraut zu machen.

Die Autoren
Oktober 1967

1. Werte, Kommunikation und Kultur

Eine Einführung

Von Jürgen Ruesch

Heute, in der Mitte des 20. Jahrhunderts, bemühen sich Wissenschaftler und Kliniker um gegenseitiges Verständnis. Das Aufgeben dogmatischer Sichtweisen und wissenschaftlicher Isolation ist der Trend unserer Zeit. Psychiater haben die Mauern der Irrenanstalten verlassen und in den allgemeinen Krankenhäusern der Gemeinden und in Privatpraxen ein neues Betätigungsfeld gefunden. Die Wandlung ehemaliger Irrenärzte in moderne Therapeuten und der Wechsel von statischen zu dynamischen Prinzipien machte eine Überarbeitung der psychiatrischen Theorien nötig. Während sich in der Vergangenheit Persönlichkeitstheorien mit dem einzelnen Individuum befassten, realisieren moderne Psychiater, dass solche Theorien wenig Nutzen haben, da es nötig ist, das Individuum in seinem sozialen Kontext zu betrachten. Unsere technische Zivilisation hat die intellektuelle Isolation der Menschen auf ein Minimum reduziert. Die modernen Kommunikations- und Verkehrsmittel beschleunigen die Verbreitung von Informationen in einem solchen Maße, dass wir in einer nicht zu fernen Zukunft erwarten können, dass sich kein Individuum und keine Gruppe diesem Einfluss länger entziehen kann.

Die Autoren haben in diesem Buch, das der Darstellung umfangreicherer Aspekte der Kommunikation gewidmet ist, versucht, interpersonales und psychotherapeutisches Geschehen zu konzeptualisieren, indem sie das Individuum im Rahmen seiner sozialen Situation betrachten. Wird die Aufmerksamkeit auf ein größeres soziales System gerichtet, dessen integrale Bestandteile Psychiater und Patienten sind, zieht das notwendigerweise eine Entwicklung von Konzepten nach sich, die sowohl Geschehnisse größeren Maßstabs wie auch individueller Natur umfassen. Wir haben diese Beziehung in einer einheitlichen Theorie der Kommunikation skizziert, welche die Geschehnisse, die das Individuum mit dem Individuum und das Individuum mit der Gruppe verbinden, und schließlich Geschehnisse, die von weltweiter Bedeutung sind, umfasst.

Im Laufe unserer Forschung mussten wir die Positionen der Psychiater im Rahmen der Sozialwissenschaft untersuchen. Besondere Beachtung wurde dem Management wissenschaftlicher Informationen über das Verhalten von Menschen geschenkt und der Wechselbeziehung zwischen den auf individueller, Gruppen- und gesellschaftlicher Ebene erhobenen Daten. Wir berichten speziell von den dialektischen Schwierigkeiten, die sich ergeben, wenn der Wissenschaftler auf verschiedenen Abstraktionsebenen operiert. Um die Überlegungen hinsichtlich eines Sachverhalts zu vereinfachen, wurde erst innerhalb des engeren Kontextes eines individuellen Organismus, dann innerhalb des Rahmens eines größeren sozialen Systems das Konzept der sozialen Matrix benutzt. Die Bezeichnung »soziale Matrix« bezieht sich also auf ein größeres wissenschaftliches System, in dem beide, Psychiater und Patient, integrale Teile sind. Dieses größere System hat gleichwohl keinen unmittelbaren Bezug zum Psychiater oder zum Patienten zur Zeit ihrer Interaktion. Wenn wir einem einzelnen speziellen Thema Aufmerksamkeit schenken und eine Menge umschriebener Ereignisse schildern, dann dürften die begrenzten Anliegen der Arzt-Patienten-Beziehung keine unmittelbare Auswirkung auf das größere Universum haben. Dennoch ist das kleine System Teil des größeren Systems, und Folgerungen, die innerhalb des kleineren Systems gezogen werden, können ungenau oder sogar ungültig werden, wenn man sie im Rahmen des größeren, allumfassenden Systems betrachtet.

Dieses Phänomen haben wir auf das allgemeinere »Teil-Ganzes«-Problem bezogen (Ruesch 1951). Der Arzt und der Psychiater haben in ihrer Arbeit immer wieder mit der Beziehung zwischen einer Zelle und dem sie umgebenden Gewebe, mit einem Organ innerhalb eines Organismus, mit einem Individuum innerhalb der Familiengruppe, mit einer Familie innerhalb der Gemeinde und, zum Schluss, vielleicht mit der Gemeinde innerhalb des Rahmens der Nation und der Nationen innerhalb der Vereinten Nationen zu tun. Diese verschiedenen Brennpunkte des Interesses werden gewöhnlich von verschiedenen Disziplinen studiert und beobachtet, wobei alle ihre eigenen Konzepte und ihre besondere Fachsprache benutzen. Solche Trennungen, so nützlich sie in einem Stadium sein können, können zu einem späteren Zeitpunkt zu einem Hindernis werden. Aus diesem Grunde und auch um Fortschritte zu erleichtern, schlagen wir vor, ein einzelnes System zum Verständnis der mannigfaltigen Aspekte des menschlichen Verhaltens zu benutzen. Wir glauben heute, dass Kommunikation das einzige wissenschaftliche Modell ist, das uns in die Lage versetzt, physikalische, intrapersonale, interpersonale und kulturelle Aspekte von Ereignissen innerhalb eines Systems zu erklären. Da wir nur ein einzelnes System benutzen, schließen wir die Vielfältigkeit der Einzeluniversen, die Mannigfaltigkeit des Vokabulars und die Kontroversen aus, die dadurch aufbrechen, dass wir, die Wissenschaftler und Kliniker, uns gegenseitig nicht verstehen können. Um den Leser in solch ein Erklärungssystem und seinen Gebrauch im psychiatrischen Feld einzuführen, wurde der vorliegende Band geschrieben.

Nun mag sich der Leser fragen, welche Beziehungen, falls überhaupt, zwischen Kommunikation und den verschiedenen Themen, die in diesem Band dargestellt sind, bestehen. Wir möchten darum bitten, ein wenig Geduld mit uns zu haben, bis zu dem Zeitpunkt, an dem wir in der Lage sind zu demonstrieren, wie eng die Theorie der Werte, das psychiatrische Denken und die Beobachtungen über die amerikanische Kultur miteinander verknüpft sind. Wir hoffen, zeigen zu können, dass diese unter dem Stichwort »soziale Matrix« zusammengefassten vielfältigen Merkmale die verborgenen Determinanten unserer Kommunikationsmittel sind und dass die Kommunikation das Glied ist, welches die Psychiatrie mit allen anderen Wissenschaften verbindet. Man möge sich daran erinnern, dass nahezu alle Phänomene, die unter dem traditionellen Begriff der Psychopathologie zusammengefasst wurden, Kommunikationsstörungen sind und dass diese Störungen zum Teil von der Kultur, in der sie auftreten, definiert werden. Die zeitgenössischen psychiatrischen Theorien wurden aus Europa von Europäern importiert, und soweit psychiatrische Theorien implizit Kommunikationstheorien sind, mussten sie der Modifizierung und fortlaufendem Wandel unterliegen, als sie von einem Land ins andere verpflanzt wurden. Daher haben wir hier dem Versuch beträchtlich Raum und Zeit eingeräumt, das amerikanische Kommunikationssystem und seinen impliziten Einfluss auf psychiatrische Praktiken und Denkweisen zu verstehen.

Auf den ersten Blick scheinen Kommunikationsprobleme für denjenigen, der individuelles Verhalten studiert, von untergeordnetem Interesse zu sein. Menschen handeln aus sich selbst heraus, sie tun Dinge allein, und mitunter managen sie andere Menschen, beuten sie aus, zwingen sie zu etwas oder töten sie, ohne ihre Absicht vorher anzukündigen. Doch Kommunikation bezieht sich nicht allein auf die verbale, explizite und intentionale Übermittlung von Botschaften. In unserem Sinne gebraucht, würde das Konzept der Kommunikation alle Prozesse einschließen, bei denen Menschen einander beeinflussen. Der Leser wird erkennen, dass dieser Definition die Prämisse zugrunde liegt, dass alle Handlungen und Ereignisse kommunikative Aspekte haben, sobald sie von einem menschlichen Lebewesen wahrgenommen wurden. Das schließt des Weiteren ein, dass solche Wahrnehmung die Information verändert, die ein Individuum besitzt, und es daher beeinflusst. In einer sozialen Situation, in der mehrere Leute interagieren, sind diese Dinge sogar noch komplizierter.

Wenn sich Leute treffen, geschieht etwas. Leute fühlen und denken, während sie zusammen sind und danach. Sie agieren und reagieren aufeinander. Sie können ihre eigenen Handlungen wahrnehmen, und andere Menschen, die anwesend sind, können ebenfalls beobachten, was stattfindet. Sinnliche Eindrücke und Handlungen werden registriert. Sie hinterlassen einige Spuren innerhalb des Organismus, und als ein Ergebnis solcher Erfahrungen mögen die Sichtweisen der Menschen über sich selbst und voneinander bestätigt, verändert oder radikal modifiziert werden. Die ganze Summe dieser Spuren, angereichert durch Tausende von Erfahrungen im Laufe der Jahre, formt den Charakter eines Menschen und bestimmt partiell die Art und Weise, in der zukünftige Begebenheiten von ihm gehandhabt werden. Die Eindrücke, die er von der Umgebung, von anderen und sich selbst erhält, sowie das Festhalten dieser Eindrücke, um sich später darauf zu beziehen, können als integrale Bestandteile des Kommunikationssystems einer Person erachtet werden. Insofern es die Art, mit der eine Person auf wahrgenommene Ereignisse reagiert, notwendig macht, Botschaften zu den ausführenden peripheren Organen zu senden, wird das intraorganische Netzwerk, der Einfachheit halber, als ein Teil des größeren interpersonalen oder sogar überpersonalen (kulturellen) Netzwerkes betrachtet.

Was ist dann, so mag sich der Leser fragen, keine Kommunikation? Um dieses Problem zu lösen, müssen wir die Fragen untersuchen, die ein Wissenschaftler zu beantworten sucht. Wo das Bezogensein der Entitäten betrachtet wird, haben wir es mit Problemen der Kommunikation zu tun. Wenn Entitäten isoliert voneinander betrachtet werden, sind Kommunikationsprobleme nicht relevant. An der Kommunikation interessiert zu sein, ist daher synonym mit dem Einnehmen einer definierten wissenschaftlichen Position mit einem Blickpunkt und Interessen, die auf menschliche Beziehungen fokussiert sind. Die wissenschaftliche Untersuchung der Kommunikation wird durch die Tatsache erschwert, dass wir kommunizieren müssen, um die Kommunikation zu erforschen. Insofern, als es unmöglich ist, zu irgendeinem Moment unsere Position als Beobachter zu fixieren, sind wir niemals dessen ganz sicher, was wir zu beobachten behaupten. Wir können niemals nicht kommunizieren, und als menschliche Lebewesen und Mitglieder einer Gesellschaft sind wir biologischerweise gezwungen zu kommunizieren. Unsere Sinnesorgane sind ständig wachsam und zeichnen erhaltene Signale auf. Da unsere Gliedmaßen niemals ruhen, sind wir zur gleichen Zeit fortlaufend dabei, Botschaften an die Außenwelt zu senden. Deshalb ist unsere biologische Notwendigkeit, Botschaften zu erhalten und zu geben, in gewisser Weise ein Handicap, wenn es darum geht, Kommunikationsprozesse wissenschaftlich zu erforschen. Um diese Schwierigkeiten zu überwinden, ist es für uns nötig, eine strukturelle Annahme bezüglich des Status der Signale und Zeichen innerhalb unseres eigenen Organismus zu machen. Dieses Endresultat von Wahrnehmung und Übermittlung nennen wir Information.

Der Erwerb und die Speicherung von Information ist von erstrangiger Bedeutung in jedem Kommunikationssystem. Um irgendwelche Spuren von empfangenen und gesendeten Botschaften bewahren und auswerten zu können, ist der menschliche Organismus dafür ausgestattet, gleichartige Merkmale in anscheinend ungleichartigen Geschehnissen zu finden. Die Elemente oder Muster, welche einer Anzahl verschiedener Geschehnisse gemein sind, sind notgedrungen abstrakt. Diese abstrakten Beziehungen sind es jedoch, die vom Organismus gespeichert werden. Um mit der Abstraktion fortzufahren, muss der Organismus einer ausreichenden Menge von Ereignissen, welche die gleichen Faktoren beinhalten, ausgesetzt sein. Nur dann ist eine Person in der Lage, mit den häufigsten Ereignissen, die ihr begegnen können, umzugehen. Wenn eine Person in der Lage ist, Ereignisse vorherzusehen und mit verschiedenen Ereignissen umzugehen, so kann man von ihr sagen, dass sie relevante Informationen besitzt. Soweit wir wissen, besteht das, was Information genannt wird, aus einem Arrangement von Nervenimpulsen und -verbindungen. Dieses Arrangement muss aus Beziehungen bestehen, die systematisch von den originalen Geschehnissen außerhalb des Organismus abgeleitet wurden.

In der sozialen Sphäre wird Information über zwischenmenschliche Beziehungen erworben, wenn man stetig und konsistent ähnlichen sozialen Ereignissen ausgesetzt ist. Es beginnt mit den Erfahrungen des Kindes mit seiner Mutter, dann mit den Mitgliedern seiner Familie und später mit den Altersgenossen in der Schule und auf dem Spielplatz. Das Kind lernt von den Erwachsenen und von seinen Altersgenossen, den Regeln zu folgen und Schwierigkeiten zu meistern, die ihm begegnen. Der sich wiederholende Charakter sozialer Ereignisse lehrt Menschen, in stereotyper Art zu reagieren, und stereotypes Verhalten schafft selbstverständlich stereotype Umwelten. Deshalb beziehen wir uns, wenn wir von einer sozialen Matrix sprechen, in welcher interpersonale Ereignisse stattfinden, auf die repetitiven, konsistenten Bombardements von Stimuli, denen menschliche Wesen ausgesetzt sind. Diese haben ihren Ursprung einerseits im sozialen Verhalten anderer Menschen und andererseits in Objekten, Pflanzen und Tieren, mit denen sich der Mensch umgibt. Die wahrgenommenen Stimuli und die gewählten Antworten werden stilisiert. Der Stimulus gestaltet die Antwort, und wenn die Antwort erst einmal gelernt wurde, ist das Individuum konditioniert, solche Stimuli zu suchen, die seine gelernten Antworten hervorrufen. Dieser ganze Prozess kann mit dem Bett, das ein Fluss in die Oberfläche der Erde gräbt, verglichen werden. Das Flussbett wird vom Wasser geformt, doch die Ufer kontrollieren auch die Richtung, in der das Wasser fließt, sodass ein Interaktionssystem besteht, in welchem Ursache und Wirkung nicht länger auseinandergehalten werden können. Stimulus und Antwort sind somit zu einer Einheit zusammengeschweißt; auf diese Einheit werden wir uns als »Wert« beziehen.

Werte sind daher sozusagen einfache, bevorzugte Kanäle der Kommunikation oder Bezogenheit. Informationen über die Werte, die Menschen hegen, versetzen uns in die Lage, ihre Botschaften zu interpretieren und ihr Verhalten zu beeinflussen. Werte sind nicht nur charakteristisch für Individuen, sie werden auch von Gruppen von Leuten und ganzen Kulturen vertreten. Der Leser wird erkennen, dass keine klaren Unterscheidungen zwischen Kommunikationstheorie, Werttheorie und anthropologischen Aussagen über die Kultur gemacht werden können, sobald man Interpretationen von Botschaften betrachtet. Diese Kombination von Merkmalen ist das Medium, in dem wir alle operieren. Deswegen beziehen wir uns darauf als die soziale Matrix.

Als Individuen sind wir uns normalerweise der Existenz dieser sozialen Matrix nicht voll bewusst. Wegen unserer Unfähigkeit, alle Wirkungen unserer eigenen Handlungen auf andere zu erfassen, und aufgrund unserer beschränkten menschlichen Perspektive ist es unwahrscheinlich, dass wir die Größe und Natur dessen begreifen, was passiert. Wenn wir uns mit einem Familienmitglied streiten oder wenn wir versuchen, die Erhöhung der Butterpreise zu erklären, neigen wir dazu, solche Vorfälle als einzigartig zu behandeln. Daher beschuldigen wir unsere Verwandten oder schimpfen auf den Lebensmittelhändler, ohne uns bewusst zu sein, dass Tausende von anderen Leuten die gleichen Erfahrungen haben dürften. Tatsächlich ist unser Verhalten in solchen Situationen bereits beides, eine Antwort auf die Reaktion anderer Menschen und ein Stimulus für ihr Verhalten. Unsere persönlichen und interpersonalen Interessen, die unmittelbaren Brennpunkte unseres täglichen Lebens, erschweren es uns, die weiteren Aspekte sozialer Geschehnisse anzuerkennen. Daher haben wir es uns in diesem Buch zur Aufgabe gemacht, einige der Beziehungen, die zwischen Individuum, Gruppe und Kultur existieren, zu illustrieren. Während es für eine durchschnittliche Person völlig ausreicht, wenn sie über einige praktische Kenntnisse dieser Dinge verfügt, muss dagegen der Psychiater ein klares, systematisches Wissen über diese Beziehungen besitzen, wenn er seinen Patienten helfen will. Diese Beziehung zwischen superpersonalen Systemen auf der einen Seite und interpersonalen und intrapersonalen Systemen auf der anderen Seite ist nicht nur ein dialektischer Einfall von Wissenschaftlern, sondern ist in den täglichen Bedürfnissen des Individuums verankert, dessen Leben und geistige Gesundheit es erfordern, dass es imstande ist, erfolgreich mit anderen Menschen zu kommunizieren. Diesem Ziel hat der Psychiater sein Leben gewidmet.

Nachdem wir unser Thema vorgestellt haben, mag es sinnvoll sein, einige Worte über die Methoden zu sagen, die wir anwenden, um die soziale Matrix zu erforschen. Wir sollten uns daran erinnern, dass der Wissenschaftler, unabhängig davon, ob er psychiatrische, soziale oder kulturelle Phänomene studiert, früher oder später das Individuum berücksichtigen muss. Einzig die von den Individuen erhaltenen Daten unterscheiden sich. Daher fanden wir es zur Durchführung dieser Studie günstig und nützlich, uns die Unterschiede zwischen den verschiedenen Arten von Daten, mit denen wir es zu tun haben, explizit bewusst zu machen. Das trifft besonders für die Unterschiede zwischen teilnehmender Beobachtung und experimentellen Verfahren zu sowie jenen zwischen Beobachtungen von Verhaltensweisen und introspektiven Berichten. Soll eine Kultur oder Subkultur als ein integriertes Kommunikationssystem erforscht werden, kommt man nicht umhin, in seinem wissenschaftlichen Operationsschema folgende Umstände zu berücksichtigen:

a) dass die Mitglieder einer Population, die erforscht wird, Generalisierungen über ihre eigene Kultur vornehmen;
b) dass der Forscher Interaktion und Kommunikation zwischen den Mitgliedern der Population als neutraler Betrachter beobachtet;
c) dass jedes Mitglied der Population seine eigene Sichtweise der eigenen Rollen hat und diese in gewissem Maße dem Beobachter berichten kann;
d) und zum Schluss, dass der Forscher wichtige Einsicht aus seiner eigenen persönlichen Interaktion mit Mitgliedern der Population erhält.

Jeder dieser Umstände determiniert eine besondere Art des Datensammelns; es ist nötig zu betonen, dass die Daten, die auf jede dieser Arten gesammelt werden, ganz verschieden sind, sowohl in ihrer Abstraktionsordnung als auch in der Verzerrung, die sie mit sich bringen. Im Allgemeinen kann man sagen, dass diese vier Typen von Daten sich gegenseitig korrigieren und dass eine übermäßige Spezialisierung auf einen Datentyp zu einem verzerrten Bild führt. Auf die verschiedenen Arten von Verzerrungen, die aus der Überspezialisierung einer jeden Form des Datensammelns resultieren, möchte ich näher eingehen:

Wenn der Forscher sich in seiner Aufmerksamkeit zu sehr auf das konzentriert, was die Leute über ihre eigene Kultur sagen, wird er ein idealisiertes oder stereotypes Bild von dieser Kultur erhalten. Er wird ein System von sozialen Generalisierungen betrachten, welches das tatsächliche Verhalten tatsächlicher Menschen ignoriert. Sein Bild wird eine Funktion der Kultur sein, die er erforscht; denn er wird Stereotypen sammeln, die selbst kulturell bestimmt sind. Doch es wird eine verzerrte Funktion sein. Wenn der Forscher mehr soziologisch denkt, macht er sich möglicherweise einer Art von Übersimplifizierung schuldig, wie sie in Organigrammen auftritt, die menschliche Individuen vergessen und nur deren definierte Aufgaben sehen.

Ähnlich ist es, wenn der Forscher sich darauf spezialisiert, ein neutraler Beobachter der Interaktion zwischen den Mitgliedern einer Population zu sein. Er wird sich ein Bild von den Sitten und den Charaktertypen machen, dem die menschliche Individualität und die Idiosynkrasien der Motivation fehlen. Es kann gut sein, dass er, zum Beispiel, zu einer in der Anthropologie sehr weit verbreiteten Position gelangt, bei der er menschlichem Verhalten nur Aufmerksamkeit zollt, um seine Beobachtungen der Reaktionen der Leute dazu zu nutzen, ihre kulturell stilisierten Haltungen aufzuzeigen.

Wenn sich andererseits der Forscher darauf spezialisiert, persönliche, introspektive Berichte zu sammeln, wird er bei den charakteristischen Verzerrungen des überspezialisierten Therapeuten landen. Er wird die Individuen als isolierte Entitäten sehen, die nicht miteinander oder mit ihm in Beziehung stehen. Er wird sich darauf beschränken, ihre innere Struktur und Dynamik zu diskutieren, ohne die Struktur und Dynamik des größeren sozialen Ganzen zu sehen.

Schließlich wird derjenige Wissenschaftler, der sich zu sehr auf teilnehmende Beobachtung spezialisiert, individuelle Trends und Interaktion wahrnehmen, aber er wird dazu neigen, die mehr statistischen Phänomene von Konvention, sozialer Organisation und andere soziale Determinanten zu ignorieren. Sein Bild wird dem eines überspezialisierten Psychiaters gleichen, der die einzigartige Dynamik und den Fluss der Reaktionen des Individuums auf ihn selbst sieht, ohne das Leben des Einzelnen als sozial bestimmt zu sehen.

Es ist auch wichtig, zur Kenntnis zu nehmen, dass die systematischen Unterschiede und Verzerrungen, die folgen, wenn der Untersucher aus einem bestimmten Blickwinkel auf das untersuchte System schaut oder sich auf eine bestimmte Methode der Datensammlung spezialisiert, selbst Hinweise auf sein Wertsystem sind. Die Natur oder Tendenz seines Wissens ist von seinen Methoden, sich das Wissen zu beschaffen, und von seiner Vorstellung, was Wissen ist, bestimmt. Wenn wir sein selektives Bewusstsein beschreiben – seine Art, Wahrnehmung zu strukturieren – beschreiben wir tatsächlich sein Wertsystem.

Als Autoren sind wir uns voll bewusst, dass, was wir auch immer über Wertsysteme von Psychiatern, Patienten oder der amerikanischen Kultur sagen, von unseren eigenen persönlichen Werten gefärbt sein wird. Auf der anderen Seite sind wir uns ebenso voll bewusst, dass kein wissenschaftlicher Beobachter sich von dem Gebundensein an die eigene, subjektive Art der Wahrnehmung befreien kann, schließlich ist jeder Forscher ein integraler Teil des Kommunikationssystems, an welchem er und die, die er beobachtet – mögen es Menschen, Tiere oder Objekte sein – teilnehmen. In der vorliegenden Studie wurde dieser Gefahr der Verzerrung Rechnung getragen, indem verschiedene Typen von Daten einbezogen wurden und mehr als ein Autor, jeder mit unterschiedlichem Hintergrund und Blickwinkel, an der Auswertung der Daten teilnahm. Diese Kombination kontrastierender Typen von Daten und verschieden trainierter Beobachter soll dazu beitragen, die oben genannten Verzerrungen zu verringern.

Die Fakten, Kombinationen und Konzepte, die in diesem Band vorgestellt werden, basieren auf den folgenden Erfahrungen der Autoren:

a) Wir haben Psychiater in freien Interviews bei ihnen zu Hause, in ihren Büros, in unseren Büros oder wo immer sich die Gelegenheit ergab studiert.[1] In dieser Art von Interview zentrierte sich der Fokus der Forschung auf die Interaktion mit den Psychiatern, um ein besseres Bild der interpersonellen Ansätze der Informanten zu gewinnen.
b) Zuzüglich zu diesen unzähligen Interviews in informellen Settings nahmen wir etwa 30 Sitzungen von ein oder zwei Stunden Dauer mit mehr als 30 verschiedenen Psychiatern, mit Wissen der Teilnehmer, auf Band auf. Diese Interviews waren weder in Übereinstimmung mit Fragebögen gestaltet, noch waren die Psychiater einer detaillierten Befragung unterworfen, wie man es üblicherweise bei linguistischen oder genealogischen Studi-

en macht. Der Ansatz war manchmal so, dass der Anthropologe seinem Informanten die Freiheit ließ, seinen eigenen Gedankengängen zu folgen, geführt nur von gelegentlichen Fragen oder Themenvorschlägen; manchmal so, dass der Interviewer seine eigene, ehrliche Meinung äußerte, was zu Argumentation und Diskussion führte. Die offenen Themenvorschläge fokussierten die Konversation mehr auf die therapeutischen Interessen des Psychiaters, und manchmal führten sie zu individuellen Formulierungen, die das Wertsystem, das sein therapeutisches Handeln bestimmte, klarer offenbarten.

c) Wir haben psychiatrische Treffen besucht, bei denen entweder theoretische Sachverhalte diskutiert oder Fälle vorgestellt wurden. Wir haben die Art und Weise studiert, wie Psychiater sich selbst mit anderen in Beziehung setzen, und die Art, wie sie über Theorie und über Patienten sprechen.

d) Wir haben als Patienten an individueller Therapie teilgenommen und den Psychiater in seiner Funktion als Therapeut erlebt.

e) Wir haben die amerikanische Literatur und die darin enthaltenen Vorannahmen untersucht. Die gedruckten Quellen, die wir studierten, waren begrenzt auf die zeitgenössischen Publikationen der führenden Psychiater, Psychoanalytiker und Psychotherapeuten jeder Schule. Europäische Quellen wurden nicht besonders hervorgehoben, weil sie nicht die amerikanische Denkweise über den Stoff widerspiegeln.

f) Wir haben die populären Stereotypen über Psychiater studiert, wie sie in Cartoons und Anekdoten erscheinen und genauso in formellen und informellen Reaktionen der Öffentlichkeit auf die Psychiatrie.

g) Wir haben viele Hundert Stunden therapeutische Sitzungen aufgenommen. Verschiedene Therapeut-Patienten-Paare wurden im Längsschnitt verfolgt, und eine noch größere Anzahl Paare wurden querschnittweise studiert. Die aufgenommenen Interviews wurden dann von den Autoren analysiert, um sachdienliches Material über das Wertsystem von beiden, Therapeut und Patient, zu erhalten, speziell um die Veränderung von Werten in und während der Therapie zu untersuchen (Ruesch et al. 1946, 1947, 1948a; Ruesch 1949b; Ruesch a. Prestwood 1949, 1950b).

h) Wir haben eine Studie über das amerikanische kulturelle Milieu, in welchem die Psychiater tätig sind, durchgeführt (Ruesch a. Bowman 1948; Ruesch 1948c; Ruesch et al. 1948b). Die Wertprämissen der amerikanischen Kultur wurden aus Quellen gewonnen, die in der Bibliografie aufgelistet wurden, aus Jahren der Interaktion der Autoren mit Amerikanern und aus dem Studium der Kommunikationssysteme und -methoden in Presse, Film, Radio, Werbung, vor Gerichten, in Krankenhäusern und anderen Institutionen. Kurz gesagt, unsere Eindrücke, die wir aus dem Leben hier in Amerika abgeleitet haben, sind durch die Diskussionen zwischen den Autoren und durch fortlaufende Beobachtungen während des Fortschreitens der Studie gezeichnet und überprüft worden.

Psychiatrie und Anthropologie befinden sich noch auf der Stufe der beschreibenden Wissenschaften. Da in solchen Wissenschaften die theoretischen Prämissen implizit gelassen werden, haben diese Wissenschaften Schwierigkeiten bei der Ansammlung eines kohärenten Korpus von klar formulierten Hypothesen. Mit dem vorliegenden Buch haben wir uns der Aufgabe gewidmet, die Prämissen, die den verschiedenen Ansätzen der Sozialwissenschaft zugrunde liegen, ausführlich darzustellen und zu illustrieren. Wir haben die Psychiatrie als Fokus unserer Aufmerksamkeit gewählt, da der Psychiater in seiner täglichen Praxis mit Störungen der Kommunikation beschäftigt ist. Er und der Kommunikations-Ingenieur scheinen sich von allen Wissenschaftlern der Gesetzmäßigkeiten der Kommunikation am meisten bewusst zu sein. Die Essenz unserer Botschaft an den Leser ist: Kommunikation ist die Matrix, in welche alle menschlichen Aktivitäten eingebettet sind. Kommunikation verbindet praktisch das Objekt mit der Person und die Person mit der Person; und wissenschaftlich gesprochen ist dieses Beziehungsgeflecht am besten in Begriffen von Kommunikationssystemen zu verstehen.

Beim Sammeln von Informationen, die für die Kommunikation relevant sind, mussten wir die verschiedenartigsten Ansätze miteinander verbinden. In diesem Buch werden dem Leser eine Anzahl von Kapiteln begegnen, die nacheinander als interdisziplinäre, psychiatrische, psychologische, integrative, anthropologische, philosophische und epistemologische Ansätze etikettiert wurden. Indem wir die

Kapitel so nannten, haben wir einerseits versucht, die Positionen und Standpunkte des Beobachters zu definieren und andererseits zu zeigen, dass trotz verschiedener Standpunkte solche Beobachter ein Kommunikationssystem benutzen, das allen gemeinsam ist. Ferner sind die Kapitel in einer Weise angeordnet, dass sie von den gewöhnlicheren Beobachtungen konkreter Natur zu den abstrakteren und theoretischeren Formulierungen fortschreiten. Die Betrachtung einer Vielzahl von Themen, der Gebrauch unterschiedlicher Ansätze und verschiedener Abstraktionsniveaus war dazu gedacht, das Feld der menschlichen Kommunikation gründlicher zu erfassen, als dies bei irgendeinem einzelnen Ansatz möglich gewesen wäre. Daher wurden psychiatrische, psychologische und anthropologische Konzepte mit Theorien verbunden, die aus Kybernetik und Kommunikationstechnik abgeleitet sind.

Der vorliegende Band befasst sich mit theoretischem Material. Die Begriffe von *Information, Kommunikation, Präferenz* und *Wert* sind offenkundig unklar, und die Phänomene, die mit diesen Begriffen verknüpft sind, sind überaus schwierig zu analysieren. Dieses Buch befasst sich mit einer solchen Analyse. Es ist eine beschreibende und keine experimentelle Studie, und diese Tatsache hat merkwürdige Implikationen:

In einer idealen experimentellen Arbeit wird eine Hypothese dargelegt, es wird das Ergebnis eines entscheidenden Experimentes beschrieben, und am Ende ist klar, welcher Beitrag zum theoretischen Wissen beigesteuert wurde. Die Hypothese ist bestätigt, modifiziert oder verworfen. In einer beschreibenden Studie sind die Dinge nicht so einfach, weil die theoretischen Prämissen des Wissenschaftlers seine Techniken der Beschreibung bestimmen, und die sind zum Teil selbst wiederum bestimmt von seinen Erfahrungen mit den Phänomenen, welche er beschreibt. Am Ende einer solchen Darstellung mag es klar sein, dass sichere neue Fakten dem Wissen zugefügt wurden, aber es ist gewöhnlich sehr unklar, welcher Beitrag auf einer mehr theoretischen Ebene geleistet wurde.

Obwohl jeder der beiden Autoren für die Kapitel, die er geschrieben hat, individuell verantwortlich ist, ist dieses Buch gedanklich und im Kontext das Resultat einer interdisziplinären Teamarbeit zwischen einem Psychiater und einem Anthropologen. Daten, die sich auf die Einzigartigkeit des Individuums beziehen, sind deswegen mit Daten verbunden, die sich auf mehr abstrakte Ähnlichkeiten beziehen, welche Menschen gemeinsam sind. Wir laden den Leser ein, an der

Entscheidung teilzunehmen, ob Kommunikation der gemeinsame Nenner ist, der die Kluft zwischen den verschiedenen Feldern der Sozialwissenschaft überbrückt. Ist die Antwort ja, wurde der erste Schritt zur Schaffung einer vereinheitlichteren Theorie menschlichen Verhaltens getan.

Grundlegende Prämissen

Um dem Leser zu helfen, unseren Gesichtspunkt zu verstehen, und um den Ausgangspunkt unserer manchmal ziemlich theoretischen Überlegungen zu fixieren, haben wir unsere grundlegenden Prämissen in einigen Sätzen zu Papier gebracht. Diese mögen als Wegweiser für das dienen, was wir in den späteren Kapiteln unseres Buches illustrieren, weiter ausführen und verfolgen werden.

Beschriebenes Universum: Die Einheit der Betrachtung ist die soziale Situation.

Soziale Situation: Eine soziale Situation ist etabliert, wenn Menschen in eine interpersonale Kommunikation eintreten.

Interpersonale Kommunikation: Ein zwischenmenschliches Ereignis ist charakterisiert durch:

a) das Vorliegen expressiver Akte von einer oder mehreren Personen;
b) die bewusste oder unbewusste Wahrnehmung solch expressiver Akte durch andere Personen;
c) die Gegenbeobachtung, dass solche expressiven Akte von anderen wahrgenommen werden. Die Wahrnehmung, wahrgenommen worden zu sein, ist eine Tatsache, die das menschliche Verhalten tief beeinflusst und verändert.

Intrapersonale Kommunikation: Die Betrachtung der intrapersonalen Ereignisse ist ein besonderer Fall von interpersonaler Kommunikation. Eine imaginäre Entität, gebildet aus verdichteten Spuren vergangener Erfahrungen, repräsentiert *im Inneren* eines Individuums die fehlende Person außerhalb. Es besteht aber ein entscheidender Unterschied zwischen interpersonaler und intrapersonaler Kommunikation hinsichtlich der Erfassung von Irrtümern. In der *interpersonalen* Situation können die Wirkungen zweckgerichteter oder expressiver Handlungen ausgewertet und, wenn nötig, korrigiert werden. In *intra*personaler oder fantasierter Kommunikation ist es extrem schwierig, wenn nicht gar unmöglich, wahrzunehmen, dass man seine eigene Botschaft falsch interpretiert; und Korrektur ist selten, wenn sie überhaupt jemals vorkommt.

Massenkommunikation: Ein soziales Ereignis kann durch Massenkommunikation charakterisiert sein, zum Beispiel über die Medien Radio, Fernsehen, Film und Presse. Solcher Massenkommunikation ausgesetzt, ist es wahrscheinlich, dass sich das Individuum einerseits als Teilnehmer eines größeren superpersonalen Systems fühlt, sich andererseits aber nicht in der Lage sieht, dieses System zu beschreiben. Dieser Widerspruch entsteht durch die Tatsache, dass in Massenkommunikationen die Urheber und die Empfänger von Botschaften so zahlreich sind, dass sie gewöhnlich anonym bleiben. Daher ist es unter solchen Bedingungen dem Individuum weder möglich, die Wirkungen zu beobachten, die seine eigenen Botschaften auf andere haben, noch kann es über seine persönlichen Reaktionen auf eine Botschaft, die von Komitees, Organisationen oder Institutionen ausgeht, kommunizieren. Ursache und Wirkung werden unscharf, Korrektur und Selbstkorrektur von Botschaften werden zeitlich verzögert und räumlich entfernt. Wenn endlich eine Korrektur erfolgt, ist sie oft nicht mehr angemessen.

Kommunikationsapparat: Der Kommunikationsapparat des Menschen muss als eine funktionale Entität ohne anatomische Lokalisation angesehen werden. Der Leser sollte sich daran erinnern, dass es verschiedene parallele Ausdrücke gibt, welche die Phänomene der Kommunikation kennzeichnen. Während das »Kommunikationszentrum« des Ingenieurs mit der »Psyche« des Mentalisten korrespondiert, bezieht sich der Organiker darauf als »Zentralnervensystem«. Wir glauben, dass eine der wichtigsten Veränderungen, die aus dem Austausch von Theorien zwischen Ingenieuren und Psychiatern folgen muss, eine zunehmende Präzision im Gebrauch mentalistischer Begriffe ist. Ingenieure und Physiologen sind immer noch sehr weit davon entfernt, uns eine organische Basis zur Verfügung zu stellen, auf der geistige Theorien aufgebaut werden können. Sie haben uns aber schon sichere allgemeine Begriffe der Charakteristika von Relaisnetzwerken geliefert. Diese allgemeinen Begriffe müssen uns leiten und unseren lockeren Gebrauch mentalistischer Abstraktionen beschränken. Aus unserer Sicht besteht der menschliche Kommunikationsapparat aus:

a) seinen Sinnesorganen, den Empfängern,
b) seinen Wirkorganen, den Sendern,
c) seinem Kommunikationszentrum, dem Ort des Ursprungs und der Bestimmung aller Botschaften,
d) den noch verbleibenden Teilen des Körpers, die der Kommunikationsmaschinerie Schutz bieten.

Grenzen der Kommunikation: Die Grenzen der menschlichen Kommunikation sind von der Kapazität seines intrapersonalen Netzwerkes, von der Selektivität seiner Empfangsorgane und von der Geschicklichkeit seiner Wirkorgane bestimmt. Die Anzahl der ein- und ausgebbaren Signale, wie auch der Signale, die innerhalb des Organismus übermittelt werden, ist begrenzt. Jenseits eines gewissen Maximums führt jede Steigerung der Anzahl zu befördernder Botschaften zur Verstopfung des Netzwerkes und so zu einer Abnahme der Anzahl der Botschaften, die ihren passenden Bestimmungsort erreichen. Diesen Typ der Unterbrechung des Kommunikationssystems nennt der Psychiater *Angst.* Es bleibt zu mutmaßen, ob die Verringerung der Zahl eingehender und durchlaufender Botschaften unterhalb eines gewissen Minimums zu einem »Mangelphänomen« führen kann. Nach den Ergebnissen der Untersuchung von Säuglingen scheint geistige Retardierung das Resultat einer ungenügenden Interaktion mit anderen zu sein. Es gibt auch noch eine unklarere Begrenzung der Kommunikation, welche aus der Schwierigkeit resultiert, die grundlegenden Prämissen und Codierungen eines Signalsystems mit gerade diesen Signalen zu diskutieren. Diese Schwierigkeit ist von besonderer Bedeutung in der psychiatrischen Situation, in welcher der Patient und der Therapeut es schaffen müssen, über ihr eigenes Verständnis ihrer eigenen Äußerungen zu kommunizieren. Dieselbe Schwierigkeit tritt auf, wenn Personen mit verschiedenen kulturellen Hintergründen zu kommunizieren versuchen.

Funktion der Kommunikation: Der Mensch benutzt sein Kommunikationssystem:

a) um Botschaften zu empfangen und zu übermitteln und Informationen zu erhalten;
b) um Operationen mit den existierenden Informationen auszuführen, um neue Schlussfolgerungen zu ziehen, die nicht

direkt wahrgenommen wurden, und um die Vergangenheit zu rekonstruieren und zukünftige Ereignisse vorwegzunehmen;

c) um physiologische Prozesse innerhalb des Körpers zu initiieren und zu modifizieren;

d) um andere Personen und äußere Ereignisse zu beeinflussen und zu lenken.

Wirkung der Kommunikation: Kommunikation erleichtert die Spezialisierung, Differenzierung und Reifung des Individuums. Im Prozess der Reifung wird das Angewiesensein auf beschützende und korrigierende Handlungen anderer gradweise ersetzt durch wechselseitige Abhängigkeiten unter Gleichaltrigen auf kommunikativer Ebene. Anstatt nach Hilfe von Älteren zu schauen, sucht der Erwachsene Informationen von Gleichaltrigen, um ein Problem zu lösen. Austausch wird an die Stelle von Bekommen gesetzt, und eigene Handlungen ersetzen die Handlungen anderer.

Störung und Kommunikation: Die Störung zielgerichteten Verhaltens eines Individuums löst eine Alarmreaktion aus. Wenn die Störung erfolgreich beseitigt werden kann oder ganz vermieden werden kann, wird die Alarmreaktion zurückgehen. Die Quelle der Störung kann aber häufig nicht vermieden oder eliminiert werden. Unter solchen Umständen wird das kommunikative Teilen der Angst mit nichtängstlichen oder nichtbedrohenden Individuen ein wirksames Mittel, um die Belastung durch die Störung zu ertragen.

Anpassung: Erfolgreiche Kommunikation mit sich selbst und mit anderen schließt Korrektur durch andere und auch Selbstkorrektur ein. In solch einem fortlaufenden Prozess führt aktuelle Information über das Selbst, die Welt und die Verbindungen des Selbst zur Welt zum Erwerb geeigneter Techniken und steigert schließlich die Chancen des Individuums, das Leben zu meistern. Erfolgreiche Kommunikation wird daher synonym mit Anpassung und Leben.

Kommunikationsstörungen: Abnormitäten des Verhaltens sind im Sinne von Kommunikationsstörungen beschrieben. Früher wurden diese Störungen unter dem Begriff der Psychopathologie zusammengefasst. Man sollte sich vergegenwärtigen, dass die Bezeichnung »organisch« sich auf eine Unterbrechung der inneren Kommunikationsmaschinerie bezieht, »intrapersonal« auf ein Netzwerk, welches auf ein Individuum begrenzt ist, und »interpersonal« auf ein Netzwerk, das von verschiedenen Individuen gebildet wird. Vollständige Beschreibungen von Kommunikationsstörungen beinhalten deshalb:

a) auf einer technischen Ebene: Aussagen über den Kommunikationsapparat, die Dimensionen des Netzwerkes, funktionelle Implikationen und physikalische Aspekte von Sendung und Empfang;
b) auf einer semantischen Ebene: Aussagen über die Genauigkeit, mit welcher Symbolserien die gewünschte Bedeutung einer Botschaft, einschließlich semantischer Verzerrungen, übermitteln;
c) auf einer Interaktionsebene: Aussagen über die Wirkung der Übermittlung von Informationen auf das Verhalten der Leute bei dem Versuch, eine gewünschte Wirkung zu erzielen.

Psychiatrische Therapie: Psychiatrische Therapie zielt darauf ab, das Kommunikationssystem des Patienten zu verbessern. Der Neurophysiologe, Neurologe und Neurochirurg bemüht sich um Verbesserung des inneren Kommunikationsapparates des Patienten auf einer technischen Ebene, während der Psychotherapeut anstrebt, das zusammengebrochene System der interpersonalen Kommunikation auf einer semantischen oder interaktionellen Ebene wiederherzustellen. Dies wird einerseits durch die Reduktion der Zahl der eingegebenen Botschaften und durch das Vorbeugen gegenüber Blockierungen erreicht oder durch die Steigerung der Zahl gesendeter Botschaften und das Vorbeugen gegenüber Isolation und Mangel. Wenn sich einmal die Kommunikation des Patienten mit seinem Selbst und mit anderen verbessert hat, liefern Korrektur und Selbstkorrektur von Information die Fundamente für einen Wechsel im Verhalten des Patienten.

Natur der Psychotherapie: Ungeachtet der Frage, welcher Denkschule er anhängt oder welche technischen Begriffe er verwendet, die Maßnahmen des Therapeuten finden immer in einem sozialen Kontext statt. Stillschweigend benutzen alle Therapeuten die Kommunikation als eine Methode, den Patienten zu beeinflussen. Die Unterschiede, die zwischen dem Therapeuten und dem Patienten bestehen, sind Unterschiede ihrer Wertsysteme, welche hergeleitet werden können aus den Unterschieden in der Kodifizierung oder Bewertung wahrgenommener Ereignisse.

Das Wertsystem des Psychiaters: Um die bestehenden Unterschiede zwischen dem Kommunikationssystem des Patienten und dem seiner Mitmenschen zu verstehen, muss der Psychiater Kenntnisse über beide besitzen. Wenn das Kommunikationssystem des Psychiaters dem des Patienten gleich wäre, wäre er nicht in der Lage, ihm zu helfen.

Wenn das Kommunikationssystem des Psychiaters identisch ist mit dem der Menschen, die den Patienten umgeben, wird er feststellen, dass der Patient anders ist, aber er wird immer noch nicht in der Lage sein, ihm zu helfen. Deswegen wird es für den Psychiater nötig sein, Werte zu besitzen, die etwas anders sind als die des Patienten und etwas anders als die der Kerngruppe.

Der Psychiater und der kulturelle Wandel: Die Unterschiede im Wertsystem des Psychiaters und der Kerngruppe erwachsen aus spezifischen Lebenserfahrungen. Im Wesentlichen sind sie verbunden mit der Erfahrung des Kontakts von Kulturen und dem wiederholten Erleben unterschiedlicher Wertsysteme während der Entwicklungsjahre. Solche Bedingungen schärfen die soziale Wahrnehmung des zukünftigen Psychiaters und machen ihm die Tatsache bewusst, dass Werte von Gruppe zu Gruppe unterschiedlich sind. Dazu gezwungen, seine eigenen Positionen neu zu interpretieren, wann immer er auf eine neue Gruppe trifft, entwickelt er das nötige Vermögen, das ihn in die Lage versetzt, die verschiedenartigen Kommunikationssysteme anderer Leute wahrzunehmen und auszuwerten. Solche grundlegenden Lebenserfahrungen sind nötig, wenn man ein erfolgreicher Therapeut sein möchte. Training liefert lediglich ein System für eine geordnete Zusammenstellung dieser Lebenserfahrungen.

Verzerrte Kommunikation und Randständigkeit von Patienten: Die Werte, die Patienten von anderen Menschen und vom Therapeuten unterscheiden, sind das Ergebnis bestimmter sozialer Situationen, in denen die Patienten aufgewachsen sind. Unfähig, konträre Strebungen zu Hause oder in der Beziehung zwischen zu Hause und der Umwelt zu assimilieren, haben diese Patienten niemals befriedigende Kommunikationsmittel entwickelt. Dies führt zur Randständigkeit im Vergleich zu den Menschen, die den Kern der Gruppe bilden, in welcher der Patient lebt.

Psychohygiene: Die Arbeit des Psychiaters zielt darauf ab, dem Patienten zu helfen, ein Kommunikationssystem zu erlangen, das dem der Kerngruppe ähnlich ist, und wie ein Übersetzer macht er die Kerngruppe mit den Eigentümlichkeiten des Außenseiters vertraut. Charakteristikum der Psychohygienebewegung und vieler anderer Bemühungen ist es, die Entwicklung von Kommunikationsstörungen zu verhindern, die ihrerseits direkt oder indirekt verantwortlich für Verhaltensstörungen sind.

2. Kommunikation und menschliche Beziehungen

Ein interdisziplinärer Ansatz

Von Jürgen Ruesch

Das Feld der Kommunikation beschäftigt sich mit menschlichem Bezogensein. Jede Person, Pflanze, Tier und Sache sendet Signale aus, die, wenn sie wahrgenommen werden, eine Botschaft an den Empfänger übermitteln. Diese Botschaft ändert die Information des Empfängers, und daher kann sie sein Verhalten beeinflussen. Wandel im Verhalten des Empfängers kann umgekehrt den Sender merklich beeinflussen, oder auch nicht. Manchmal ist die Wirkung einer Botschaft unmittelbar; ein anderes Mal wiederum sind die Botschaft und ihre Wirkung zeitlich und räumlich so weit getrennt, dass der Beobachter die beiden Ereignisse nicht miteinander verbindet. Bei unserer Darstellung werden wir uns mehr mit den sofortigen Wirkungen von Botschaften und ihrem Einfluss auf menschliches Verhalten befassen.

Kommunikationskanäle im täglichen Leben

Um den Leser mit den verschiedenen Formen der menschlichen Kommunikation vertraut zu machen, wollen wir uns die Erfahrungen, die Herr A. im Laufe seiner täglichen Aktivitäten macht, ansehen. Am Morgen, wenn Herr A. sein Büro betritt, liest er die eingegangene Post (geschriebene Kommunikation). Beim Sortieren der Post stößt er auf einige Broschüren, die gestaltet wurden, um die Vorzüge verschiedener Büromaschinen zu beschreiben (bildhafte Kommunikation). Durch das geöffnete Fenster ist der schwache Lärm eines Radios zu hören; die Stimme eines Ansagers preist deutlich die Qualität einer Zahnpastamarke (gesprochene Kommunikation). Als seine Sekretärin den Raum betritt, grüßt sie ihn mit einem fröhlichen »Guten Morgen!«, was er seinerseits mit einem freundlichen Kopfnicken beantwortet (gestische Kommunikation), während er sein Telefongespräch mit einem Geschäftspartner fortsetzt (gesprochene Kommunikation). Später am Morgen diktiert er seiner Sekretärin eine Anzahl Briefe, dann hält er eine Ausschusssitzung ab (Gruppenkommunikation), in der er die Ratschläge seiner Mitarbeiter sammelt. In dieser Versammlung wird die Auswirkung einer Anzahl neuer Regierungserlasse (Massenkommunikation) auf die Politik der Firma diskutiert. Im späteren Verlauf der Versammlung wird eine Resolution der Angestellten der Firma, welche den jährlichen Bonus betrifft (Massen- und Gruppenkommunikation), überdacht. Nachdem der Ausschuss sich vertagt hat, überquert Herr A. langsam die Straße, um in ein Restaurant zum Mittagsessen zu gehen; seine Gedanken kreisen dabei um nicht erledigte Arbeiten (Kommunikation mit sich selbst). Auf dem Weg sieht er seinen Freund, Herrn B., der in großer Eile das gleiche Speiselokal betritt (Kommunikation durch Handlung). Herr A. entscheidet sich dafür, allein und nicht mit seinem Freund zu Mittag zu essen, der wahrscheinlich seinen Kaffee herunterschütten und weitereilen wird (Kommunikation mit sich selbst). Während des Wartens studiert Herr A. die Speisekarte (Kommunikation durch gedrucktes Wort), aber der Geruch eines saftigen Steaks lenkt seinen Blick ab (chemische Kommunikation). Es riecht so appetitanregend, dass er selbst ein Steak bestellt. Nach dem Mittagessen entscheidet er sich, ein Paar Handschuhe zu kaufen. Er betritt einen Herrenladen und prüft mit seinen Fingerspitzen die verschiedenen Qualitäten des Leders (Kommunikation durch Berührung). Nachdem er gemächlich seinen Einkauf beendet hat, entschließt er sich, den Nachmittag freizunehmen und seinen Sohn bei einem versprochenen Ausflug in den Zoo zu begleiten. Auf dem Weg dorthin fragt John seinen Vater, den er beim Fahren durch die Straßen beobachtet, warum er immer bei rotem Licht anhält und bei grünem Licht nicht (Kommunikation durch visuelle Signale). Als sie sich dem Zoo nähern, heult ein Krankenwagen die Straße hinunter, und Herr A. fährt an den Straßenrand und hält (Kommunikation durch Geräusch). Als sie so dasitzen, erklärt er seinem Sohn, dass die Kirche auf der anderen Straßenseite die älteste in der Gemeinde ist, gebaut vor vielen Jahren und immer noch Wahrzeichen der Gemeinde (Kommunikation durch materielle Kultur). Nach dem Bezahlen des Eintrittsgeldes für den Zoo (Kommunikation durch Aktion) schlendern sie gemächlich zu den Elefanten. Hier lacht John über die Possen eines Elefanten, der Wasser durch seinen Rüssel auf einen Zuschauer sprüht (Kommunikation durch Aktion) und ihn fast in die Flucht schlägt. Später am Nachmittag gibt Herr A. dem

Druck seines Sohnes nach, und sie gehen ins Kino, um einen Trickfilm anzuschauen (Kommunikation durch Bilder). Zu Hause angekommen zieht Herr A. sich um, um an einem formellen offiziellen Abendessen und einer Theateraufführung teilzunehmen (Kommunikation durch die Künste).

Diese Beispiele mögen genügen, um die verschiedenen sozialen Situationen, in denen Kommunikation vorkommt, zu illustrieren. Lassen Sie uns als Nächstes betrachten, wie ein Wissenschaftler die verschiedenen Ereignisse in einer systematisierteren Form konzeptualisieren kann.

Der Kontext, in dem Kommunikation stattfindet

Die wissenschaftliche Annäherung an Kommunikation muss auf verschiedenen Ebenen von Komplexität stattfinden. In einem ersten Schritt werden wir uns mit der Definition des Kontextes, in dem Kommunikation stattfindet, beschäftigen. Dieser Kontext ist unter dem Etikett zusammengefasst, mit dem die Leute bestimmte soziale Situationen versehen. Die Identifizierung einer sozialen Situation ist wichtig für beide: für den Teilnehmer, der kommunizieren möchte, und für den Wissenschaftler, der beabsichtigt, die Prozesse der Kommunikation zu konzeptualisieren.

Die Wahrnehmung der Wahrnehmung

Eine soziale Situation ist etabliert, sobald ein Austausch von Kommunikation stattfindet. Solch ein Austausch beginnt in dem Moment, in dem die Handlung des anderen Individuums als Antwort wahrgenommen wird, das heißt, wenn sie als durch die Botschaft des Senders hervorgerufen und damit als Kommentar dazu verstanden wird; auf diese Weise wird dem Sender die Möglichkeit gegeben zu entscheiden, was die Botschaft für den Empfänger bedeutet. Solche Kommunikation über die Kommunikation ist zweifellos schwierig, denn sie ist gewöhnlich eher implizit als explizit; aber sie muss da sein, wenn ein Austausch von Botschaften stattfindet. Die Wahrnehmung der Wahrnehmung, wie wir dieses Phänomen nennen könnten, ist das Zeichen, dass ein stillschweigendes Einverständnis zwischen den Teilnehmern erreicht wurde. Der Effekt ist, dass wechselseitige Beeinflussung erwartet werden kann.

Das gegenseitige Anerkennen, dass man in das Wahrnehmungsfeld des anderen eingetreten ist, kommt der Gründung eines Kommunikationssystems gleich. Die Kriterien der wechselseitigen Bewusstheit der Wahrnehmung sind in allen diesen Fällen Beispiele von Kommunikation über Kommunikation. Wenn Person *A* ihre Stimme erhebt, um die Aufmerksamkeit von Person *B* zu erregen, macht sie dabei auch eine Aussage über Kommunikation. Sie mag zum Beispiel sagen: »Ich kommuniziere mit dir«, oder sie mag sagen: »Ich höre dir nicht zu, ich spreche gerade« usw. Ähnlich sind alle Interpunktionen des Flusses ausgesandter Signale Aussagen darüber, wie dieser Strom in Abschnitte zu zergliedern ist. Und bezeichnenderweise sind alle Modifikationen des Flusses von Signalen, welche implizit oder explizit dem Selbst oder dem anderen Rollen zuschreiben, Aussagen über Kommunikation. Wenn *A* einer verbal geäußerten Forderung das Wort »bitte« hinzufügt, macht er eine Aussage über diese Forderung; er gibt Anweisungen darüber, welche Stimmung oder Rolle nach seinem Wunsch der Hörer einnehmen soll, wenn er den Fluss der Worte interpretiert. Er fügt ein Signal hinzu, um eine Veränderung in der Deutung des Empfängers zu bewirken. In diesem Sinne ist das zugefügte Signal eine Kommunikation über Kommunikation und ebenso eine Aussage über die Beziehung zwischen zwei Personen.

Die Position des Beobachters innerhalb des Systems der Kommunikation

Die Informationen darüber, was geschieht, sind verschieden, je nachdem, ob ein Beobachter Teilnehmer an einer Gruppendiskussion ist oder ein wissenschaftlicher Beobachter, der eher distanziert und mit einem Minimum an Teilnahme wissenschaftliche Aufzeichnungen macht. Die Position des Beobachters, sein Blickwinkel, seine Interessenschwerpunkte, das Maß seiner Teilnahme, die Luzidität seiner Interpretation von Regeln, Rollen und Situationen werden bestimmen, was er berichtet.

Wenn sich ein Wissenschaftler bemüht, eine solch komplizierte Materie wie menschliche Beziehungen zu erforschen, teilt er günstigerweise das Universum in Segmente auf, die klein genug sind, dass die Geschehnisse, die sich in solch einer Unterabteilung ereignen, in einer zufriedenstellenden Weise beobachtet und aufgezeichnet werden können. Beim Fortschreiten von den großen zu den kleineren

Einheiten der Untersuchung hat sich der Wissenschaftler vor Fallstricken in Acht zu nehmen, die von seinem persönlichen Interessenschwerpunkt, seinen persönlichen Sichtweisen, seinen besonderen Perspektiven herrühren. Seine Position kann mit der eines Besuchers in einem Kunstmuseum verglichen werden, der es niemals schafft, die Vorder- und die Rückseite einer Statue im gleichen Moment zu sehen. Von der Rückseite der Statue aus wird er zum Beispiel nicht in der Lage sein, den Gesichtsausdruck vorherzusagen, bis er ihn von der Vorderseite her gesehen hat. Um einen vollständigen Eindruck zu bekommen, muss er um die Statue herumgehen. Und wenn er sich bewegt, werden sich bei jedem Schritt neue Perspektiven eröffnen, bis eine Kombination von allen Eindrücken den Besucher in die Lage versetzt, innerhalb seiner selbst ein verkleinertes Modell der Marmorfigur zu konstruieren. Die Dinge werden sogar noch komplizierter, wenn man bedenkt, dass nicht alle Besucher mit der gleichen Absicht im Sinn ins Museum gehen. Manche möchten sich einen schnellen Eindruck über die Schätze verschaffen, andere wollen detaillierte Studien betreiben, um ihre künstlerische Laufbahn vorzubereiten, manche wollen dort Leute mit den gleichen Interessen treffen. Abhängig von ihren unterschiedlichen Zielen mag jede der verschiedenen Personen, die sich um die Statue herum versammeln, in ihrem Innern ein anderes Bild der Marmorstatue bewahren.

Der Wissenschaftler ist in großem Maße in der gleichen Position wie der Betrachter der Statue, mit der Ausnahme, dass er sich nicht auf Wahrnehmung und Beobachtung beschränkt, um ein vollständigeres Verständnis von dem zu erzielen, was in der Natur geschieht. Um seine Neugier zu befriedigen, gleicht er sein menschlich begrenztes Wahrnehmungsvermögen durch Theoriebildung aus. Kurz gesagt, er verfährt wie folgt: Zuerst postuliert er, dass es Ereignisse gibt. Ein Ereignis ist definiert als ein Geschehen, das einen kleinen Teil eines allgemeinen vierdimensionalen Raum-Zeit-Kontinuums einnimmt. Wenn der Wissenschaftler solch ein Ereignis beobachtet und wenn es von anderen bestätigt werden kann, bezieht er sich auf seine Aussage über dieses Ereignis als Fakt. Manchmal fügt er seinen Beobachtungen bestimmte physikalische Messungen hinzu: Er macht Beobachtungen über die Beziehungen zwischen dem Ereignis und seinem eigenen Maßstab. Um messen oder experimentieren zu können, braucht der Wissenschaftler eine Hypothese. Das ist nichts anderes als eine provisorische, versuchsweise Theorie, eine Annahme, die er zeitweilig macht, um dem schon gut etablierten Wissen eine Serie neuer Fakten hinzuzufügen. Hypothesen leiten somit alle zukünftige Forschungsarbeit. Wenn eine Hypothese – das ist eine Vermutung ohne Beweis – durch Fakten erhärtet werden kann, wird sie zu einer Theorie. Letzteres kann als Ergebnis einer Denkweise beschrieben werden, deren Absicht es ist, von einer Basis bekannter Fakten einige allgemeine oder abstrakte Prinzipien herzuleiten. Solche Prinzipien können dann auf andere Wissensgebiete übertragen werden, um schließlich die Informationen über Ereignisse in einem größeren Raum-Zeit-Kontinuum zu verknüpfen. Der Wissenschaftler muss sich auf Theorie stützen, weil wenige Sachverhalte direkter Beobachtung oder Messung zugänglich sind. Die Mehrheit der Prozesse in der Natur oder im Inneren des Menschen laufen entweder so langsam oder so schnell ab, dass sie sich der Wahrnehmung entziehen. Theorie wird dann benutzt, um die bekannten Fakten in einem Netzwerk zu verbinden, welches Interpolieren und Extrapolieren, die Rekonstruktion der Vergangenheit und die Vorhersage zukünftiger Ereignisse zulässt.

An diesem Punkt wird der Leser erkennen, dass wir, sobald wir über eine soziale Situation sprechen oder denken, unsere eigene Position als Beobachter definieren müssen. Daher wird jedes Individuum zum wissenschaftlichen Beobachter, sobald es in Kommunikation eingebunden ist.

Um tägliche Ereignisse bewerten und zukünftige Aktionen leiten zu können, besitzt jedes menschliche Wesen ein privates wissenschaftliches System. Für die Erforscher des menschlichen Verhaltens sind die privaten Systeme der anderen nur in sehr beschränktem Maße zugänglich. Was von einem menschlichen Wesen in Form von Stimuli assimiliert wurde – sei es Nahrung, Sauerstoff, Geräusch oder Licht – und was das Individuum an Wärme, Abfall oder beabsichtigter Handlung produziert, ist der Untersuchung zugänglich. Was immer zwischen Einnahme und Ausgabe geschieht, ist nur in beschränktem Maße bekannt. Durch Introspektion und, in den letzten Jahren, durch Röntgenstrahlen und radioaktive Marker sind Wissenschaftler in der Lage, einigen Prozessen, die innerhalb des Körpers stattfinden, zu folgen. Ereignisse, die in anderen Personen stattfinden, sind einem Beobachter praktisch nur in Form von Schlussfolgerungen zugänglich. Alles, was er beobachtet, ist der Stimulus, der die andere Person erreicht, und deren Reaktionen. Der Rest ist Gegenstand von Vermutungen. Darüber hinaus besitzt der Beobachter – selbst ein sozialer Stimulus für andere – Wissen über Herkunft und Natur einiger Stimuli, denen er andere Individuen aussetzt. In solch einem System, welches den Beobachter als integralen Teil einschließt, sind die Handlungen der ersten Person Stimuli für die zweite Person, und die Antworten der zweiten Person sind Stimuli für die erste Person.

Die Identifikation von Rollen und Regeln

Wenn die Position des beobachtenden Berichterstatters klar definiert und eine soziale Situation etabliert ist, weil Menschen in Kommunikation getreten sind, bleibt es den Teilnehmern überlassen, die soziale Situation zu identifizieren. Das Etikett, das eine Person einer sozialen Situation geben wird, ist eng mit den Regeln verbunden, welche die Situation bestimmen; dasselbe gilt für die Rollen, welche die Teilnehmer einnehmen. Es ist offensichtlich, dass jede Person ihre eigene Sichtweise in Bezug auf die Etikettierung der Situation hat und dass es zu Konfusion führt, wenn Menschen nicht in der Einschätzung einer Situation übereinstimmen. Durch die Kommunikation mit anderen werden gegenseitig Rollen zugewiesen, und durch wechselseitige Exploration wird häufig Einvernehmen über die Natur der Situation erreicht. In Verbindung mit Kommunikation bezieht sich der Begriff Rolle auf nichts anderes als den Code, der benutzt wird, um den Fluss der Botschaften zu interpretieren. Die Aussagen einer Person, zum Beispiel, die ein Auto verkaufen möchte, werden in einem ganz anderen Sinn gedeutet als die einer Person, welche die gleichen Aussagen in der Rolle eines Autokäufers macht. Das Bewusstsein der Rolle einer Person in einer sozialen Situation versetzt andere in die Lage, die Bedeutungen ihrer Aussagen und Handlungen korrekt einzuschätzen.

Wenn erst einmal die Rollen des Selbst und all der anderen Teilnehmer etabliert sind, ist der Code für die Interpretation der Konversation gegeben. Die Anzahl der Rollen, die Menschen einnehmen können, ist begrenzt. An anderer Stelle (s. Ruesch a. Prestwood 1950a, S. 405) haben wir berechnet, dass ihre Zahl wahrscheinlich etwa 25 beträgt. Ein reifes Individuum ist imstande, diese Anzahl von Rollen im Laufe seines Lebens zu meistern.

Jede soziale Situation ist bestimmt von expliziten oder impliziten Regeln; diese Regeln mögen in der Eingebung des Augenblicks für eine bestimmte Situation geschaffen worden sein, oder sie können das Ergebnis jahrhundertealter Tradition sein. Im Kontext der Kommunikation können Regeln als Anweisungen, die den Fluss der Botschaften von einem zum anderen bestimmen, gesehen werden. Insoweit Regeln gewöhnlich einschränkend sind, schränken sie die Möglichkeiten der Kommunikation zwischen Menschen ein, und, vor allem, sie begrenzen die Handlungen der beteiligten Personen. Regeln können als Kunstgriffe angesehen werden, welche ein gegebenes Kommunikationssystem entweder stabilisieren oder unterbrechen, und sie stellen Anweisungen für alle Eventualitäten bereit. Die Bedeutung von Regeln, Regulationen und Gesetzen ist am besten zu verstehen, wenn man an ein Kartenspiel denkt, an dem mehrere Personen beteiligt sind. Die Kommunikationskanäle sind vorgeschrieben, die Abfolge der Botschaften ist reguliert und ihre Wirkungen überprüfbar. Die Regeln erklären auch, dass bestimmte Botschaften zu bestimmten Zeiten an bestimmte Leute nicht erlaubt sind und dass denen, welche die Regeln brechen, bekannte Strafen auferlegt werden. Darüber hinaus gibt es immer Vorschriften über den Beginn des Spiels, die Aufteilung von Funktionen auf Rollen und die Beendigung des Spiels (s. Ruesch a. Prestwood 1950a, p. 401; von Neumann a. Morgenstern 1944).

Das Etikett der sozialen Situation

Eine soziale Situation besteht, wenn Leute in Kommunikation getreten sind; der Status der Kommunikation ist von der Tatsache bestimmt, dass ein Mensch wahrnimmt, dass seine Wahrnehmung von anderen zur Kenntnis genommen wird. Sobald dies geschehen ist, kann davon gesprochen werden, dass ein Kommunikationssystem besteht. Jetzt finden selektiver Empfang, zielgerichtete Übertragung sowie korrigierende Prozesse statt, und die zirkulären Charakteristika und selbstkorrigierenden Mechanismen des Kommunikationssystems werden wirksam. Dazu gehört, dass Rollen zugewiesen und Regeln etabliert worden sind. Die an einer sozialen Situation Beteiligten erfahren diese Geschehnisse mehr oder weniger bewusst, und die Erfahrung bewegt sie, der sozialen Situation einen Namen zu geben. Solch ein Etikett spezifiziert nicht nur die Statuszuweisung (Rollen) der Beteiligten und die Regeln des Zusammenkommens, sondern auch die Aufgabe oder den Zweck, welchem eine soziale Situation gewidmet ist. Ein Begräbnis, zum Beispiel, dient einem anderen Zweck als eine Hochzeit, und die Kommunikationen unterscheiden sich dementsprechend. An anderer Stelle (s. Ruesch a. Prestwood 1950a, p. 398) haben wir die Idee vertreten, dass soziale Situationen, bei denen die durchschnittliche Zahl der Personen geringer als 40 ist, von einer normal begabten Person leicht gemeistert werden können.

Bei der Identifizierung sozialer Etiketten sind äußere Kriterien offensichtlich sehr hilfreich. Wenn Menschen Trauerkleidung tragen und andere von der Bedeutung dieser besonderen Kleidung wissen, werden alle in der Bezeichnung der Situation übereinstimmen. Kommunikationen sind daher begrenzt, und sie werden gemäß der Markierung der Situation interpretiert. Anders und schwierig ist die Situation, wenn sich zwei Fremde begegnen. Zum Beispiel in der Zeit um 1850 im Grenzland im Westen: Äußere Hinweise auf der Verhaltensebene dürften nicht geholfen haben, gegenseitig des anderen Rolle zu erkennen. Ein Mann, zum Beispiel, konnte Mord, Verfolgung oder Handel beabsichtigt haben. In solchen Fällen müssen die Etiketten im Laufe der Zeit ausgearbeitet und neue Regeln geschaffen werden. Der Zeitraum, der zwischen dem Zustandekommen einer sozialen Situation und ihrer endgültigen Etikettierung verstreicht, kann unterschiedlich sein. Manche Leute sind sehr geschickt darin, Klarheit in die Situation zu bringen; andere, besonders Neurotiker, können große Angst durchleben, bis Rollen, Regeln und Zwecke definiert sind.

Die einfacheren Kommunikationssysteme

Wenn eine Person allein ist, ist das Kommunikationssystem auf diesen einen Organismus begrenzt. Sind zwei Personen da, dann umfasst das Kommunikationsnetzwerk beide Organismen. Handelt es sich um viele Leute, so umfasst das Netzwerk die ganze Gruppe. Und wenn wir viele Gruppen betrachten, können wir von einem kulturellen Netzwerk sprechen. In einem Ein-Personen-Kommunikationssystem wandern die Signale die gegebenen körperlichen Bahnen entlang. In einem Zwei-oder-mehr-Personen-System wandern die Signale sowohl entlang der körperlichen Pfade als auch durch die Medien, welche die Körper trennen.

Lassen Sie uns nun die menschlichen Kommunikationsinstrumente betrachten und die körperlichen Wege, die für die Kommunikation benutzt werden. Ein menschlicher Organismus als Ganzes kann als Kommunikationsinstrument betrachtet werden, ausgerüstet mit Sinnesorganen, den Empfängern, den Wirkorganen, den Sendern, den internen Transmittern, den humoralen und nervösen Bahnen, und mit einem Zentrum, dem Gehirn. Der Leser sei dennoch davor gewarnt, in biologischen Begriffen zu denken, wenn er das interne Netzwerk der Kommunikation betrachtet. Weit passender ist der Vergleich des Individuums mit einer sozialen Organisation. Innerhalb der organisierten Grenzen eines Staates werden zum Beispiel Botschaften von den Grenzen und von allen Teilen des Landes zur Hauptstadt und zu allen anderen Orten mithilfe eines komplizierten Netzwerkes übermittelt. Sie können durch Radio, Telefon, Telegraf oder Hörensagen verbreitet werden; gedruckte Botschaften können mit dem Flugzeug, dem Schiff, dem Zug, auf Rädern, zu Fuß oder auf dem Pferderücken überbracht werden. Die Person, welche zuerst von einem Ereignis berichtet, braucht gewöhnlich keine ausgedehnte Reise zu unternehmen, um die Neuigkeit zu verbreiten. Stattdessen wird die Botschaft durch ein System von Zwischenträgern zu anderen Orten und Leuten übermittelt. Jede Zwischenstation kann die Originalbotschaft für den örtlichen Gebrauch verändern, erweitern, verdichten oder abstrahieren. Nach einem langen Weg der Übermittlung sind häufig irgendwelche Ähnlichkeiten zwischen dem ersten und letzten Bericht rein zufällig. Diese Analogie lässt sich gut auf Überlegungen über den menschlichen Organismus anwenden.

Die Sinnesorgane, zum Beispiel, befinden sich verstreut vom Kopf bis zum Fuß auf der äußeren Oberfläche des Körpers und genauso in und um die inneren Organe herum. Empfindlich gegenüber Reizen, die aus der Umgebung wie aus dem Körper selbst stammen, handeln die Endorgane als Stationen der Impulstransformation. Unabhängig davon, ob der Originalimpuls aus einer Serie von Licht- oder Tonwellen besteht oder aus einem chemischen Reagens, die Sinnesorgane transformieren das, was wahrgenommen wurde, in Impulse, welche für die Übertragung innerhalb des Organismus geeignet sind. Es tut nichts zur Sache, ob diese Impulse entlang afferenter Bahnen von den peripheren und Hirnnerven zum Gehirn oder auf humoralem Wege oder durch direkten Kontakt von Zelle zu Zelle innerhalb eines gegebenen Organs weitergeleitet werden. Die Essenz der Angelegenheit ist, dass alles lebende Gewebe mit der Fähigkeit ausgestattet ist, auf die Einwirkung spezifischer Reize zu antworten; solch eine Empfänglichkeit kann Irritierbarkeit genannt werden. Die Natur dieser Empfänglichkeit ist teilweise von der Art des wahrgenommenen Reizes bestimmt und teilweise von der Natur der reagierenden Gewebe, Organe und Organsysteme. Zur größeren Wirtschaftlichkeit und Effizienz wird der an der Oberfläche des Körpers oder innerhalb des Organismus wahrgenommene Reiz so transformiert, dass er angemessen übertragen werden kann; und die Impulse, die ihren Ursprung im Gehirn und anderen Regulationszentren haben, werden ebenso in mehreren Stationen transformiert, ehe sie die Effektorgane oder, noch entfernter, die Sinnesorgane einer anderen Person erreichen.

Unsere Wirkorgane, die gestreifte und glatte Muskulatur des Körpers, reagieren auf die Reize, die aus dem Organismus selbst stammen. Die Reizempfänglichkeit der Muskeln führt, wenn sie stimuliert werden, zu Kontraktionen, die zu Bewegungen der Gliedmaßen, Bewegung des Körpers im Raum, dem Strömen von Luft durch die Luftröhre und, in der Folge, zu Tönen oder internen Bewegungen des Magen-Darm-Traktes oder des Kreislaufsystems führen können. Wann immer Aktivitäten eines Organs oder des ganzen Organismus von jemandem selbst oder anderen wahrgenommen werden, stellen sie kommunikative Akte dar, welche eine Deutung rechtfertigen. Die höheren Zentren des Nervensystems und möglicherweise bestimmte Drüsen werten Botschaften aus, welche von einzelnen Organen stammen; und eine Person kann automatisch antworten, manchmal ohne sich dieser Übertragung bewusst zu sein. Solche automatischen Antworten werden Reflexe genannt, wenn der Kreislauf mit Ausnahme des Reizes vollständig innerhalb eines Organismus lokalisiert ist. Beim Übertragen von Botschaften von Person zu Person wird häufig Information über den Zustand des Organismus des Sprechers übermittelt, ohne dass es den Teilnehmern bewusst wird. In sozialen Situationen, zum Beispiel, bewerten Menschen automatisch die Haltung der anderen Person. Das geschieht, ob sie nun freundlich oder feindlich ist. Sie sind, ohne sich ihrer eigenen Antworten bewusst zu sein, vorsichtiger und wachsamer, wenn sie einem feindseligen Individuum gegenüberstehen, als wenn sie einer offenbar harmlosen Person begegnen. Komplexere interpersonelle Botschaften erfordern, besonders wenn sie verbal verschlüsselt sind, eine bewusstere Bewertung und Interpretation. Aber ungeachtet der Komplexität der Botschaft oder der Ausdehnung des Netzwerkes bleiben die Basisprinzipien dieselben.

Ein neutraler Beobachter, zum Beispiel, der wahrnimmt, dass eine Person die Treppe hinabstürzt und unten bewegungslos liegen bleibt, dürfte von verschiedenen kommunikativen Aspekten dieses Vorfalls beeindruckt sein. Bezogen auf die physische Ebene wäre die Folgerung berechtigt, dass die Person verletzt wurde. Bezogen auf das intrapersonale System des Opfers wird der Schluss gezogen, dass bestimmte Prozesse innerhalb des Geistes des Unfallopfers verändert oder gehemmt worden sein könnten und dass die Person das Bewusstsein verloren hat. Hinsichtlich der interpersonellen Beziehung ist der Schluß gerechtfertigt, dass die Person Hilfe braucht; und auf der sozialen Ebene können, wenn auch nicht sofort, bestimmte Auswirkungen erwartet werden, die mit Gerichtsverfahren und der Einrichtung von Unfallverhütungsmaßnahmen und Ähnlichem zu tun haben. Dementsprechend kann jede Veränderung im Zustand eines Organismus aus verschiedenen Blickwinkeln gesehen und bewusst oder unbewusst registriert werden.

Wenn Handlungen von menschlichen Wesen und Tieren kommunikative Aspekte haben, dann übermitteln auch Pflanzen und Objekte Botschaften zu der Person, die sie wahrnimmt. Unser Organismus braucht nur den Bruchteil einer Sekunde, um eine Vielzahl von Reizen wahrzunehmen. Die meisten wissenschaftlichen Beschreibungen von Wahrnehmungsphänomenen verrennen sich in unüberwindliche Schwierigkeiten, wenn der Versuch gemacht wird, die beteiligten Prozesse zu beschreiben. Eine kurze Illustration mag als Beispiel dienen: Wenn unsere Aufmerksamkeit vom Anblick einer roten Rose geweckt wird, empfangen wir ihre Pracht unter dem Einfluss von Botschaften, die uns durch verschiedene Kanäle übermittelt wurden. Erst sehen wir, dann riechen wir, und vielleicht, nachdem wir uns der Rose genähert haben, können wir die Blume berühren. Die wissenschaftliche Beschreibung dieser drei Schritte würde viele hundert Seiten einnehmen. Beginnend mit der Bewertung der Farbe, könnte die Wellenlänge des reflektierten Lichtes zum Beispiel als etwa bei 7000 Ångström liegend spezifiziert werden. Danach müssten die Tönung oder Schattierung der Farbe, der Reflexionswinkel, die Position und Art der ursprünglichen Lichtquelle, ihre Helligkeit, die Oberflächenbeschaffenheit und die Farbe des kontrastierenden Hintergrunds und viele andere Merkmale studiert werden, um die wissenschaftliche Beschreibung des Prozesses, der sich allein auf das Licht bezieht, zu vervollständigen. Botanische Zuordnungen der Familie und Art der Buschrose, die Identifikation der Zeit und Dauer ihres Blühens würden einige der pflanzenbiologischen Aspekte der Untersuchung umfassen. Spezifizierungen des ausströmenden Duftes der Blüte, die Anzahl und Arten der Insekten, welche angezogen werden, und ihre Wirksamkeit bei der Verbreitung des Samens könnten als Nächstes folgen. Chemische Analysen der Bestandteile der Rosenblätter oder eine Bewertung der Boden- oder Wetterbedingungen könnten Titel anderer Kapitel solch einer wissenschaftlichen Studie sein. Zum Schluss wird die Untersuchung endlich, nach mühseligen Erwägungen über die Rose und die Bedingungen, unter denen sie blüht, zu dem menschlichen Wesen kommen, das die Rose wahrnimmt. Name, Alter, Geschlecht und andere Kennzeichen werden benötigt, um uns, den individuellen Beobachter, zu identifizieren. Die Untersuchung unserer physischen Gesundheit und die Einschätzung unseres visuellen Apparates würden vermutlich der psychologischen Erforschung unserer Vorerfahrung, insbesondere mit Blumen und Rosen, vorausgehen. Psychologische Prüfungen könnten Spuren früherer Vorkommnisse aufdecken, die uns in die Lage versetzen, unseren Fokus mehr auf die Rose als auf die Struktur der Mauer im Hintergrund oder auf den in der Nähe spielenden Hund zu richten. Weitere Ausarbeitungen könnten die Absichten enthüllen, die wir bei der Fokussierung der Aufmerksamkeit auf Rosen gehabt haben könnten: als Dekoration im Knopfloch des Revers, als Gesteck auf unserem Schreibtisch oder möglicherweise als ein Geschenk für eine geliebte Person. Nach dieser langen und weitschweifigen wissenschaftlichen Vorbereitung und der Anhäufung von Informationen über die Rose und das menschliche Wesen, das sie wahrnimmt, müssten wir da nicht von diesem Bruchteil einer Sekunde betroffen sein, dessen es bedurfte, die Rose zu sehen, und von den paar Sekunden mehr, die nötig waren, um zu ihr zu gehen?

Der Leser dürfte schnell verstehen, dass kein Wissenschaftler in der Lage ist, alle Dinge, die als Reize gewirkt haben könnten, oder alle möglichen Reaktionen, die eine Person in dieser Situation gehabt haben könnte, zu beschreiben. Trotzdem, ein neutraler Beobachter, der auf einer Bank in der Nähe sitzt und die Handlung, sich der Rose zu nähern und sie zu pflücken, beobachtet, mag eine Anzahl von Dingen aus seinen eigenen Erfahrungen in ähnlichen Situationen schließen. Er könnte folgern, dass wir eine Neigung – oder sollten wir sagen: eine Vorliebe – für diese besondere Rose zu diesem besonderen Zeitpunkt in dieser besonderen Situation haben. Lassen sie uns sagen, dass für uns das Rosenpflücken den Sinn hatte, einen Wunsch zu befriedigen und uns mit einem Geschenk zu versehen, während es für den Beobachter eine expressive Handlung konstituierte, welche ihm Informationen über uns selbst sowie über die Rose und über die ganze Situation, welche dieser Handlung förderlich war, übermittelte. Für ihn, den Beobachter, war das einzig Offensichtliche die Kombination eines besonderen Reizes, der Rose, mit einer besonderen Art der Antwort, dem Pflücken. Diese Kombination eines besonderen Reizes mit einer besonderen Antwort haben wir einen *Wert* genannt. Dem Beobachter zeigt die Wahl dieser Handlung an, dass in diesem besonderen Moment keine andere Handlung stattfinden konnte, obwohl wir zum Beispiel, ganz auf den Hund konzentriert, hätten vorbeispazieren können, ohne die Rose auch nur zu bemerken. Für uns selbst, die wir uns aufmachen, die Rose zu pflücken, schafft die Handlung einen Präzedenzfall, der zukünftige Handlungen beeinflussen kann und der selbst eine Folge unserer früheren Erfahrungen war. Ungeachtet dessen, ob wir uns unserer Wahl bewusst sind und ob wir die Motive unserer Handlungen kennen, dürften wir wohl, genau wie jeder andere Beobachter, zustimmen, dass wir zu dem Zeitpunkt, an dem wir die Rose pflückten, eine Botschaft an andere übermittelten. Und diese Botschaft trägt sicherlich die Bedeutung, dass wir im Kontext dieser Situation eine Rose höher als alles andere bewertet haben.

Für Kommunikationszwecke stellt jede Handlung eine Botschaft an uns selbst wie auch an andere dar. Innerhalb des Rahmens der Kommunikation nehmen Ausdruck und Übermittlung von Werten – das sind Handlungen, die eine Wahl anzeigen – einen zentralen Platz ein. Ein Wert vermittelt nicht nur Information über die vollzogene Wahl, er gibt ebenso Informationen über Dinge weiter, die hätten gewählt werden können, aber nicht gewählt wurden. Die Fähigkeit zu wählen, bestimmte Aspekte der Wahrnehmung zu maximieren oder zu minimieren, sind Charakteristika unseres Kommunikationszentrums. Darüber hinaus besitzt dieses Zentrum die Fähigkeit, Spuren von vergangenen Erfahrungen zu bewahren. Offensichtlich wird nicht die Handlung selbst bewahrt, sondern eine symbolische Repräsentation, welche die Funktion hat, innerhalb des menschlichen Organismus im verkleinerten Maßstab ein Modell aller Ereignisse, die erfahren worden sind, darzustellen.

Die Schöpfung neuer Dinge und die Anpassung durch die Form der Umgebung unterscheidet den Menschen von allen anderen Kreaturen. Diese Gabe, die der Organiker als »Gehirn« und der Mentalist als »Psyche« bezeichnet, ist nirgendwo lokalisiert. Ohne eigene anatomische Struktur bedarf es nichtsdestoweniger der ganzen Summe aller Zellen und der Eigenschaften des Organismus, um zu funktionieren. Teile in ein Ganzes zu integrieren, Ereignisse zu vergrößern, zu verkleinern oder zu verwerfen, die Vergangenheit auszuwerten und die Zukunft vorwegzunehmen, zu erschaffen, was nie zuvor existierte, das sind die Funktionen des Zentrums. Das Kind ist mit all diesen Entwicklungsmöglichkeiten ausgestattet, wenn es geboren wird; ihre Ausnutzung hängt aber von Erfahrungen und Umständen ab. Ausgerüstet mit dem unersättlichen Wunsch, nach Neuem zu suchen, gräbt die Erkundung von Sachen und Menschen permanente und unauslöschliche Furchen in dieses Zentrum des Kindes. Eindrücke werden zu Erfahrungen, wenn Ereignisse registriert werden und Spuren bleiben, auf die man sich zukünftig beziehen kann. Schritt für Schritt werden durch die Repräsentation außerhalb stattfindender Ereignisse innerhalb des Geistes des Kindes Informationen erworben. Geschehnisse in einer Person und um sie herum werden in verschlüsselter Form aufgezeichnet, und die Ergänzung unmittelbarer Eindrücke durch Spuren aus der Vergangenheit ermöglicht eine selektive Antwort. Vom Individuum wird gesagt, dass es gelernt hat, wenn das Unterscheiden von Reaktionen und die Voraussicht von Ereignissen die Beherrschung seiner selbst und der Umgebung anzeigt.

Der Spielraum des reifenden Individuums wird von biologischen Begrenzungen kontrolliert, die ihrerseits die Ausweitung des Kommunikationssystems beschreiben. Die genetische Ausstattung des Menschen zwingt ihn, soziale Beziehungen zu suchen. Während seiner frühen Entwicklung und seiner ersten sozialen Kontakte wird zum Teil sein Gebrauch (Ruesch 1949a) und seine Verfeinerung der Kommunikationsmittel den Weg bestimmen, den er gehen wird. Der Mensch wird von einer Mutter geboren. Nach seiner Geburt wird der sichere Tod das Kind ereilen, wenn es nicht gefüttert, gekleidet und beschützt wird. Die Durchtrennung der Nabelschnur ist jedoch der erste Schritt zur Erlangung der Unabhängigkeit. Der Kampf des Kindes, eine eigene Identität zu erwerben, erfordert 15 bis 20 Jahre. Während dieser Zeit lernt das heranwachsende Kind, zuerst hilflos und immobil, Stück für Stück die Welt zu erforschen und eigene Wagnisse zu unternehmen. Mühsame Verschlüsselung von Ereignissen, die zu einer riesigen Ansammlung von Informationen führen, und der Erwerb des »Know-how«, wie man diese Information nutzt, befähigt das Kind, stufenweise die Hilfe, die es von den Eltern und Beschützern empfängt, aufzugeben. Wenn biologisches Reifen und soziales Lernen genügend fortgeschritten sind, ist das Kind ausgerüstet, sich auf die eigenen Füße zu stellen und den Lebenskampf mit einer guten Überlebenschance fortzusetzen. Nun noch mehr als vorher wird die Kommunikation mit Mitmenschen zu einer Notwendigkeit, denn die Informationen über das Selbst, andere und die Umgebung müssen auf dem neuesten Stand gehalten werden. Das Stadium der Reife ist erreicht, wenn schließlich Kommunikation und Kooperation mit Gleichaltrigen das vorhergehende Vertrauen in die physische und emotionale Unterstützung durch Ältere ersetzt hat.

Des Menschen Vorstellung von der Welt wird durch soziale Interaktion (Miller a. Dollard 1941) und Kommunikation erworben; und diese erworbenen Sichtweisen sind die Grundlagen, auf denen die künftige Organisation seiner Umgebung ruhen wird. Die Formung der Dinge in seiner Umwelt unterscheidet den Menschen von allen anderen lebenden Kreaturen. Der Mensch hat seine physischen Begrenzungen durch Ausweitung seines Spielraums in Raum und Zeit gemeistert. Seine Stimme, im besten Fall innerhalb einiger hundert Meter vernehmbar, kann nun um den Globus herum und vielleicht darüber hinaus gehört werden. Seine Bewegungen im Raum umfassten unter primitiven Bedingungen vielleicht ein paar hundert Meilen; jetzt umfassen sie die ganze Welt und möglicherweise mehr. Die Schaffung der Schrift, die Konstruktion von menschgemachten Behausungen und der Gebrauch von Plänen ermöglichen es, dass Botschaften aus vergangenen Zeiten künftige Generationen erreichen. Die Erfindung von die Zeiten verbindender Massenkommunikation führte zu der Bildung eines anwachsenden Wissensfundus. Im Laufe der Jahrhunderte angehäufte Information wurde das Fundament, auf das sich neue Objektsysteme und Ereignisse gründeten, die schließlich ihre eigenständige Existenz entwickelten. Im Gegensatz zum Tier muss das menschliche Wesen nicht nur anderen Menschen entgegentreten, sondern auch Botschaften und Relikten aus der Vergangenheit. Die Erfindungen des Menschen, die häufig im Namen des Fortschritts und des Überlebens entworfen wurden, könnten seine biologischen

Grundlagen untergraben. Ob am Ende die Schöpfungen des Menschen sein Schicksal verbessern oder zu seiner eigenen Veränderung oder seiner gänzlichen Vernichtung führen, bleibt abzuwarten. Wie dem auch sei, an der Wurzel alles vom Menschen Gemachten steht seine Fähigkeit zu kommunizieren, das Fundament, auf dem sich Kooperation aufbaut.

Kooperation ist eng verknüpft mit jenen Charakteristika, die den Menschen zu einem geselligen Wesen machen. Der Mensch lebt nicht allein. Gewöhnlich ist er umgeben von Eltern, Gefährten und Nachkommen, und er sucht die Gesellschaft von Altersgenossen. Im Schoße der Familie, des Clans, der Gruppe oder, im weitesten Sinne, der Welt, der Masse fühlt er sich sicher. Hier können die bedrohlichen Erfahrungen geteilt werden, und durch das Zusammenführen von Information und das Zusammenwirken der Kräfte kann er feindliche Ereignisse meistern. Vertrauen in andere Mitglieder der Gruppe steigert seine Überlebenschancen in einer unruhigen Welt. Die erste Erfahrung, dass man von der Mutter Hilfe erhält und von ihr oder einem anderen Mitglied der Gruppe aufgezogen wird, veranlasst den Menschen dazu, den Leuten zu trauen oder sie zu fürchten. Wenn Zutrauen und Selbstvertrauen vorherrschen, wird er die Hilfe der anderen suchen, wenn sich die Furcht durchsetzt, wird er andere beherrschen oder ihnen ausweichen. Aber ungeachtet der Motive, sei es um des Teilens, Ausweichens, Eroberns oder Zerstörens willen – er braucht immer andere Leute.

Der Mensch muss sich bewegen. So wie das Kind die Herrschaft über den Raum erwirbt, wird die Fortbewegung bald durch andere Transportmittel ergänzt. In Booten, auf dem Rücken von Tieren, auf Rädern oder auf Flügeln, die Erkundung der Welt wird weitergeführt. Bewegung im Raum erleichtert den Erwerb und die Ausbreitung von Information und die Befriedigung von Bedürfnissen. Transport und Kommunikation sind so eng miteinander verbunden, dass eine Unterscheidung schwer möglich ist. In seiner Erforschung des Raumes, seiner Suche nach Beherrschung und seinem Bedürfnis nach Nahrung, Schutz und Kameraden, wird der Mensch Gefahren begegnen und vielleicht Störungen durch andere. Mensch und Tier sind in gleicher Weise im Angesicht von Gefahr geängstigt, und alles, was sie nicht aus ihrer Erfahrung als harmlos kennen, bedroht sie. Bei Tieren wird auf viele Arten Alarm gegeben – das bedeutet die unmittelbare Vorbereitung auf drohende Ereignisse: Der Löwe schüttelt seine Mähne und brüllt, die Geigerkrabbe schwingt eine glänzend hellrote Schere, während die Moorhenne ein grelles, schroffes »Krek« ausstößt. Wenn eine Katze von einem Hund gejagt wird, sucht sie auf einem Baum Zuflucht, das Fell gesträubt, die Krallen in die Rinde gebohrt, den knurrenden Hund unter ihr anfauchend. Der Körper der Katze zeigt Bereitschaft für jegliche künftige Aktion, falls eine Änderung der Situation eintreten sollte; beim Pirschen und Umschleichen einer Maus wird sie geduldig stundenlang auf den günstigsten Sprung warten, der das Schicksal des erschrockenen Nagetiers besiegelt.

Während das alarmierte Tier die Wahl hat, zu fliehen, zu kämpfen oder sich totzustellen, hat das menschliche Wesen eine zusätzliche Möglichkeit. Konstruktive Handlung, geplant zur Beseitigung der Gefahrenquelle, Langzeitplanung mit dem Ziel, der Wiederkehr der Gefahr vorzubeugen, und das Sammeln von Information sowie die anschließende Kooperation mit anderen Menschen sind die einmaligen Privilegien von Menschen. Kommunikation zum Zwecke des Teilens und Weitergebens von Information, zum Erwerb der Sichtweisen anderer, hilft einer geängstigten Person. Wenn Flucht, Kampf, Sichtotstellen und Kommunikation verwehrt sind, kann die Bereitschaft des Körpers zur Handlung nicht vollzogen werden. Der ununterbrochene Alarm wird zum permanenten Zustand, den man als Angst bezeichnet. Schließlich wird die Überforderung des Geistes und des Körpers stufenweise zu einem Zusammenbruch des integrierten Funktionierens führen. Das Individuum ist dann psychologisch und physisch krank. Das lang hingezogene Fokussieren der Aufmerksamkeit auf die drohende Gefahr nimmt die geistigen Ressourcen in Beschlag, und die beständige Bereitschaft des Körpers führt zu Angst und Erschöpfung. Das Nichtwahrnehmen von anderen Umständen, die sofortige Aufmerksamkeit erfordern würden, und das Nicht-in-der-Lage-Sein, den erschöpften Körper zu einer größeren Anstrengung zu mobilisieren, bringen das Individuum schließlich in eine Situation, die es sonst leicht bewältigen könnte. Sogar dann ist Kommunikation ein hilfreiches Vorgehen. Der Prozess des Sprechens wird, obwohl er für das Individuum keine Handlung von großem physischem Aufwand ist, die überfließende Bereitschaft absorbieren, und schließlich ist die Person wieder in der Lage, sich zurechtzufinden. Dieser interpersonale Prozess bildet den Kern jeder Art von Psychotherapie.

Das Bedürfnis des menschlichen Wesens nach sozialer Handlung ist die treibende Kraft, die es zwingt, das Instrumentarium der Kommunikation zu beherrschen. Ohne sie ist seine Fähigkeit, Informationen zu sammeln, gefährdet, und die Befriedigung der lebenswichtigen Bedürfnisse bedroht. Die Überlegenheit einer Person innerhalb ihrer Gruppe wird in erster Linie vom geschickten Gebrauch ihrer Kommunikationsmittel bestimmt; Informationen zu erhalten und das zu geben, was andere brauchen, ein handhabbares Konzept der Ereignisse zu besitzen und demgemäß zu handeln, macht einen erfolgreichen Menschen aus.

Die komplexeren Kommunikationssysteme

Die einfachen Kommunikationssysteme sind charakterisiert durch die Tatsache, dass die Teilnehmer eine Botschaft von ihrem Ursprung bis zu ihrem Bestimmungsort verfolgen können. Daher ist es für die Teilnehmer möglich, wenn auch nicht notwendig, Verzerrungen zu erkennen und zu korrigieren. In solch einem System werden seine zirkulären Merkmale offensichtlich. Die Übermittlung von Botschaften und ihre erzielte Wirkung sind eng in Raum und Zeit verbunden. Die Teilnehmer bekommen das Gefühl, dass sie in der Lage sind, die Situation zu bewältigen. Die einfachen Systeme sind im Großen und Ganzen symmetrische Systeme. Alle teilnehmenden Personen sind ausgerüstet mit Empfängern, Sendern und Kommunikationszentren, die sie befähigen, die Information zu speichern und auszuwerten. Mit der Geburt tritt das Kind in ein asymmetrisches Kommunikationssystem ein, weil sein eigenes Kommunikationsinstrumentarium noch nicht voll entwickelt ist. Eine gesunde menschliche Umwelt wird eine stufenweise Berichtigung dieser Asymmetrie bringen, und sobald die biologische Reifung des Kindes es erlaubt, wird symmetrische Kommunikation eingeleitet. Wir werden später die Tatsache untersuchen, dass Kinder, wenn sie in einer Umgebung aufwachsen, in der das symmetrische Kommunikationssystem vorherrscht, vergleichsweise gesund sind und dass, wenn unglückliche Umstände eine Person zwingen, in einem asymmetrischen System zu verharren, Kommunikationsstörungen auftreten.

Die größeren und komplexeren Kommunikationssysteme, die eine oder mehrere Gruppen umfassen, sind gewöhnlich asymmetrisch. Der

Fluss der Botschaften tritt entweder aus einem Zentrum hervor oder läuft in einem Zentrum zusammen. In solchen Systemen kommunizieren entweder viele Personen mit einer oder eine kommuniziert mit vielen. Wenn zum Beispiel ein Politiker eine Ansprache an die Nation hält, vollzieht sich eine Einwegkommunikation, bei der die Zuhörer keine Gelegenheit zu einer sofortigen Antwort haben. In ähnlicher Weise ist, wenn eine staatliche Stelle ihre Berichte dem Leiter der Behörde vorlegt, die Verwaltung nicht in der Lage, individuelle Antworten auf Rückfragen ihrer Informanten oder Unterabteilungen zu geben. Die physischen Beschränkungen des menschlichen Empfängersystems sind so geartet, dass nur auf eine begrenzte Anzahl von Botschaften innerhalb eines Tages geachtet werden kann. Wenn die Anzahl der eingehenden Botschaften die Kapazität des Empfängers überschreitet, muss jede Botschaft abstrahiert werden, und die Abstraktionen müssen gruppiert werden, bis der Empfänger die Anzahl der Einheiten, die in Betracht gezogen werden, bewältigen kann. Von den abstrakten Schlußfolgerungen her ist die Exekutive häufig nicht in der Lage, die ursprünglichen Botschaften korrekt auszuwerten; und da sie selten in der Lage ist, mit dem Sender, von dem die Botschaften stammen, zu sprechen, handelt sie vornehmlich als ein Empfänger in einem Einwegkommunikationssystem. Diese asymmetrischen Systeme, die wir »Gruppennetzwerke« genannt haben, sind durch die Tatsache charakterisiert, dass entweder die Quelle oder der Bestimmungsort der Botschaften anonym ist und dass eine Korrektur der Botschaft daher verspätet erfolgt. Um die Asymmetrie solcher Systeme zu kompensieren, haben effiziente Verwaltungen Kurzschlussmethoden entwickelt, um auf der einen Seite die fortschreitenden Abstraktionsschritte und somit die Verzerrung der Bedeutung zu vermeiden und um auf der anderen Seite die Weisungskette zu umgehen, bei welcher der ursprünglichen Botschaft jeweils etwas hinzugefügt oder etwas von ihr abgezogen wird. Daher wird ein kommandierender General an der Front erscheinen, um persönlich Informationen aus erster Hand zu erhalten; und die Gesandten ausländischer Regierungen berichten häufig persönlich, um Verzerrungen zu vermeiden, die auftreten, wenn Informationen durch verschiedene Hände gehen.

Dem komplexesten Kommunikationsnetzwerk begegnen wir, wenn wir ein kulturelles Netzwerk, in dem viele Personen mit vielen anderen kommunizieren, betrachten. Hier bleibt beides, die Herkunft und der Bestimmungsort der Botschaft, anonym, und daher wird eine Korrektur der Botschaft unmöglich. Als Ergebnis dieser Situation fühlt sich das Individuum hilflos, mit den Botschaften, mit denen es überschwemmt ist, fertig zu werden. Es sucht vergeblich nach der Herkunftsquelle oder nach der Bestimmung der Botschaften. Das Wissen um diese Fixpunkte in einem Kommunikationsnetzwerk würde die Teilnehmer in die Lage versetzen, durch Feedback ihre eigene Botschaft zu modifizieren und die Botschaften der anderen korrekt zu interpretieren. In letzter Zeit waren zum Beispiel die meisten Bürger eifrig bereit, etwas zu tun, um Krieg zu verhüten; doch von Zeit zu Zeit konnten sie sich des Gefühls nicht erwehren, dass der Krieg unvermeidbar sei. Die Hilflosigkeit, die von Leuten erlebt wird, wenn sie mit Gerüchten und anonymen Botschaften überschwemmt werden, liegt wahrscheinlich in der Tatsache begründet, dass jede Person ein Bedürfnis nach persönlicher Bestätigung ihrer Botschaft hat. Daher kann man feststellen, dass Unsicherheit ein direktes Ergebnis der Anonymität der Herkunft und Bestimmung von Botschaften ist, mit der Konsequenz, dass ein Individuum sich paralysiert fühlt, wenn eine Richtigstellung irriger Interpretationen unmöglich ist.

Das kulturelle Netzwerk

Ein Individuum, das sich der Existenz größerer kultureller Systeme nicht bewusst ist, wird Geschehnisse als naturgegeben akzeptieren. Wenn eine Person sich historischer und kultureller Geschehnisse bewusst ist, ist sie von der Tatsache frustriert, dass sie nicht in der Lage ist, die stattfindenden Prozesse ganz und gar zu verstehen. Lassen Sie uns daher versuchen, etwas Licht in diese Sache zu bringen. Es ist die Aufgabe des Anthropologen, solche suprapersonalen Systeme zu erforschen; die Aussagen, die er über die Kultur macht, bestehen in erster Linie aus Verallgemeinerungen über Gruppen und Menschen. Was Menschen tun und sagen und was sie getan haben und sagten, stellt den Großteil seiner Daten dar. »Kultur« als solche kann nicht direkt beobachtet werden; sie existiert nur in der Form von verallgemeinerten Aussagen, die von Sozialwissenschaftlern über Leute gemacht werden; sie enthalten nicht nur die spezifischen Organisationsmuster von Menschen in Gruppen, sondern auch ihre rechtlichen und ökonomischen Probleme, ihre Sprache, ihre Symbolisationssysteme, ihre Konventionen und Traditionen und alle Objekte, Gebäude und Denkmäler, die eine Botschaft aus der Vergangenheit übermitteln (Ruesch a. Bateson 1949).

Dem Eingeborenen eines primitiven Stammes, der sein ganzes Leben an dem gleichen Ort verbracht hat, scheint es ganz natürlich, dass die Dinge so sind, wie sie sind. Der Anthropologe hingegen erkennt, angesichts seines Wissens über andere Orte und Menschen, dass manche der beobachteten Merkmale einzigartig sind. Weil er ein Fremder ist, ist er in der Lage, etwas zu sehen, was der Eingeborene als selbstverständlich betrachtet. Daran gewöhnt, die Dinge in anderer Weise zu sehen und zu tun als der Eingeborene, trifft der Anthropologe bei jedem Schritt auf ein neues Problem. Sein Mangel an Vertrautheit mit dieser besonderen Kultur wird offenbar, wenn er mit den Eingeborenen kommunizieren möchte, wenn er unabsichtlich einige grundlegende Regeln verletzt oder wenn er nur eine Mahlzeit bestellen möchte. Ebenso sind alle Reisenden, wenn sie dabei sind, eine neue Kultur zu entdecken, gezwungen, einige Prinzipien abzuleiten, durch die sie die Eingeborenen verstehen können. Dies ist die genaue Position, mit welcher der amerikanische Kulturanthropologe konfrontiert ist, wenn er etwas über Bali erfahren möchte, oder der englische Anthropologe, wenn er Amerika studiert. Und der gleichen Situation sieht sich der Sozialwissenschaftler gegenüber, wenn er eine andere als seine eigene Gruppe von Leuten untersucht. Zweifellos ist der Prozess, Verallgemeinerungen über das Verhalten von Leuten zu machen, notwendig, wenn ein Fremder sich von Leuten umgeben sieht, die in vieler Hinsicht anders sind als er. Dabei spielt es keine Rolle, ob er ein Reisender in einem fremden Land ist oder ein Rechtsanwalt unter Ärzten, das Prinzip bleibt das gleiche.

Im Allgemeinen sind sich die Mitglieder einer gegebenen Kultur oder Subkultur der Prämissen, denen sie in ihrem Kommunikationssystem folgen, auf bemerkenswerte Weise nicht bewusst. Keiner ist wirklich in der Lage, seine eigenen Äußerungen in Bezug auf das größere System, dessen Teil er ist, einzuschätzen. Wenn auch einige Menschen im perfekten Einklang mit ihren jeweiligen kulturellen Prinzipien handeln mögen und einige der Eingeborenen sogar Prämissen mit großer Klarheit feststellen mögen, die Formulierung der Prämissen, welche die Basis des kulturellen Netzwerkes sind, kann nur von einem Fremden oder von einem Eingeborenen, der in anderen als seinem eigenen kulturellen System gelebt hat, vorgenommen werden. Nur durch die Erfahrung des Kontrastes kann der Forscher das nötige Bewusstsein und die Sichtweise erlangen, um relevante Verallgemeinerungen zu vollziehen. Diese Generalisierungen bilden ein Wörterbuch, das die Person befähigt, die empfangenen Signale in das Kodifizierungssystem, mit dem sie vertraut ist, zu übersetzen.

Wir erwähnten weiter oben die Hilflosigkeit, die Menschen erleben, wenn sie den Ursprung und die Bestimmung einer Botschaft nicht ausfindig machen können. Das schließt ein, dass sich Leute der Tatsache bewusst sind, dass Botschaften auf menschliche Quellen zurückzuführen sind. In jeder Kultur gibt es Glaubenssätze und Traditionen, die nicht zu menschlichen Quellen zurückverfolgt werden können. Diese Botschaften werden von der Bevölkerung akzeptiert, als seien sie Botschaften Gottes oder einer mythologischen Figur oder ein Ausdruck der Natur der Dinge. Aber ungeachtet der vermeintlichen Quelle, der diese Botschaft zugeschrieben wird, das hervorstechende Merkmal ist, dass es keinen Rückgriff, keine Antwort und keine Möglichkeit der Korrektur aufseiten der Eingeborenen gibt. Im Gegensatz dazu ist sich der Anthropologe bewusst, dass in einer anderen Kultur dieser besondere Bereich von Glaubensüberzeugungen eventuell modifizierbar ist, während andere Gebiete der Korrektur unzugänglich sind. Diese Bereiche, die der Korrektur unzugänglich sind, werden wir *kulturelle Massenkommunikation* nennen.

Somit kann man sagen, dass kulturelle Massenkommunikation jeden Bürger, der innerhalb ihrer Reichweite lebt, beeinflusst. Beispiele solcher Massenkommunikation sind in den Botschaften zu finden, welche Regierungen und ihre Führer an die Bevölkerung richten. Hier senden eine oder mehrere Personen Botschaften an die Bevölkerung in ihrer Gesamtheit; das kann in der Form von Proklamationen, Rundfunksendungen, Theaterstücken, Filmen, Zeitungen, Artikeln und Ähnlichem geschehen. Ein charakteristisches Merkmal dieser Kommunikationen ist der vielschichtige und oft undefinierte Charakter der aussendenden Stelle. Die Kommunikationen stammen gewöhnlich aus einer Institution oder einer Behörde, und bis zu der Zeit, zu der eine Rede oder ein Schauspiel veröffentlicht wurde, sind sie von vielen Personen bearbeitet worden. Es ist nicht länger eine Botschaft von einem Individuum an ein anderes, sondern eine Botschaft von vielen an viele, und am Ende haben so viele Leute Anteil daran, dass der Prozess als wahre »Massenkommunikation« bezeichnet werden muss. Kinder sind ständig solchen Massenkommunikationen in Form von Radio, Fernsehen, Comics und, nicht zuletzt, dem Meinungsklima der Familie selbst ausgesetzt.

Eine zweite Art von Geschehnissen, die unter dem Titel der kulturellen Kommunikation in Betracht gezogen werden müssen, ist die Übermittlung von Aussagen über Tradition und konventionelle Verfahrensweisen bei Zeremonien, Handelsbräuchen, Gesundheit, Kindererziehungspraktiken und Ähnlichem. Im Gegensatz zu dem Ad-hoc-Charakter der zuvor diskutierten Botschaften bildet Information bezüglich der Sitten in den meisten Gesellschaften eine etwas konstantere, wenn auch sich langsamer verändernde Wiederholung der Massenkommunikation in der Vergangenheit. Der Zuschauer kann beobachten, wie Information, deren Ursprung häufig anonym ist, von Generation zu Generation weitergegeben wird, und er kann ihre Auswirkungen auf das Verhalten der Leute, die in der gegenwärtigen Zeit leben, feststellen.

Ein dritter Typ von Ereignis, der unter der Überschrift der kulturellen Kommunikation erfasst wird, ist in den materiellen, von Menschen hergestellten Objekten und Arrangements von Objekten zu finden, mit denen sich die Menschen selbst umgeben. Wegen ihrer Dimensionen und der Dauer ihrer Konstruktion sind Kathedralen, Dämme, Straßen außerhalb der Reichweite irgendeines Individuums. Um es zu wiederholen: Diese Objektsysteme werden Massenkommunikationen, in denen beide, Urheber und Empfänger der Botschaften, häufig anonym bleiben.

Ein vierter Typ von Geschehnissen mit einer sozialen Dimension findet sich im System der Symbolisation und der Sprache, die eine Person lernen muss, wenn sie innerhalb einer gegebenen Gruppe Anteil nehmen will. Nicht allein das System der Symbolisierung, sondern auch die feinen Schattierungen in der Bedeutung von Symbolen müssen beherrscht werden. Jeder Bürger lernt durch die Einwirkung von Massenkommunikation die Bedeutung von Botschaften zu interpretieren, nicht nur durch Einschätzung des Inhalts, sondern vor allem durch Beobachtung gewisser Hinweise in der Art der Darstellung. Die Interpunktion und Betonung, das Wecken der Aufmerksamkeit, die Zuweisung von Rollen und jeder Ausdruck von Gefühlen können alle als Botschaften über Kommunikation gesehen werden, die den Empfänger in seinem Verstehen – in seiner Entschlüsselung und Deutung der Botschaften – leiten. Die Bedeutung des Wortes »Bitte«, zum Beispiel, oder die Signifikanz des Erhebens der Stimme in einem bestimmten Kontext ist Teil einer gemeinsamen Kultur, die man von der äußeren sozialen Matrix gelernt hat, entweder durch Massenkommunikation oder durch persönliche Erfahrung im Umgang mit anderen Personen der gleichen Kultur. Die Regeln der Kommunikation über Kommunikation, die auch die Regeln sind, welche die menschliche Beziehung definieren, sind vermutlich vielen Menschen gemeinsam, während der einfachere primäre Inhalt der Botschaft vermutlich vom unmittelbaren Moment und vom Sprecher abhängt.

Nun ist es selbstverständlich, dass das, was als personenbezogen und kurzlebig vermutet wird, eher dem Wandel unterliegt, als die mehr grundlegenden Muster, die entweder als absolut angenommen oder wenigstens von einer großen Anzahl von Personen geteilt werden. Die Freiheit des Individuums zu handeln und zur Selbstkorrektur ist auf einer persönlichen Ebene vermutlich relativ groß. Es sieht die Wirkungen seiner Handlungen. Es kann sie korrigieren, und es kann Ursache und Wirkung in Beziehung setzen. Aber Schwierigkeiten ergeben sich bei der Betrachtung von Ideen, von denen das Individuum annimmt, dass sie von einer großen Anzahl von Menschen geteilt werden. Die infrage kommende Person mag in ihren Kommunikationsgewohnheiten äußerst abweichend von anderen Leuten sein, und sie mag ihre eigenen besonderen Regeln der Interpretation von kommunikativen Zwischentönen haben. Außerdem nimmt sie noch unbewusst an, dass diese Regeln von anderen geteilt werden und dass sie Teil der unausweichlichen und unveränderlichen Natur des Lebens sind. Solch ein Individuum ist der psychiatrische Patient. Die schwierige Aufgabe der Therapie auf dieser Ebene ist es, den Patienten zu der Entdeckung zu führen, dass seine unausgesprochenen und gewöhnlich unbewussten Annahmen über menschliche Beziehungen und über die Kultur, in der er lebt, falsch sind, und ihm lernen zu helfen, dass Massenkommunikation von Menschen gemacht wird und verändert werden kann.

Diese unbewussten Annahmen über die Universalität von Kommunikationsregeln werden nicht nur vom Individuum gemacht, sondern auch von Gruppen von Leuten und Nationen als Ganzem. In diesem Zusammenhang kann der Ausbruch eines Krieges als der

Moment gesehen werden, in dem Menschen ihre kommunikative Isolation realisieren. Wenn sie auf eine bewaffnete Intervention zurückgreifen, zwingen sie den Gegner dazu, das Gleiche zu tun: bei Krieg Zuflucht zu suchen. Dieses Verfahren beseitigt insofern ihre Isolation, als beide Nationen jetzt einem gemeinsamen System folgen: dem von Gewalt und Krieg. Dies hat an sich eine gleichmachende Wirkung auf das Kommunikationssystem beider Nationen, da diese nun ein gemeinsames Kommunikationssystem miteinander teilen. Nach einer unterschiedlichen Zeitperiode und mit der nivellierenden Wirkung des Krieges sind sie dann in der Lage, wieder ohne Krieg zu leben, denn sie vermuten, dass der Gegner, der durch all die gleiche Not gegangen ist, nun mit ihnen die gleichen Regeln der Kommunikation teilt.

Eine beträchtliche Menge an Literatur wurde von Anthropologen, Psychologen und Soziologen über die Auswirkung solcher Massenkommunikation auf das Individuum verfasst. Im Wesentlichen kann diese Massenkommunikation als Form einer sozialen Matrix, in der menschliche Beziehungen stattfinden, betrachtet werden. Die Art und Weise, in der diese Matrix das Individuum und die interpersonalen Verhaltensweisen beeinflusst, ist am besten zu verstehen, wenn man das Konzept der Wertprämissen vorstellt.

Wertprämisse und Kommunikation

Der Begriff »Wert« wird ziemlich häufig in der Umgangssprache benutzt und ist eng verbunden mit zwei Ideen: dass Wert jeder Sache oder Handlung zugeschrieben werden kann und dass Wert eine Größe ist, welche vergleichende Bewertung möglich macht. Jedes Objekt oder jede Handlung kann vermeintlich mit jedem anderen Objekt oder jeder Handlung verglichen werden, wenn Werte für die Idee des einen oder anderen gesetzt werden. Hinsichtlich dieser Begriffe ist Wert eine Einrichtung, die unvergleichbare Sachen vergleichbar macht; zum Beispiel verbindet man Preise mit nahezu allen Arten von Handlungen und Waren; also der Wert 5 *Dollar Babyschuhe* kann am Wert 5 *Dollar Whisky* gemessen werden. Wert ist auch ein Mittel, mit dem nahezu gleiche Dinge unterschieden werden können. Eine Sorte von Whisky kann einer anderen vorgezogen werden, weil ihr Preis ein paar Cent mehr oder weniger beträgt. Für den Zweck unserer Studie wird das Wort »Wert« mit einer allgemeineren und weniger quantitativen Bedeutung benutzt werden (Ogden a. Richards 1936).

Diese weiter gefasste Bedeutung des Wertkonzeptes kann auf den einfacheren Begriff der Präferenz zurückgeführt werden. »Präferenz« bezieht sich immer auf die Reaktion eines Organismus auf zwei oder mehr Möglichkeiten, die wahrgenommen wurden. Diese Möglichkeiten verweisen auf der einen Seite auf eine Serie von wahrgenommenen Reizen und auf der anderen Seite auf eine Serie von vorweggenommenen Reaktionen des Organismus. Um eine Entscheidung angesichts dieser vielen Wahlmöglichkeiten zu vereinfachen, unterteilt der Organismus die wahrgenommenen Reize und die vorausgegangenen Reaktionen in Gruppen. Durch eine Serie von komplizierten Prozessen kommt das Individuum schließlich zu einer Präferenzaussage. Solch eine Präferenzaussage werden wir einen Wert nennen.

Durch Aussagen über Präferenzen werden die inneren Geistestätigkeiten einer Person enthüllt. Häufig sind nur zwei Alternativen vorhanden. So wie »Tod« und »Schande« als Alternativen verbunden sein können, oder »Whisky« und »Babyschuhe« oder »Baseball« und »Softball«. Bei diesen Fällen ist die Wahlsituation klar, aber meistens sind die Wahlmöglichkeiten so zahlreich, dass sie nicht als einfache Alternativen geordnet werden können. Es scheint so, als ob im Leben eines Individuums seine eigenen Handlungen, die äußeren Dinge, von denen es umgeben ist, die Geschehnisse, an denen es teilnimmt, und sogar die, bei denen es Zuschauer ist – all dies in einem Netzwerk von Präferenzen geordnet ist.

Dieses verzweigte System oder Netzwerk von Präferenzen, das uns in der gegenwärtigen Studie beschäftigt, ist der Kern aller Kommunikationsprozesse. Zum Beispiel, wenn wir als Person *B* hören, wie Person *A* eine verbale Aussage macht, oder wenn wir eine Geste von ihr sehen oder einfach diese Person beobachten, wie sie ihre Aktivitäten fortsetzt, fallen uns die folgenden Implikationen ein, unterstützt von unseren Annahmen hinsichtlich des Sprechers und unserer Kenntnisse seiner Kultur:

Erstens, dass innerhalb des sozialen Feldes, in dem *A* operiert, eine große Zahl von möglichen Reizen aufgetreten ist. Zweitens, dass *A*, der in diesem Feld operierte, ein Segment dieser Reize wahrgenommen hat, aber dass es unmöglich ist, diese wahrgenommenen Reize zu spezifizieren. Drittens, dass *A* über eine Anzahl von Möglichkeiten, zu antworten, verfügt. Viertens, dass die Antwort, die *A* zum Schluss gibt, das Endprodukt eines komplizierten Prozesses ist. Weder *A* noch wir als *B* sind sich sicher, welche Reize wahrgenommen wurden, noch welche Reihe von Antworten in Betracht gezogen worden sind. Letztlich ist alles, was wir sehen, eine bevorzugte Aktion von *A*. Mit dieser Aktion ist die Idee verbunden, dass ein Reiz aus einem großen Feld von Reizen mit einer Antwort aus einem großen Feld von Antworten verbunden wurde. Also ist es gut, sich daran zu erinnern, dass in der täglichen Kommunikation jede Präferenz- oder Wertaussage nicht nur eine Botschaft über das ist, was gewählt wurde, sondern im Zuhörer stillschweigend gewisse Assoziationen wachruft, die sich auf das beziehen, was wahrgenommen worden sein könnte, die Wege, die hätten gewählt werden können, die Urteile über das, was hätte getan werden müssen. Tatsächlich ist dieser stillschweigende Hintergrund das Merkmal, das jeder Aussage Sinn gibt, und beide, Sprecher und Zuhörer, machen großzügigen Gebrauch von ihm. »Du weißt, was ich meine«, ist ein Ausdruck, der dieses Phänomen illustriert, wobei entweder der allgemeine kulturelle Hintergrund oder die vorausgegangene Erfahrung des Zuhörers über das Wertsystem des Sprechers beschworen wird.

Wenn Leute sich unterhalten, werden verschiedene Vorannahmen bezüglich der psychologischen Prozesse der anderen Person vorgenommen. Wir als *B*, zum Beispiel, nehmen an, dass *A*, wenn er die verschiedenen Alternativen wahrgenommen hat, eine Alternative mit der anderen vergleichen wird; mit anderen Worten, wir vermuten, dass *A* zu irgendwelchen Handlungen oder Aussagen gelangen wird, in denen Präferenz gegenwärtig ist – entweder offen oder implizit. Darüber hinaus schreiben wir *A* die Fähigkeit zu, heterogene Elemente gemäß einer homogenen Skala – zumindest paarweise – einzuschätzen. »Vergleich« schließt ein, dass, egal wie verschieden die Einzelposten sind, ein gemeinsamer Nenner gefunden werden kann. Dieser erschlossene psychologische Prozess schließt nicht nur unsere Überlegungen bezüglich der Natur der Reize und *A*s möglicher Antworten ein, sondern auch die Idee, dass *A* bestimmte zurückliegende Erfahrungen gehabt hat. In der täglichen Sprache kennzeichnet der Begriff »Begründung« bestimmte persönliche Überlegungen, die dem Zweck dienen, gegenwärtige Ereignisse mit den vergangenen Erfahrungen zu vergleichen. Eine in dieser Weise überdachte Handlung ist Ideen, die sich auf allgemein akzeptierte Praktiken beziehen, angepasst. Die Vorannahmen, die wir über *A* machen, beziehen sich daher auf intrapersonale Prozesse, unter denen wir Wahrnehmung, Vergleich, Begründung und Bewertung verstehen; von ihnen nehmen wir an, dass sie entweder zu einer offenen Präferenzaussage führen oder zu einer Handlung, von der wir als Beobachter Präferenz ableiten können.

An diesem Punkt scheint es nötig zu rekapitulieren, was wir über die Funktion der Kultur in interpersonalen Beziehungen gesagt haben. Wir stellen einfach fest, dass eine Wertprämisse eine Generalisierung ist, die ein Beobachter über die Wahrnehmungen und Handlungen einer anderen Person macht. Der Beobachter unterstellt oder »projiziert« diese Generalisationen auf die andere Person. Umgekehrt verhält sich die Person, die mit einer Handlung – sei es Reden, Gestik oder eine andere Bewegung – beschäftigt ist, damit sie so für den Beobachter erreichbar wird. Durch solch ein Verhalten drückt eine Person ihr Präferenzsystem aus. Tatsächlich veranlasst *A* den *B* dazu, Folgerungen zu ziehen über seine, *A*s, intrapersonale Prozesse, welche sonst unzugänglich wären. Der Beobachter wird ermutigt, die Bedeutungsgebung des anderen aus seinem eigenen Reservoir von Informationen aufzufüllen. Nur durch dieses Auffüllen ist der Beobachter in der Lage, die Botschaft zu verstehen. Diese »Füllsel« sind natürlich von kulturellen Massenkommunikationen hergeleitet, welchen ein Individuum ausgesetzt war. Personen, die im gleichen kulturellen System aufgewachsen sind, sprechen mehr oder weniger die gleiche Sprache und besitzen mehr oder weniger die gleichen Werte. Sie mögen sich im Blick auf Präferenzen unterscheiden oder sogar darüber streiten, aber sie verstehen einander; und im Großen und Ganzen stimmen sie darin überein, welche Dinge angemessenerweise miteinander verglichen werden können; und ihre Konzepte des oben erwähnten »gemeinsamen Nenners« gleichen sich.

Verstehen (Wach 1926–1933) besteht weitgehend aus dem Wahrnehmen der Handlung einer Person und dem Folgern einer Serie von intrapersonalen Prozessen, deren Endergebnis die Handlung ist. Es ist ganz offensichtlich: Je korrekter die Folgerungen sind, desto mehr gemeinsame Informationen besitzen die zwei Leute. Wissen über eine andere Person kann auf verschiedene Weise erworben werden. Der erste Weg besteht darin, mit einer Person eine längere Zeit zusammenzuleben. Durch eine fortlaufende Anhäufung von Informationen auf der einen Seite und durch wiederholtes den gleichen Ereignissen Ausgesetztsein auf der anderen Seite lernen die beiden die richtigen

Folgerungen über die Verhaltensweisen des jeweils anderen zu ziehen. Wie dem auch sei, diese Methode ist zeitaufwendig und oft nicht praktikabel, denn im täglichen Leben haben wir es mit einer großen Menge von Menschen zu tun, die wir nie zuvor gesehen haben. Obwohl wir die Mehrheit der Leute, denen wir begegnen, nicht näher kennen, verfügen wir über einige A-priori-Informationen über ihr Wertsystem, wenn wir Informationen über die Kultur haben, in der sie gelebt haben. Wenn diese anderen Personen Mitglieder unserer eigenen Kultur sind, wird diese Information ziemlich detailliert sein.

In den Kapiteln 4, 5 und 6 werden wir genauer auf diese A-priori-Information eingehen, die Menschen, welche im amerikanischen Sektor der Einflusssphäre der westlichen Zivilisation wohnen, teilen. Die Wertprämissen, welche die Kommunikation in Amerika bestimmen – die soziale Matrix –, werden dargestellt, als ob ein Englisch sprechender Reisender, der Amerika zum ersten Mal in seinem Leben erforscht, erstaunt von den vielen Dingen ist, die er nicht versteht (Brogan 1944; de Tocqueville 1946; Gorer 1948; Keyserling 1929; Laski 1948; Linklater 1931; Siegfried 1939; Trollope 1862). Einige dieser Beobachtungen sind unter Fremden allgemein bekannt, doch der Eingeborene ist häufig nicht in der Lage, genau diese Aspekte zu verbalisieren. Der in Amerika Geborene versteht und handelt stillschweigend gemäß all dieser Hinweise und verschwendet darauf niemals auch nur einen weiteren Gedanken (Allen 1932; Anderson 1919; Dos Passos 1939; Gunther 1947; James 1877; Mead 1942; West 1945). Doch sobald ein in Amerika geborener Psychiater mit Psychotherapie und Rehabilitation zu tun hat – d. h., wenn er versucht, die Kommunikationsmittel des Patienten zu verbessern –, muss er die Art der Kommunikation, die zwischen ihm und dem Patienten besteht, bewusster wahrnehmen. Während im täglichen Leben die Menschen fortlaufend auf der Basis sehr unvollständiger Information kommunizieren, ist dieses Verfahren ziemlich unbefriedigend, wenn ein Psychiater versucht, Therapie zu betreiben. Unvollständige Information mag im täglichen Leben ausreichen, weil die unverzüglich folgende Handlung einiges der fehlenden Information ausfüllt. Wie dem auch sei, in der Therapie, wo wir versuchen, eine Veränderung im Kommunikationssystem selbst zu erreichen, muss vollständigere Information für einen erfolgreichen Abschluss dieser Aufgabe zur Verfügung stehen. Bevor wir fortfahren, die Natur der Information, die der sozialen Matrix eigen ist, zu diskutieren, werden wir daher im nächsten Kapitel einen Überblick geben, wie Psychiater sich auf die Informationen stützen können, die sich auf Werte und Kommunikation beziehen, um ihren Patienten zu helfen.

3. Kommunikation und Geisteskrankheit

Ein psychiatrischer Ansatz

Von Jürgen Ruesch

Leute leben – aber erfolgreich zu leben ist eine Kunst, die nicht von allen gemeistert wird. Diejenigen, die dieses Scheitern fühlen – die Patienten –, suchen nach Besserung, und diejenigen, die glauben, über das Scheitern Bescheid zu wissen – die Therapeuten –, versuchen, die Besserung auszulösen. Es entwickelt sich ein Geben und Nehmen, wenn Patienten und Therapeuten sich begegnen, und die Ereignisse, die sich unter solchen Umständen abspielen, werden als Psychotherapie bezeichnet. Aber therapeutisches Geschehen begegnet uns auf allen Wegen des Lebens. In sozialen Beziehungen kommt es nicht darauf an, wer Hilfe benötigt und wer für Unterstützung sorgt. Es ist nicht nötig und manchmal sogar nicht klug, Menschen wissen zu lassen, dass ihnen geholfen wurde. Was zählt, ist, das Gefühl des Versagens bei dem, der leidet, zu verringern, und das Wissen von diesem Wandel bei dem, der hilft. Das Gefühl der Entlastung, das nach erfolgreicher Kommunikation erfahren wird, prägt, formt Menschen in einer Weise, dass sie anfangen, die Gesellschaft von anderen zu suchen. Mal können die Teilnehmer Mutter und Kind, ein anderes Mal Doktor und Patient, bei einer Gelegenheit können sie Schüler und Lehrer und bei einer anderen Verehrer und geistiger Ratgeber sein. Jedes dieser Gespanne hat wahrscheinlich verschiedene Kollektionen von Worten und Symbolen und sein eigenes wissenschaftliches oder philosophisches System, um das, was geschehen ist, zu beschreiben. Die Natur der Geschehnisse bleibt jedoch gleich, sie wird immer eine Erfahrung sein, die in Beziehung zu anderen Leuten vorkommt. Es ist die Aufgabe der Psychiatrie, denen zu helfen, denen es nicht gelungen ist, erfolgreiche Kommunikation zu erfahren, und es ist das Ziel der Psychiatrie als wissenschaftlicher Disziplin, Informationen über die Natur dieses Misslingens zu sammeln und Maßnahmen der Abhilfe darzulegen.

Ein Psychotherapeut nähert sich menschlichem Verhalten mit dem klaren Verständnis, dass er nicht nur daran interessiert ist, die

Handlungen der Leute zu studieren und zu beobachten, sondern dass er besonders auf diese Aspekte des Verhaltens konzentriert ist, die sich im Laufe der Therapie wahrscheinlich ändern. Der Therapeut benutzt sein Wissen über menschliches Verhalten, um die Gesundheit des Patienten zu verbessern. Welche Ausbildung oder spezifische Überzeugungen er auch immer haben mag, als Therapeut sucht er das Verhalten derer zu beeinflussen, die um Hilfe zu ihm kommen. Im Gegensatz zum Naturwissenschaftler, der die Natur erforscht und sich auf das konzentriert, was ist, ist der Therapeut im Wesentlichen daran interessiert, was sein wird. Entwicklungspotenziale werden eher als Fixierung auf den *Status quo* als Zweck der therapeutischen Bemühungen ins Auge gefasst. Diese Sichtweise wird allerdings nicht allgemein geteilt; es gibt immer noch viele Psychiater, die abweichendes Verhalten und Geisteskrankheit als ein *Kuriosum* sehen, das katalogisiert und eingeordnet werden muss, und damit eine Haltung offenbaren, die der der Naturforscher sehr ähnlich ist. Zuzüglich zu diesen beiden Typen von Spezialisten müssen wir auch diejenigen Psychiater erwähnen, deren primäres Interesse in der Verwaltung, in sozialer oder physiologischer Forschung oder in der Arbeit bei Gericht liegt und die Positionen einnehmen, die weder mit denen der Therapeuten noch mit denen der Naturforscher verglichen werden können. Eine kurze Skizze der psychiatrischen Szene wird diese voneinander abweichenden Sichtweisen illustrieren.

Die zeitgenössische psychiatrische Szene

Der vielleicht wichtigste Einfluss auf therapeutisches Denken wurde von Freud ausgeübt. Diese Tatsache ist dokumentiert durch die Zahl von Jüngern, die in ihrem Festhalten am orthodoxen psychoanalytischen System ein lebendes Denkmal seines Genius darstellen (Fenichel 1945). Zudem haben andere Einflüsse das Denken der amerikanischen Therapeuten beträchtlich geformt. Wir müssen Adler, Jung, Rank, Reich und Stekel erwähnen (Nicole 1947), die zu der einen oder anderen Zeit mit der Freudianischen Bewegung verbunden waren und alle Anhänger in diesem Land haben. Neben diesen österreichischen, schweizerischen und deutschen Einflüssen hatten auch die Schriften von Charcot, Janet und Bernheim aus Frankreich Auswirkungen (Janet 1924, 1925).

Wir können die verschiedenen europäischen psychotherapeutischen Schulen als eine Wurzel des gegenwärtigen komplexen Bildes der amerikanischen Psychiatrie zusammenfassen und feststellen, dass eine zweite Wurzel in einer Schule zu finden ist, die ihren Ursprung in diesem Land hatte. Sie ist vor der Zeit einiger der therapeutischen Bewegungen in Europa zu datieren und verbunden mit dem Namen von Adolph Meyer (Lief 1948). Meyer, selbst ein Europäer schweizerischer Herkunft, versuchte, das mehr strukturelle Denken der Europäer mit amerikanischen Vorstellungen von Prozess und Wandel zu verbinden. Er war der Erste, der die Wichtigkeit von verhaltensmäßigen Reaktionen feststellte und das Konzept der Anpassung an Lebenssituationen betonte. Auf diese Weise verflüssigte er die ziemlich statischen Vorstellungen der Psychiatrie seiner Zeit.

Die dritte Wurzel der modernen amerikanischen Psychiatrie ist auf die akademische Psychologie zurückzuführen. Sie spiegelt die verschiedenen Trends psychologischen Denkens wider (Combs et al. 1948). Namen wie Watson, Prince, James, McDougall sind allen vertraut (Murphy 1949), während zuletzt diejenigen Schulen, welche die Gestaltpsychologie hervorhoben (Köhler 1947), und unlängst experimentelle Arbeit über Konditionierung (Lidell 1944; Pawlow 1928) und Lernen (Hilgard 1948; Mowrer 1948) zeitweise erheblichen Einfluss hatten.

Eine vierte Wurzel (One hundred years of American Psychiatry, 1944) der amerikanischen Psychiatrie kann im System der »State-Hospitals«[1] gefunden werden, wie es sich im Laufe des 19. Jahrhunderts (Zilboorg 1941) entwickelte, und eine fünfte Wurzel in der klinischen Medizin, Physiologie und Neuropathologie (Cobb 1943, 1948; Gerard 1942).

Heute können demnach die Wertprämissen, die Amerikas Psychotherapie bestimmen, auf fünf historische Wurzeln zurückgeführt werden: Psychoanalyse, Psychobiologie, Experimental- wie Sozialpsychologie, State-Hospital-Psychiatrie und Medizin. Eine Synthese der verschiedenen Bestandteile führte zu Prämissen, die zeigen, dass europäische Konzepte von der amerikanischen Szene adaptiert wurden und sozialwissenschaftliche Konzepte mit reinen physiologischen Ansätzen gemischt worden sind. Unter den modernen amerikanischen Denkrichtungen müsste die psychosomatische Medizin

(Ruesch 1947, 1948d; Ruesch a. Prestwood 1950b) erwähnt werden. Die Bemühungen von Dunbar (1946, 1948), Alexander und French (1948), Weiss und English (1943) und anderen stellen den Versuch dar, psychoanalytische Konzepte mit physiologischen Befunden zu verbinden, die in der Praxis der klinischen Medizin erhoben wurden (Alexander 1950).

Ein weiterer Versuch, Psychoanalyse den gegenwärtigen Bedürfnissen der Psychiatrie anzupassen, wurde von Alexander und French (1946) in ihrer *Psychoanalytischen Therapie* gemacht, in welcher sie eine geringere Zahl von Sitzungen, die Vermeidung von starken Übertragungsreaktionen und andere Kürzungen befürworten. Ähnlich schlug Rogers (1942) eine Methode – genannt »nichtdirektive Beratung« – vor, die sich auf die Besprechung der aktuellen Anpassungsprobleme, wie sie vom »Klienten« gewählt werden, zentriert.

Ein Versuch, die traditionelle Isolation der Psychiatrie von anderen Sozialwissenschaften zu korrigieren, wurde von Sullivan (1940), Horney (1937), Fromm (1947), Kardiner (1945), Ruesch (1948c; Ruesch et al. 1948b) und anderen gemacht, indem sie die Aufmerksamkeit auf die soziale Matrix lenkten, in der beide, Patient und Psychiater, operieren. Die Washingtoner Schule der Psychiatrie (Mullahy 1949), zum Beispiel, ist auf die Prämisse Sullivans gegründet, dass interpersonale Beziehungen des Patienten eher als seine intrapsychischen Strukturen von grundsätzlichem Interesse für den modernen Psychiater sein sollten.

Unter anderen wichtigen Trends müssen die Psychologie des Kindes, die kindliche Entwicklung und Erziehungsberatung genannt werden (Allen 1942; Hamilton 1947). Sie entwickelten sich als das Ergebnis einer Synthese von zwei grundsätzlichen Richtungen – Freuds Akzentsetzung auf Geschehnisse in der Kindheit auf der einen Seite und der amerikanischen Schwerpunktsetzung auf das Familienleben auf der anderen Seite. Theorien und Beobachtungen, die Geschehnisse der Kindheit betreffen, fallen in Amerika auf fruchtbaren Boden, weil das Leben der amerikanischen Familien speziell um das Kind herum organisiert ist und alles, was Kindern guttut, bereitwillig von der Öffentlichkeit aufgesogen wird.

Betrachtet man die operationalen Aspekte amerikanischer Therapie, ist festzustellen, dass die expressive Therapieform der suppressiven vorgezogen wird (Group for the Advancement of Psychiatry, 1948). Die letztere würde offensichtlich mit der amerikanischen

Ideologie von Gleichberechtigung in Konflikt geraten, in der die Befreiung des Individuums von jeder identifizierbaren unterdrückenden Autorität vornehmstes Ziel ist. Therapien (Allen et al. 1944), die mit anderem als verbalem Ausdruck zu tun haben, sind in solchen Verfahren wie Beschäftigungstherapie (Haas 1944), Spieltherapie (Davis 1936), Psychodrama (Moreno 1946, 1947), Musiktherapie (Licht 1946) und Fingermalerei (Shaw 1938) zu finden. Die Prämissen, die sich auf die soziale Manipulation in der amerikanischen Kultur beziehen, finden ihren Ausdruck in der psychiatrischen Sozialarbeit (French 1940) und anderen Ansätzen der Umweltbeeinflussung. Die kulturellen Prämissen der Technik und die Betonung der körperlichen Gesundheit können in solchen Methoden erkannt werden, die den Körper direkt manipulieren und beeinflussen, wie progressive Entspannung (Jacobson 1929), Diät (Selling a. Ferraro 1945) und Ähnliches. Gruppentherapie (Group Psychotherapy: A Symposium, 1945) ist offensichtlich ein Ausdruck der amerikanischen Prämisse von Geselligkeit und dem Wert, der darauf gelegt wird, in einer Gruppe zurechtzukommen. Narcosynthese (Horsley 1943) entstand aus dem Versuch, Hypnose (Brenman a. Gill 1947; Wolberg 1948) mit Drogenwirkung zu kombinieren; diese Methode war dazu gedacht, Zeit und Mühe zu sparen, und sie wurde häufig in Notfällen während des Zweiten Weltkrieges angewandt (Grinker a. Spiegel 1945a, 1945b).

Die vereinten Bemühungen der verschiedenen therapeutischen Schulen, Lehrinstitute und anderen an Therapie und Prävention von Geisteskrankheiten interessierten Körperschaften haben eine Veränderung der öffentlichen Meinung über die Psychiatrie bewirkt. Heute haben diese verschiedenen Einflüsse ihre Kräfte vereint, sie sind organisiert und zusammengefasst unter dem Schlagwort »geistige Gesundheit«. Infolge dieser weit ausgedehnten Geistige-Gesundheits-Bewegung sind wir in Amerika Zeugen eines integrativen Prozesses, in dem Psychoanalyse, Psychobiologie, Verfahrensweisen des Landeskrankenhauses und der Medizin mehr und mehr zu einer Einheit verschmolzen wurden (Moulton et al. 1939; Rennie a. Woodward 1948). Wachsende Kooperation (Lowrey 1948) zwischen Psychiatern, Psychologen, Anthropologen, Sozialarbeitern, Beamten des öffentlichen Gesundheitswesens, Fürsorgern, Richtern und Polizeibeamten wie auch praktischen Ärzten zeigt die Verbreitung der

Konzepte, die dem Gesundheitswesen zugrunde liegen. Gemeinde, Staat und legislative wie exekutive Körperschaften auf Bundesebene werden sich zunehmend der wachsenden Notwendigkeit bewusst, sich um Anpassungsprobleme zu kümmern; dann bewilligen die verantwortlichen Körperschaften nach und nach mehr Geld für psychiatrische Krankenhäuser, Lehre und Forschung. Mehr und mehr wissenschaftliche Studien und therapeutische Bemühungen sind auf die Rehabilitation von Kriminellen, jugendlichen Delinquenten, auf die Blinden und Tauben, die Anfallsleidenden, die spastischen Kinder und die, die an Kinderlähmung leiden, gerichtet (Barker et al. 1946). Die Industrie packt ihre eigenen Probleme an, und in keinem anderen Land der Welt ist die Betriebspsychiatrie so fortgeschritten wie in Amerika (Roethlisberger 1949). Zu guter Letzt wurden rassische Vorurteile, Beseitigung von Slums und sogar Intoleranz zwischen religiösen Gruppen zur Sache derer, die sich für geistige Gesundheit interessieren. Die kooperative Wirkung verschiedener Gruppen führte zu einem fortschreitenden Zusammenbruch der rigiden Trennung von wissenschaftlichen und therapeutischen Disziplinen. Durch einen allgemeinen Prozess des Sich-aneinander-Reibens setzen sich die verantwortlichen Personen den unterschiedlichen Sichtweisen aus; und solch eine Weitergabe von Information hat eine direkte Auswirkung auf das Schicksal der auffällig gewordenen Person. Ob es sich um kulturelle, physikalische oder psychologische Fürsorge handelt, mehr und mehr chronisch Invalide und Unterprivilegierte werden heute von den neu gegründeten Gesundheitsabteilungen der Gemeinden, der Regierung und der wissenschaftlichen Institute rehabilitiert.

Die amerikanische Kultur mit ihrer Prämisse der Gleichberechtigung und ihrer Betonung der Gesundheit bewirkt die Verbreitung von Wissen und den Ausgleich von individuellen Unterschieden. Zur gleichen Zeit fördert sie die Bildung von Interessengruppen, die um Überlegenheit und Macht konkurrieren. Die Psychiatrie ist von diesen Tendenzen nicht ausgenommen. Während sich in Europa dieses Konkurrieren in divergierenden ideologischen Sichtweisen ausdrückt, welche entweder überhaupt nicht organisiert sind oder zum obersten Credo irgendeines totalitären Regimes wurden, sind in Amerika Ideologien als moralischer Schutzschirm für das Erreichen von Macht verbreitet. Das letztgenannte Verfahren gewährleistet natürlich eine effiziente politische Organisation im Sinne der Gesellschaften, Vereinigungen oder Gruppen, die Druck ausüben und unter deren Mitgliedern die Gewinne, die gemacht werden, geteilt werden.

Jede Vereinigung oder Organisation wird sich mehr oder weniger den Modellen der Organisation anpassen, die von dem politischen System eines gegebenen Landes vorgegeben sind. Diese Aussage ist nicht wörtlich zu nehmen, soweit diese Gleichartigkeiten nur auf einer ziemlich abstrakten Ebene angesprochen werden. Wenn der Leser die Beschreibung des Systems der »Checks and Balances« (s. S. 175) im Gedächtnis behält, wird er die Ähnlichkeit, auf die wir uns beziehen, verstehen. Keine Idee, ob sie sich nun von religiösem, sozialem oder individuellem Denken ableitet, kann politischer Ausbeutung entgehen, wenn sie allen bekannt wird. Es wird immer jemanden geben, der solch eine Idee zur Förderung seines Machtstrebens benutzt. Napoleon versuchte, die Welt im Namen der Französischen Revolution zu erobern, und die Kreuzzüge wurden im Namen des Christentums geführt. Und allzu häufig müssen diese eifrigen Anhänger einer produktiven Idee Zuflucht zu Methoden nehmen, die genau die Idee, die sie einzuführen versuchen, zerstört.

Zuerst ist eine Idee üblicherweise das Eigentum eines einzelnen Individuums; später mag sie sich ausbreiten, aber sie ist immer noch unverkennbar vom Rest des populären Basiswissens abgetrennt, bis sie schließlich zum Mittelpunkt einer politischen Organisation wird. Im Laufe der Jahre wird sie institutionalisiert, und nur wenn die offizielle Organisation, welche die Idee umgibt, korrumpiert worden ist und sich auflöst, wird die Idee, vielleicht in modifizierter Form, Gemeingut. Den Zeitabstand zwischen der Einführung einer Idee und ihrer Akzeptanz in der Öffentlichkeit hat man mit mehr als 200 Jahren errechnet (Zilbourg 1941).

In der Psychiatrie hat die Sammlung eines wachsenden Wissensfundus, zu dem eine große Anzahl von anonymen Wissenschaftlern beitrugen, gerade angefangen. In der Gegenwart sind wir tatsächlich gerade auf der zweiten Stufe der Entwicklung, mit einer Betonung individueller Schulen und Aufspaltungen. Jedes prominente Mitglied der psychiatrischen Berufsgruppe, das entweder eine Theorie ersonnen oder eine besondere Therapietechnik eingeführt hat, neigt dazu, eine neue Schule des Denkens zu gründen. Heute finden wir immer noch psychiatrische Schulen, verknüpft mit den Namen von Individuen, die erbittert gegen rivalisierende Schulen kämpfen, die ihrerseits mit den Namen anderer Individuen verbunden sind. Die erwähnten Unterschiede beziehen sich gewöhnlich mehr auf divergierende Sichtweisen und Theorien als auf unterschiedliche Handlungen; tatsächlich könnte man sogar soweit gehen, zu sagen, dass beträchtlich mehr Übereinstimmung herrscht, soweit es die therapeutischen Handlungen betrifft, als das aus der theoretischen Diskussion ersichtlich ist. Es erscheint so, als ob Psychiater mehr und mehr in operationalen Definitionen zur Übereinstimmung tendieren, sie werden den gegenseitigen Sichtweisen gegenüber toleranter und verhalten sich mehr wie Ingenieure als wie Künstler.

Die Wichtigkeit, welche die Amerikaner der Veränderung beimessen, die existierende Betonung von Technik und angewandter Wissenschaft und der Optimismus der amerikanischen Menschen in Bezug auf soziale Verbesserungen sind die Grundlagen, auf denen sich die Psychotherapie entwickeln konnte. Gegenwärtig haben diese verschiedenen Schulen einige dieser Werte in ihre jeweiligen Schemata aufgenommen, und sie sind dabei, ihre theoretischen Formulierungen zu verändern. Amerika ist nicht nur ein Schmelztiegel der Nationen, es ist ebenso der Platz, an dem hinsichtlich theoretischer Formulierungen Kompromisse gemacht wurden. Theorien um der Theorien willen sind aufgegeben, auf Idiosynkrasien wird verzichtet, spezielle Positionen und Gesichtspunkte sind modifiziert, und es werden Formulierungen zum Zwecke praktischer Anwendung geboten.

Der gegenwärtige Stand der psychiatrischen Theorie

Diese kurze Skizze der zeitgenössischen psychiatrischen Szene mag genügen, um den gegenwärtigen Stand der Organisation des psychiatrischen Feldes zu illustrieren. Nun sollten wir unsere Aufmerksamkeit der psychiatrischen Theorie zuwenden. Die verschiedenen theoretischen Systeme zu diskutieren, die zur Erklärung von abweichendem Verhalten benutzt werden, würde den Rahmen dieses Bandes sprengen, und außerdem würde es nur wiederholen, was bereits gut bekannt ist. Stattdessen sollten wir der Tatsache Aufmerksamkeit schenken, dass eine tiefe Kluft zwischen psychiatrischer Theorie und psychiatrischer Praxis besteht, die so weit reicht, dass häufig Theorie und Praxis nur ziemlich lose verbunden scheinen, wenn sie sich nicht gar widersprechen. Um dieses seltsame Paradox zu erläutern, werden wir versuchen, die mannigfaltigen psychiatrischen Theorien auf ein paar grundlegende Prämissen zurückzuführen. Wir werden argumentieren, dass diese Prämissen nicht befriedigend zu einem psychiatrischen System zu vereinen sind, weil sie aus verschiedenen historischen Perioden stammen, jede mit einem anderen Fokus und Ziel; daher sind die bestehenden psychiatrischen Theorien unbefriedigend, wenn sie zur Erklärung therapeutischer Techniken benutzt werden. Wir werden weiter darlegen, dass die Kommunikationstheorie am besten geeignet ist, die therapeutischen Verfahren zu erklären, soweit moderne Therapien sich mit dem Ausdruck und der Verbesserung der Kommunikationsmittel des Patienten befassen.

Lineale und zirkuläre Systeme

In der extrem mechanistischen Gewichtung des 18. und 19. Jahrhunderts (Ruesch a. Bateson 1949) waren die kausalen Ketten, nach denen die Wissenschaftler forschten, fast ohne Ausnahme geradlinig, verzweigt oder konvergierend. Die Frage »Warum?«, der Glaube an jeweils eine Ursache (Born 1949) und der Nachdruck, der auf Probleme der Ätiologie und auf die Feststellung von Krankheit gelegt wurde, sorgten für die Überdeterminierung der Antworten, die zu erhalten waren. Eine Kette von zeitlich geordneten Geschehnissen oder eine Menge im Raum geordneter Bedingungen wurden verknüpft, um eine Theorie der Kausalität zu bauen; und was voranging, so dachte man, determinierte vollständig das, was folgte. In solch einem System erschien es illegitim, finale Ursachen als Teil einer Erklärung anzuführen. In den letzten Jahren trat ein tiefgehender Wandel (Rosenblueth et al. 1943) durch das Studium von Systemen ein, welche Charakteristika der Selbstkorrektur aufweisen und zu prädiktiven und adaptiven Antworten fähig sind. Der Leser wird erkennen, dass solche Systeme die Merkmale von Organismen nahe simulieren, und er wird tatsächlich entdecken, dass sie von solchen Physiologen wie Claude Bernard, der bereits 1860 den Begriff »*milieu interne*« einführte, vorausgesehen wurden (Bernard 1878). Das Konzept der inneren Umwelt und seine Konsistenz übte einen tiefen Einfluss auf Physiologen aus;

doch erst seit Cannons Formulierung des Konzeptes homöostatischer Mechanismen (1929, 1932) findet der zirkuläre selbstkorrigierende Mechanismus explizit und offizielle Anerkennung in der Medizin. Heute verwendet die Mehrheit der Ärzte und Biologen das Konzept der Homöostase als ein wissenschaftliches Modell zur Erklärung körperlicher Prozesse (Gerard 1942).

Gleichzeitig fand eine ähnliche Entwicklung im psychologischen und psychiatrischen Feld statt. Ende des 19. Jahrhunderts und in der ersten Dekade des 20. Jahrhunderts tauchte am Horizont ein radikaler neuer Ansatz der Psychiatrie auf. Physiologische Psychologie (Titchener 1910; Wundt 1873-74) und klassifikatorische Psychiatrie (Kraepelin 1904) wurden nach und nach ersetzt von Behaviorismus (Watson 1930), Psychobiologie (Lief 1948), Gestaltpsychologie (Köhler 1947) und Psychoanalyse (Fenichel 1945). Von der Beschäftigung mit bewussten Aussagen wechselte das Interesse zum Studium unbewusster Charakteristika, zum Unterlassen von Aussagen, zu Figur und Grund. Allmählich wurde der klassentheoretische aristotelische Ansatz (Lewin 1935) (psychologische Typen) vom feldtheoretischen Ansatz (psychologischer Prozess) ersetzt, und der Fokus verschob sich von statischen Betrachtungen der Struktur zu denen des Prozesses. Bis heute bilden netzartige Kausalketten, zirkuläre Systeme und soziale Interaktion das Hauptinteresse der meisten Forscher.

Der Zweck des psychiatrischen Systems

Eine Kombination von Ideen, die ihren Ursprung in Medizin, Psychoanalyse, Sozialarbeit, Psychologie und präventiver Medizin haben, bildet den Hintergrund der heutigen psychiatrischen Theorien. Während Psychologen oder Soziologen Theorien suchen, welche die mannigfaltigen Aspekte des menschlichen Verhaltens erklären, ist der Psychiater ein Techniker, der nach Theorien sucht, die seine therapeutischen Operationen erklären. Manchmal jedenfalls muss der Psychiater ohne das Wissen um komplizierte Schemata vorgehen. Dann handelt er intuitiv, sehr ähnlich einem erfahrenen Beamten, der, ohne in der Lage zu sein, seine Pläne im voraus zu verbalisieren, einfach gewisse Handlungen vornimmt, die sich dann als erfolgreich herausstellen können oder auch nicht. Deswegen bleibt das Wissen, das er besitzt, unverbalisiert und implizit in seinen Handlungen. Erst wenn die Handlung stattgefunden hat, ist der Verwaltungsbeamte fähig, eine historische Bilanz über das, was geschehen ist, abzugeben, und der Psychiater ist in einer sehr ähnlichen Position.

Nun, im 20. Jahrhundert, bemüht sich der Psychiater, diese Schwierigkeiten zu überwinden. Auf der einen Seite versucht er, einen Wissensfundus anzusammeln, und auf der anderen Seite strebt er danach, umfassende Theorien zu konstruieren (Glover 1947; Kubie 1943; Oberndorf 1946), um seinen intuitiven und erfahrungsmäßigen Ansatz auf eine rationalere Grundlage zu stellen. Während die wissenschaftlichen Systeme, die in Naturwissenschaften und Philosophie benutzt werden, entworfen worden sind, um befriedigende Erklärungen zu den Informationen zu liefern, die zu gegebener Zeit zur Verfügung stehen, haben die heutigen psychiatrischen Systeme einen restriktiveren Charakter; sie sind eher zur Erklärung abweichenden Verhaltens, von Verhaltensänderungen und therapeutischen Operationen erdacht, als dafür, alle bekannten Fakten über menschliches Verhalten zu umfassen.

Die Position des Psychiaters als Beobachter

Die Systeme zur Erklärung psychopathologischer Vorkommnisse wurden durch die Kombination von introspektivem Wissen mit Informationen, die außenstehende Beobachter erhielten, konstruiert. Daher finden wir in psychiatrischen Systemen die Position des Beobachters nicht immer klar definiert. Einmal ist das System entworfen, um die Sichtweisen des Beobachters von außen zu erklären, ein anderes Mal wird es benutzt, um das gleiche System von innen zu erklären. Obwohl Konzepte wie das des »teilnehmenden Beobachters« eingeführt worden sind, um die einzigartige und wechselnde Position des Psychiaters zu umreißen, werden wir in einem späteren Kapitel darlegen, dass die Kommunikationstheorie dieses Problem in einer befriedigenderen Weise zu lösen verspricht.

Struktur und Prozess

Das Problem, befriedigende wissenschaftliche Systeme für psychiatrische Zwecke zu entwickeln, wird weiterhin durch den Umstand erschwert, dass die Beschreibung von Verhaltensprozessen in der Vergangenheit unvermeidlich zur Entwicklung von psychologischen Typen geführt hat. Für dieses besondere Merkmal der psychiatrischen Theorie kann die Tatsache verantwortlich gemacht werden, dass Sprache sich auf kurzzeitige Prozesse bezieht, als seien sie ein immerwährender Zustand. Wenn eine Person, zum Beispiel, eine Aussage wie »Johnny ist ein Lügner« macht, bestehen die Daten, auf denen diese Aussage basiert, nur aus der Tatsache, dass Johnny ein paar Sätze geäußert hat, die nicht wahr waren. Wegen dieses kurzen Ausspruchs wurde er mit dem Etikett eines Lügners versehen, als wäre er 24 Stunden am Tag ein Lügner. Er wurde in eine Kategorie oder Klasse eingeordnet. Und eine einzelne Beobachtung kann die Grundlage solcher Verallgemeinerungen über seine Charakterzüge liefern. Auf der einen Seite vermittelt der Satz »Johnny ist ein Lügner« eine Beschreibung eines einzelnen Vorkommnisses, das tatsächlich stattgefunden hat; auf der anderen Seite ist derselbe Satz eine Beschreibung anderer, möglicher Verhaltensweisen Johnnys, die impliziert, dass er wieder lügen könnte oder dass er die meiste Zeit lügt (Hayakawa 1949; Korzybski 1941; Morris 1946; Ogden a. Richards 1936).

Im Wesentlichen sind diese Schwierigkeiten der Beschreibung und Typologie dem Denken in Begriffen von Strukturen statt Prozessen zuzuschreiben. Beide, Struktur und Prozess, kennzeichnen Methoden, durch welche der Wissenschaftler Informationen handhabt. Wenn er die Struktur von Dingen beurteilt, reduziert ein Beobachter eine Anzahl von Beobachtungen zu einigen wenigen Aussagen, welche die Beziehung dieser verschiedenen Faktoren in irgendeinem Moment angeben. Der Zweck einer strukturellen Aussage ist es daher, so viele Merkmale wie möglich zu einer Einheit zu verbinden, wobei Veränderungen in der Zeit außer Acht gelassen werden. Umgekehrt versucht der Wissenschaftler in Prozessaussagen die Evolution in der Zeit zu beobachten. Um dieses Ziel zu erreichen, muss er zwei, wenn nicht noch mehr Beobachtungen eines Systems von Ereignissen über eine Zeitperiode hinweg machen. Die Aussage über einen Prozess verbindet dann diese mannigfaltigen Faktoren, die zu verschiedenen Zeitpunkten beobachtet wurden, zu einer Einheit. Um das menschliche Verhalten zu beschreiben, benutzen wir in unserer täglichen Sprache Ausdrücke, die sich auf beides beziehen, Struktur und Prozess; strukturelle Aussagen bezeichnen dann die Integration von Merkmalen zu einem einzelnen Augenblick, und sie können in rein räumlichen Diagrammen dargestellt werden, während Prozessaussagen die kontinuierliche zeitliche Integration kennzeichnen. Wechselt sein Interesse an der strukturellen oder prozessualen Bewertung von Geschehnissen, wird der Wissenschaftler die Dimensionen seines Universums entsprechend wählen. Strukturelle Beschreibungen erlauben den Einschluss vieler Faktoren, weil Veränderungen in der Zeit außer Acht gelassen werden; demgegenüber erfordert die Erwägung von Prozessen eine engere Abgrenzung, weil so viele wiederholte Beobachtungen ausgeführt werden müssen (Ruesch a. Bateson 1949).

Dimensionen psychiatrischer Systeme

Dasselbe Interesse am Prozess, das den Wissenschaftler zwingt, die Dimensionen seines Universums zu begrenzen, macht ihm die Künstlichkeit seines Entwurfs bewusst. Ein kurzer Rückblick auf die Dimensionen wissenschaftlicher Universen, auf welche der Psychiater trifft, mag der Veranschaulichung dieses Punktes dienen.

Der Psychiater beschäftigt sich im Wesentlichen mit fünf Dimensionen:

Dimension I: Die Einheit der Betrachtung ist Teilfunktion eines Individuums: systemische Systeme, organische Systeme.

Dimension II: Ein menschliches Lebewesen als ein Ganzes ist die Einheit: intrapersonales System des Psychiaters (Fenichel 1945; Thompson 1950).

Dimension III: Die Interaktion mehrerer Personen ist der Fokus des Interesses: interpersonale Systeme (Mullahy 1949; Sullivan 1940).

Dimension IV: Die Gruppe ist das Zentrum der Organisation: Systeme der Gemeinde, der Verwandtschaft, Familie, Berufsgruppen und ähnliche (Bateson 1936, 1944; Krech a. Crutchfield 1948; Sapir 1931).

Dimension V: Die Interaktion von Gruppen als Fokus des Interesses: Gesellschaftssysteme, wie sie in Volkswirtschaftslehre, Ökologie oder politischer Wissenschaft erforscht werden (Mannheim 1949a, 1949b).

Die Psychiatrie des 19. Jahrhunderts war im Wesentlichen an der ersten Dimension interessiert, die sich mit den Teilfunktionen eines Individuums beschäftigt. Als Teilfunktionen im psychologischen Sinne können Punkte wie Emotion, Intellekt, Erinnerung, Stimmung, Charakterzug, Gewohnheit erwähnt werden, genauso wie Bezeichnungen, die sich auf Symptome und Syndrome beziehen. Um die Jahrhundertwende wechselte das Interesse der Psychiater von der ersten zur zweiten Dimension, und die intrapersonale Struktur wurde das Zentrum der Aufmerksamkeit. Die Zeit ging weiter, Mitte des 20. Jahrhunderts befassten sich die Psychiater weniger mit strukturellen Modellen von Geist und Seele und schenkten den Ideen des Prozesses mehr Aufmerksamkeit. In den letzten zwei Dekaden gewann, speziell unter dem Einfluss der Washingtoner Schule für Psychiatrie (Mullahy 1949), die dritte Dimension, die sich mit der Interaktion von Individuen befasst, an Aufmerksamkeit. Im Moment sind Techniker an Problemen der Kommunikation interessiert, die Analytiker kümmern sich um Übertragung und Gegenübertragung, und die Soziologen sind mit Gruppenzugehörigkeit befasst, was klar die wachsende Tendenz aller Disziplinen dokumentiert, ihre früheren eingeschränkten Systeme zu erweitern. Die vierte Dimension, zum Beispiel, ist schon so weit in das psychiatrische Denken eingedrungen, dass die Struktur der Familie und andere Gruppenbeziehungen zuvorderst psychohygienische Themen geworden sind. Und einige Aspekte der sozialisierten Medizin gehören definitiv in die fünfte Dimension.

Das System Freuds

An diesem Punkt sollte man erwähnen, dass der größte Dienst, den Freud der Psychiatrie erwiesen hat, wahrscheinlich die Einführung der Idee des Prozesses und die Betrachtung des Individuums als ein Ganzes ist. Er stieß auf Widerstand und brachte die strukturell denkenden Psychiater seiner Zeit durcheinander, aber heutzutage hat die Psychiatrie schließlich den Prozessbegriff übernommen, den Physiker und Chemiker lange Zeit vorher akzeptiert haben. Das System, das Freud zur Erklärung interpersonaler Geschehnisse vorgeschlagen hat, kann als ziemlich vollständig betrachtet werden, insoweit es in befriedigender Art und Weise die meisten Geschehnisse innerhalb des Universums des Psychiaters erklärt. Freuds dreigeteiltes System (Es, Ich und Über-Ich) hat immer noch einige geradlinig-kausale

Charakteristika, und Geschehnisse, die sich auf die Interaktion eines Individuums mit anderen Personen beziehen, und seine Teilnahme an größeren sozialen Abläufen sind nicht befriedigend dargestellt. Wie Ptolemäus einst postulierte, dass unsere Erde das Zentrum der astro-physikalischen Welt sei, so stellte Freud den intrapersonalen Prozess ins Zentrum aller Ereignisse. Heute müssen wir erkennen, dass solch eine Position unhaltbar ist. Wir wollen zugestehen, dass für das Verständnis intrapersonaler Prozesse Freuds Modell der Psyche immer noch das umfassendste System ist, das zur Verfügung steht. Wegen seines linealen Charakters und seiner relativen Isolation von anderen Systemen reicht es nicht aus, um alles, was zwischen Leuten geschieht, zu erfassen. Was wir heute brauchen, ist ein System, das beides umschließt, Geschehnisse, die auf ein Individuum begrenzt sind, und Geschehnisse, die verschiedene Leute und größere Gruppen einschließen (Thompson 1950).

Teil und Ganzes

Der wechselnde Interessensfokus des Wissenschaftlers (Brunswick 1946, 1947), der sich eine Minute auf ein kleines Ereignis, das sich in einer einzelnen Zelle abspielt, konzentriert und sich im nächsten Moment der Betrachtung des Organismus, in dem sich die Zelle befindet, zuwendet, wirft ein dialektisches Problem auf. Die Handlungen des Psychiaters machen es für ihn notwendig, seine Aufmerksamkeit auf das Individuum als Ganzes zu fokussieren. Information, die Teilfunktionen des menschlichen Lebewesens betrifft, ist solchen Fächern wie physiologischer Psychologie, Physiologie und Pathologie überlassen, während Wissen, das sich auf die ganze Gesellschaft bezieht, gern der Soziologie, Anthropologie und Sozialpsychologie zugewiesen wird. Innerhalb des psychiatrischen Systems selbst wird Information über Teilfunktionen eines Individuums in Begriffen wie »organisch« oder »somatisch« dargestellt und Information über größere gesellschaftliche Systeme mit solchen Begriffen wie »Umwelt«. Diese Ausdrücke sind globale Abfalleimer für Geschehnisse, von denen man denkt, dass sie sich jenseits der Grenzen psychiatrischer Zuständigkeit befinden. Die Existenz solcher Geschehnisse wird zur Kenntnis genommen, doch Einzelheiten wird keine Aufmerksamkeit geschenkt. Wie dem auch sei, der Psychiater kann es nicht vermeiden, seinen Fokus der Aufmerksamkeit zu wechseln. Zu einem Zeitpunkt isoliert er ein einzelnes Geschehnis – sagen wir, er beobachtet den Tic eines Patienten – und im nächsten Augenblick bewertet er den Tic aus der Perspektive aller Informationen, die er über den Patienten besitzt. Und weiter betrachtet er den Patienten einmal als ein Individuum, und im nächsten Moment kann er mit dem Patienten als einem Mitglied seiner Familie beschäftigt sein. Deswegen schaltet er ständig die Dimensionen seines Universums um; diesen besonderen Aspekt bezeichnen wir als das Problem von »Teil und Ganzem« (Ruesch 1951).

Ungefähr während der letzten Dekade hat das Bewusstsein des Problems von Teil und Ganzem einen Wechsel in der Einstellung mit sich gebracht. In den zurückliegenden Jahren haben die Psychiater, wie auch alle anderen Sozialwissenschaftler, erkannt, dass Information, ausgedrückt in Begriffen verschiedener Verhaltens- und Sozialsysteme, verbunden werden muss, um das Individuum zu verstehen. Dieser Gesichtspunkt gewinnt bereits an Stoßkraft. Aber wieder entwickeln sich dialektische Schwierigkeiten, wenn Wissenschaftler versuchen, Information, die in Begriffen eines größeren – zum Beispiel sozialen – Systems ausgedrückt ist, auf ein anderes System von kleinerer Dimension – zum Beispiel das Individuum – zu übertragen. Jedes System hat seine eigene Sprache, und deswegen war es nötig, in wissenschaftlichen und interdisziplinären Diskussionen die Sprache dieser verschiedenen Systeme weiterzutragen. Häufig werden die gleichen Geschehnisse mit mannigfaltigen Namen versehen, und diese vielsprachlichen Bezeichnungen vergrößerten die bestehende Konfusion.

Die Notwendigkeit einer einheitlichen Feldtheorie, welche Wissenschaftler in die Lage versetzen würde, eine kontinuierliche Menge von Begriffen zu benutzen, und damit die dialektischen Schwierigkeiten beseitigen würde, die sich mit den wechselnden Dimensionen der wissenschaftlichen Universen ergeben, wird ganz deutlich. Es ist die Hoffnung der Autoren, zu einem besseren Verständnis der Beziehung der mannigfaltigen wissenschaftlichen Universen durch den Vorschlag beizutragen, die kommunikativen Geschehnisse innerhalb eines Systems (siehe Kapitel 11) zu betrachten und dadurch die anhaltende Diskussion hinsichtlich der Beschreibung solcher Entitäten wie Gesellschaft, Gruppe, Individuum, Organ und Zelle aufzulösen.

Variablen in psychiatrischen Systemen

Wenn wir uns auf den letzten paar Seiten mit den abstraktesten Prinzipien beschäftigt haben, die das psychiatrische Denken leiten, wollen wir nun die Leiter der Komplexität hinuntersteigen und uns mit den Variablen, die das psychiatrische Denken bestimmen, befassen. Lassen Sie uns zuerst die Themen untersuchen, über die Psychiater sprechen und schreiben, und von ihnen die Ingredienzien oder Elemente ableiten, aus denen sich das psychiatrische System zusammensetzt. Murphy (1949), Nicole (1947) und Janet (1924, 1925) gaben exzellente Überblicke über die verschiedenen Ansätze, Gesichtspunkte und Systeme, die Psychiater benutzen. Wir wollen davon Abstand nehmen, das zu wiederholen, was gut bekannt ist. Der Leser, der mit dem Quellenmaterial vertraut ist, wird verstehen, dass der Gegenstand der Psychiatrie praktisch in fünf große Gruppen geteilt werden kann. Diese Gruppierungen, auf die wir uns um der Kürze willen als auf Themen beziehen wollen, sind nicht nur ein Ausdruck beobachteter Geschehnisse, sondern auch Ausdruck davon, wie der Psychiater mit den Informationen, die er gewonnen hat, umgeht. Sein Fokus, seine Einstellungen und seine Standpunkte sind in der Tendenz seiner Publikationen und Vorträge enthüllt. Diese Tendenzen unterscheiden nicht nur die Psychiater voneinander, sie etablieren auch Modetrends und Verfahren für zukünftige Generationen. Wenn Psychiater eine wissenschaftliche Meinung geäußert haben, tendierten sie bis heute dazu, einen oder mehrere der folgenden Aspekte zu maximieren:

Erstens: Wir finden, dass Psychiater mit genetisch bestimmten Variablen arbeiten; es sind Aussagen über den unterschiedlichen Zweck und die Entwicklungsmöglichkeiten des menschlichen Lebewesens. Sie sind zusammengefasst in solchen Themen wie Vererbung, Konstitution und Homöostase. Von ihnen wird angenommen, dass sie außerhalb jeder Kontrolle des Individuums liegen. Solch ein deterministischer Blickwinkel bringt den Psychiater dazu, strukturelle organische Determinanten zu maximieren.

Zweitens: Der Psychiater arbeitet mit biologisch bestimmten Variablen; es sind Aussagen über hypothetische und unmittelbare Ursachen des offenkundigen Verhaltens menschlicher Wesen. Die Vorstellung vom Individuum geht dahin, dass es unfähig ist, die Kräfte, die unter der Bezeichnung Instinkt, Trieb, Bedürfnisse und »Es« zusammengefasst sind, zu verändern. Eine solche Sichtweise, welche die *tierischen*

Kräfte im Menschen maximiert, geht davon aus, dass es da andere Kräfte gibt, die den Effekt dieser primitiven Triebe kompensieren, verstärken oder verschieben können.

Drittens: Der Psychiater setzt die Existenz von Kräften voraus, die den animalischen Tendenzen des Menschen entgegenlaufen. Er glaubt, dass diese gelernten, komplexen und erfahrungsbestimmten Merkmale einen stabilisierenden Einfluss ausüben, der den labilen und oft asozialen animalischen Kräften, die den Menschen innewohnen, entgegensteht. Diese *humanistischen Charakteristika* wurden Haltungen, Interessen, Bestrebungen, Willenskraft, Vernunft, »Ideal-Ich« oder »Über-Ich« genannt.

Viertens: Der Psychiater benutzt Variablen, von denen angenommen wird, dass sie die mannigfaltigen Bedürfnisse des Individuums erfüllen. Diese Variablen sind zusammengefasst unter solchen Bezeichnungen wie Emotionen, Gefühle, Stimmungen, Gedächtnis, Fähigkeiten, Talente, instrumentale Handlungen, Reizantworten oder das »Ich«. Von diesen Kräften wird angenommen, dass sie fleischlich und geistig – das heißt animalistisch und humanistisch – die Motivationen des Individuums erfüllen. Psychiater, die diese Variablen maximieren, sind wesentlich mit *Wirkfaktoren* beschäftigt.

Fünftens: Alle diese realistisch und kulturell bestimmten Variablen sind von der Umgebung diktiert. Diese *Umweltdeterminanten*, einschließlich aller sozialen und ökonomischen Faktoren, benutzt der Psychiater als Hintergrund, von dem aus er einige der Geschehnisse erklärt, die nicht in anderer Weise erklärt werden können.

Der Mischmasch von Variablen, wie er sich in psychiatrischen Systemen zeigt, wurde von einer Vielzahl von Faktoren verursacht: Eine Quelle sind Geschichte und Tradition, eine andere die wissenschaftlichen Disziplinen, aus denen die Information stammt, und eine dritte sind die praktischen Operationen der Psychiater. Das psychiatrische Denken kreist im Großen und Ganzen um psychologische und philosophische Betrachtungen von biologischen Geschehnissen; ein Psychiater befasst sich mit Leben und Tod, mit dem Zweck der Dinge, mit Beschränkungen des menschlichen Lebens, mit der Determiniertheit menschlichen Verhaltens, mit der Beherrschung biologischer Funktionen und Ähnlichem. Wir finden, dass seine Informationen von Naturwissenschaften, Biologie, Geisteswissenschaften und Religion geborgt worden sind; rational gesehen ergeben die psychiatrischen Systeme wirklich wenig Sinn; sie sind in erster Linie anthropologische und historische Museen von philosophischen, psychologischen und religiösen Betrachtungen vergangener Jahrhunderte.

Prozesse, die in psychiatrischen Systemen beschrieben sind

Wir finden auch nicht mehr Konsistenz, wenn wir die Lebensprozesse spezifizieren, mit denen der Psychiater befasst ist. Es wird für den Leser keine Überraschung sein zu sehen, dass die Sichtweisen des Psychiaters eine zusammengewürfelte Mischung von biologischen, psychologischen und sozialen Betrachtungen enthalten; der gemeinsame Nenner dieser verschiedenen Sichtweisen ist in der Tatsache zu finden, dass das menschliche Wesen ein biologischer Organismus ist, charakterisiert durch einen Lebenszyklus und von zielgerichtetem Verhalten. Bei seinen Studien des Lebenszyklus des Organismus entwickelte der Psychiater einige Variablen, die an einer Skala entlanglaufen, die sich von *Progression* zu *Regression* erstreckt. Progression soll die Entwicklung der angeborenen Entwicklungsmöglichkeiten des Organismus, bis optimales Funktionieren erreicht worden ist, bezeichnen, während Regression alle Prozesse einschließen soll, die zum endgültigen Verfall führen. Wachstum, Lernen, Konditionieren, Reifen und Integrieren wären Beispiele progressiver Prozesse, während Bezeichnungen wie Verfall, Niedergang, Altern regressive Prozesse beschreiben. Es ist interessant festzustellen, dass Teile von Freuds psychologischem System auf der Progressions-Regressions-Idee aufgebaut sind und dass er in Ergänzung zur Erwägung eines Gesamttrends auch die Idee kurz anhaltender regressiver Perioden innerhalb eines größeren progressiven Zyklus einführte. Heute ist es weitgehend anerkannt, dass das Individuum in Zeiten von Stress zu Mitteln und Wegen der Befriedigung Zuflucht nimmt, die in früheren Entwicklungsphasen benutzt wurden. Es scheint, als sei das Konzept von Progression und Regression die psychiatrische Version des Interesses des 19. Jahrhunderts an Evolution und des Interesses des 20. Jahrhunderts an Periodizität.

Psychiater wurden stark von den Sichtweisen der Physiologen über Homöostase und von all den Konzepten, die sich auf den Gleichgewichtsmechanismus beziehen, beeinflusst. Und nachdem er diese modernen biologischen Konzepte angenommen hatte, musste der Psychiater psychologische Konzepte entwickeln, die in irgendeiner Art äquivalent zu den herrschenden Sichtweisen in anderen Naturwissenschaften sind. Daher sind wir nicht überrascht zu sehen, dass der Psychiater psychologische Konzepte entwickelte, die direkte Analogien zu den physikalischen Prozessen von Stoffwechsel, Energiehaushalt und Beseitigung von Abfallprodukten sind. Freuds Konzepte von Oralität und Analität und die weiteren, später eingeführten Verfeinerungen (Alexander 1935; Erikson 1937) wurden entworfen, um psychologische Prozesse so anzupassen, dass sie physiologischen Konzepten entsprachen. Manchmal wurde der Natur psychologischer Geschehnisse Gewalt angetan, indem sie so behandelt wurden, als seien sie chemische oder physikalische Ereignisse. So spricht ein Psychoanalytiker von Inkorporation, Retention und Elimination und benutzt damit physiologische Analogien von Nahrungsaufnahme und Verdauung, um solch hoch komplizierten Mechanismen wie Konditionierung, das Bewahren von Sinneseindrücken oder willensmäßige Handlungen zu erklären. Im Benutzen solcher Analogien folgten Psychoanalytiker der Mode des 19. Jahrhunderts bei der Erforschung von Körperfunktionen, indem sie Organe sezierten und die Systeme separat betrachteten, als existierten sie isoliert von anderen Funktionen. Man sollte sich daran erinnern, dass das Gehirn bei einer Autopsie ganz und gar nicht dasselbe wie das Zentralnervensystem als Teil eines lebenden Organismus ist. Man sollte auch nicht vergessen, dass das Baby bereits als ein ganzer Organismus reagiert, in dem alle Funktionen in jedem gegebenen Moment einer vordringlichen Aufgabe untergeordnet sind. Heute sehen die meisten Wissenschaftler die Versuche, den Organismus in Teilfunktionen aufzuteilen, als fragwürdig an, und die alten Versuche, das Individuum psychologisch zu sezieren, sind glücklicherweise aufgegeben worden.

Die physikalischen Probleme der Erhaltung und des Gleichgewichts und andere psychologische Analogien sind wahrscheinlich verantwortlich für das Interesse des Psychiaters am Problem der *Umwelteinflüsse*. Bände sind über die Natur der Aggression geschrieben worden und darüber, ob aggressive Handlungen die Auswüchse eines primären Instinktes oder Antworten auf Einflüsse von außen sind (Dollard et al. 1939). Wie dem auch sei, die Existenz von Umwelteinflüssen kann nicht geleugnet werden. Wir alle wissen, dass der Körper dazu ausgerüstet ist, auf verschiedene Weisen auf bedrohliche Geschehnisse zu reagieren. Auf die Wahrnehmung eines fremden oder bedrohlichen Stimulus reagiert der Körper mit Alarm. Muskuläre, vaskuläre, psychologische und chemische Prozesse, die den Organismus befähigen, Handlungen durchzuführen und für eine begrenzte Zeitspanne maximale Anstrengung auszuhalten, werden in Bewegung gesetzt (Ruesch 1949b; Ruesch a. Prestwood 1949). Abhängig von der Situation kann die Reaktion des alarmierten Individuums als Wut, Furcht oder Angst beschrieben werden. Entwickelt sich Wut, wird die Alarmreaktion zum Kämpfen genutzt; entwickelt sich Furcht, zum Weglaufen und Vermeiden; werden beide Typen von Handlung verhindert, entwickelt sich Angst. Scham, Schuld und Depression kennzeichnen die Antwort des Individuums, wenn es durch Stimuli innerhalb seiner selbst alarmiert wird.

Reaktionen auf störende Reize von außerhalb oder innerhalb können manchmal Notfallausmaße annehmen, die nicht nur das Funktionieren eines bestimmten Individuums zum Erliegen bringen, sondern auch das der Gruppe, deren Mitglied es ist. Akute »nervöse Zusammenbrüche«, Spannungszustände und Phänomene von Wut, Furcht, Ängstlichkeit, Scham, Schuld und Depression sind die wesentlichen Angelegenheiten des Psychiaters (Ruesch 1948a). Diese Begriffe bezeichnen wesentliche Symptome, die sich entwickeln, wenn ein Zusammenbruch im Kommunikationssystem des Patienten auftritt. Wie dem auch sei, die meisten psychiatrischen Theorien versuchen, diese Phänomene nur in Begriffen des Individuums zu erklären. Sie schließen andere Personen oder die soziale Matrix, in welcher ein Individuum lebt und in welchem diese Geschehnisse auftreten, nicht ein. Dies ist die hervorstechendste Schwäche der gegenwärtigen psychiatrischen Theorie.

Und ganz ähnlich ist die Tendenz, das Funktionieren von Individuen in *Mechanismen* zu zergliedern, eine große Schwäche der theoretischen Psychiatrie. Wenn der Psychiater sich auf Identifikation, Projektion, Sublimierung, Reaktionsbildung und so weiter bezieht, macht er eher Aussagen über seinen eigenen Fokus der Aufmerksamkeit, als dass er erklärt, was in einem anderen Individuum vorgeht. Diese Mechanismen bilden keine separaten Verhaltenseinheiten, die legitimerweise als Erklärungen für das, was geschieht, benutzt werden können; vielmehr ist die Bezugnahme auf einen dieser Mechanismen eine Erklärung, die auf einige Merkmale des momentanen Wahrnehmungsfokus des Psychiaters verweist. Wenn der Leser sich die Mühe machen will zu durchdenken, was mit einem von diesen »Mechanismen« gemeint ist, wir er bald entdecken, dass alle anderen auch gebraucht werden, um irgendeinen von ihnen zu erklären und zu verstehen. Das Wort »Mechanismus« ist tatsächlich eine Fehlbezeichnung. »Projektion«, »Identifikation« usw. sind Elemente des Funktionierens eines ganzen Individuums, wahrgenommen und analysiert von einem anderen Individuum (dem Wissenschaftler). Wenn diese Elemente in einem Diagramm dargestellt wären, würde das Diagramm nicht einem Blockdiagramm existierender Teile innerhalb des einzelnen Individuums gleichen; vielmehr wäre es ein *Flussdiagramm*, in dem die Einheiten »Funktionen« oder »Prozesse« repräsentieren. Und darüber hinaus würde dieses Flussdiagramm nicht ein Individuum, sondern zwei Personen in Interaktion darstellen.

Allgemeine Postulate psychiatrischer Theorien

Zum weiteren Verständnis der Natur der psychiatrischen Theorien unserer Zeit werden wir versuchen, alle psychiatrischen Konzepte von fünf Prämissen herzuleiten. Die erste ist verbunden mit dem Konzept der Normalität und Pathologie, die zweite mit dem Konzept der Polarität, und die dritte mit der ständigen Suche nach Ursachen; die vierte ist die Tendenz des Psychiaters, momentanes Verhalten zu einem Spektrum von Verhalten über eine längere Zeitperiode in Beziehung zu setzen, und die fünfte hat mit den relativistischen Einstellungen des Psychiaters zu tun. Obgleich es absurd wäre anzunehmen, dass dies die einzigen Prämissen sind, die Psychiater benutzen, scheint es dennoch, dass alle Aussagen von Psychiatern, besonders solche, die menschliches Verhalten qualifizieren, einige Charakteristika gemeinsam haben. Die Daten, von denen diese Prämissen abgeleitet wurden, können in jedem Lehrbuch der Psychiatrie gefunden werden, und sie können in jedem Vortrag, der von einem Psychiater gehalten wird, verifiziert werden.

Um wissenschaftliche Daten zu ordnen, benutzt der Psychiater als eines seiner Prinzipien das Konzept der *Pathologie*. Daher klassifiziert er implizit die Phänomene, welche er beobachtet, in Begriffen der Abweichung von der Norm. In diesem Kontext hat das Konzept der Pathologie eine statistische Bedeutung; sie bezeichnet eine Beschäftigung mit nicht häufig auftretenden Ereignissen, die wegen ihres seltenen Vorkommens als pathologisch etikettiert werden.

In einem zweiten Kontext kann Pathologie auch als ein Konzept definiert werden, das Abweichung vom idealen, wünschenswerten oder optimalen Zustand des Funktionierens, ungeachtet statistischer Häufigkeit, bezeichnet. Diese letztere Bedeutung stammt vom medizinischen Sprachgebrauch. Der Psychiater, der von der Ausbildung und Berufung her Arzt ist, beurteilt einen Patienten unbewusst – und manchmal bewusst – in Begriffen aktuellen Funktionierens, beidem: physischem und psychischem; dann vergleicht er seine Befunde mit der Ebene, die ein Patient unter optimalen Bedingungen erreichen könnte. Medizinische oder psychiatrische Befunde, die auffällig von diesem Optimum abweichen, werden dann als pathologisch etikettiert.

Eine dritte Bedeutung des Konzeptes der Pathologie findet man, wenn der Psychiater die Symptome und Zeichen seines Patienten mit solchen von bekannten und etablierten Leiden vergleicht; dieser Prozess des Abgleichens individueller Befunde mit etablierter Pathologie wird in diagnostischen Verfahren benutzt.

Die von den Psychiatern verwendeten psychologischen, Persönlichkeits- und psychopathologischen Systeme sind alle im wesentlichen auf das Konzept von gestörter Funktion oder Pathologie gegründet. Aber soweit Psychiater selbst keine ausreichend klare Vorstellung von Normalität besitzen, kann man die Frage stellen, ob das Konzept der Norm nicht entgegengesetzt ist und im Widerspruch zum Konzept der individuellen Regulierung und Anpassung steht. Wie dem auch sei, einiges der bestehenden Verwirrung in der heutigen Psychiatrie ist klar verbunden mit dem unsauberen Gebrauch eines ziemlich nebulösen Konzeptes von Normalität. Um Schwierigkeiten zu vermeiden, die sich in der traditionellen Klassifikation psychopathologischer Geschehnisse ergeben, haben einige Psychiater die Idee eingeführt, dass jedes Individuum einmalig ist, sodass das Konzept von Normalität und Abweichung nicht angewendet werden kann und stattdessen das Konzept von innerer Konsistenz benutzt werden sollte. Wenn das vollständig wahr wäre, würde Ausbildung in Psychiatrie und Psychotherapie sinnlos sein, da man voraussetzen müsste, dass jeder Fall sich vom nächsten so unterscheiden würde, dass keine Verallgemeinerungen gemacht werden könnten. Die Tatsache, dass Psychiater ausgebildet werden können, spricht für das Gegenteil (Balint 1948). Daher müssen wir annehmen, dass alle Therapeuten mit irgendeinem Konzept von Normalität arbeiten, das ihnen erlaubt, Verallgemeinerungen vorzunehmen, auch wenn dies vehement bestritten wird. Vielleicht müssen wir von Normalität auf einer höheren Abstraktionsebene denken, als dies gemeinhin angenommen wird. Wir können mit Sicherheit feststellen, dass die biologischen und psychologischen Ähnlichkeiten der Menschen größer sind als ihre Unterschiedlichkeiten und dass ein Minimum von physiologischen und psychologischen Voraussetzungen, die mit Gesundheit vereinbar sind, und die Grenzen maximaler menschlicher Anstrengungen gut bekannt sind. Innerhalb dieser Grenzen können dann einige Verallgemeinerungen vorgenommen werden, und innerhalb dieses Kontextes sind Vorhersagen über menschliches Verhalten sicher.

Um das Denken des Psychiaters zu verstehen, muss man im Gedächtnis behalten, dass sich seine täglichen Aktivitäten um Abnormitäten drehen und dass die psychologische Norm ihn nur peripher betrifft. Folgt man den diagnostischen Operationen von Psychiatern, wird, zum Beispiel, ein Patient nur bei Abwesenheit von »pathologischen« Merkmalen als normal etikettiert. Die Diagnose der Normalität wird durch Ausschluss gestellt, und wenn der Psychiater ein Merkmal etikettieren kann, ist impliziert, dass es pathologisch und unerwünscht ist. Daher ist alles, was mit einem Namen genannt wird, implizit unnormal. In der bestehenden psychiatrischen Nomenklatur der Diagnosen, Syndrome, Symptome, Muster, Mechanismen, Gewohnheiten und dergleichen ist dieses Verfahren klar enthüllt. Da die Aufmerksamkeit des Psychiaters auf Abweichung fokussiert ist und er wenig oder gar nicht in normaler Psychologie ausgebildet ist, neigt er dazu, hypothetische Normen zu konstruieren, indem er den Durchschnitt des genauen Gegenteils der Merkmale nimmt, die er bei seinen Patienten sieht. In der Therapie funktioniert die Annahme einer so konstruierten Norm sehr befriedigend. Indirekt und implizit übt der Psychiater beträchtlichen Druck auf die Patienten aus, auf ihre abnormen Merkmale zu fokussieren. Das Ergebnis solch einer Isolation abnormer Merkmale vor einem hypothetischen Hintergrund von Normalität und Gesundheit gibt der Psychotherapie Richtung und Ziel. Es mag genügen, hier solche Konzepte wie Reife und Regression, das Lustprinzip und das Realitätsprinzip zur Illustration zu erwähnen.

Die Natur der Pathologie schließt ein Konzept von Gesundheit ein, und alles medizinische und psychiatrische Denken ist darauf ausgerichtet, dem Patienten zu helfen, Gesundheit zu erlangen. Geistige Gesundheit ist offensichtlich in Begriffen der Kultur definiert, in welcher der Patient und der Therapeut leben. Das Konzept der Gesundheit kann als eine strukturelle Vorannahme gesehen werden, die eine Serie von Bedingungen beschreibt, die zu Prozessen gehören, welche das optimale Funktionieren eines Individuums verlängern. Das Konzept der Krankheit, im Gegensatz dazu, beschreibt das Abweichen vom optimalen Funktionieren durch die Einführung einer Anzahl von reversiblen oder irreversiblen Prozessen. Insofern Gesundheit in jeder Kultur durch jene physischen und geistigen Prozesse definiert ist, die dem System an der Macht wünschenswert zu sein scheinen, kann das amerikanische Konzept von Gesundheit von dem abgeleitet werden, was über die amerikanische Kultur als Ganzes gesagt werden wird. Konkurrieren und erfolgreich die Möglichkeit ergreifen zu können, welche die Gleichberechtigung dem Individuum verschafft, kennzeichnet die wesentliche Bedeutung des Lebens in Amerika. Um diese Dinge zu tun, muss ein amerikanischer Bürger stark, selbstbewusst, unabhängig und frei von körperlichen Leiden sein, fähig, in einer Gruppe zurechtzukommen und mit Notlagen fertig zu werden, für Kinder und die Familie zu sorgen, und keine öffentliche Belastung sein. Vom gesunden Individuum wird erwartet, dass es seine Kraft zu seinem eigenen Vorteil mit Maß und Weisheit nutzt.

Das Gesundheitskonzept ist in Amerika sehr populär. Es gibt den öffentlichen Gesundheitsdienst der Vereinigten Staaten, die Gesundheits-Departments der Staaten, Counties und Gemeinden und verschiedene Ligen, die gegen besondere Leiden und für die Rehabilitation der Invaliden kämpfen. Jeder Bürger ist sich bewusst, dass Sauberkeit und Hygiene notwendige Belange für ein erfolgreiches Leben sind, und frühes Training zu Hause wird später in der Schule verstärkt; das Kind bekommt die Idee vermittelt, Körper- und Zahnpflege, Ernährung und frische Luft seien alles notwendige Bedingungen, um erfolgreich im Wettbewerb voranzustreben. In dieser Atmosphäre von Hygiene kann Psychotherapie natürlich aufblühen, und die Öffentlichkeit erwartet von der psychotherapeutischen Bewegung mehr oder weniger die gleichen Resultate wie von der Zahnpflege. Ein Präventionsprogramm, ein paar Formeln, um Notfällen gewachsen zu sein, allgemeine Richtlinien für normales Leben und institutionelle Einrichtungen für solche, die nicht in eine Gruppe passen, sind Erwartungen an die Psychiatrie.

Es ist daher nicht überraschend zu sehen, dass in allen Ländern medizinische und psychiatrische Theorien von den Bemühungen der Therapeuten, Gesundheit zustande zu bringen, beeinflusst sind. Diejenigen, die reine Wissenschaftler und keine Therapeuten sind, entwickeln Theorien menschlichen Verhaltens, die für das Verständnis gestörter Funktionen beim therapeutischen Handeln nicht passend sind. Im Gegenteil: Die Person, deren Motivation es ist, den Kranken zu helfen, entwickelt Konzepte von Pathologie, die den Methoden der Behandlung untergeordnet sind. Wenn der Psychiater über unnormales Verhalten spricht, erscheint es einem neutralen Beobachter manchmal, als wäre er ein reiner Wissenschaftler: Sein Gebiet und sein Ziel scheinen darauf begrenzt, Informationen als Selbstzweck zu erwerben. Dies ist aber nur die halbe Wahrheit, weil der Psychiater die Informationen bei gewissen Tätigkeiten benutzen will. Diese beiden Facetten des Psychiaters – die wissenschaftliche und die manipulative – haben immer die Beobachter, die von der reinen Wissenschaft herkommen, verwirrt, und die meiste an die Psychiatrie gerichtete Kritik ist auf ein Missverstehen des Ziels des Psychiaters zurückzuführen.

Die Konstruktion einer hypothetischen Norm im Kopf des Psychiaters auf der einen Seite und die Deklaration, dass ein Merkmal unnormal ist und geheilt werden muss, bringt ein weiteres wissenschaftliches Konzept, das der *Polarität*, hervor. Bipolare Variablen wie intelligent oder dumm, bewusst oder unbewusst, reif oder unreif, real oder vorgestellt, befriedigt oder frustriert und ähnliche sind Ausdruck eines linearen Denksystems, in dem zwei Pole zwei Extreme bezeichnen mit einer Mitte, welche die Norm ist; manchmal bedeutet einer der Pole Abweichung und der andere die Norm. Zum Beispiel bezeichnet der Begriff »Abstinenzler« und »Alkoholiker« zwei Extreme, während »maßvoll« die Norm angeben würde; auf der anderen Seite würde der Begriff »ausgeglichen« die Norm bezeichnen und »unausgeglichen« die pathologische Abweichung.

In allen Systemen der Psychiatrie sind polare Konzepte weit verbreitet, und man sollte sich daran erinnern, dass die Medizin auf der Dichotomie von Gesundheit und Krankheit basiert. Beide, das Prinzip der Pathologie und das Prinzip der Polarität, beruhen auf der Tatsache, dass der Beruf des Heilens undenkbar ist ohne Werturteile über Gesundheit und Krankheit. Soweit wie die Aktivitäten des Psychiaters in erster Linie der Besserung der geistigen Gesundheit statt der Sammlung von Informationen gewidmet sind, muss er, notwendigerweise, Geschehnisse einteilen, in solche, die nützlich sind, und solche, die es nicht sind. Ethische Kodizes, die auf menschliches Verhalten einwirken, stammen selten aus irgendwelchen wissenschaftlichen Sammlungen von Informationen, sondern sie sind eher das Ergebnis des Drucks religiöser, politischer und anderer Gruppen, die Standards menschlichen Verhaltens vorschreiben.

Krankheit ist kulturell definiert, und ebenso sorgt die Gesellschaft für eine institutionelle Lösung für die, die krank sind. In allen Kulturen gibt es Erklärungen für Krankheit; in unserer Kultur fällt das Erklären in das Fach des Arztes, der nach Ursachen sucht, die für die Pathologie verantwortlich sind. Die Theorien der *Kausalität*, die Psychiater in der Vergangenheit entwickelt haben, waren gewöhnlich entweder von Aberglauben oder physiologischem und mechanistischem Denken dominiert. Bei dem Versuch, die Ursachen geistiger Krankheit zu erklären, hatten mannigfaltige Modetrends, die geistige Krankheit als Ergebnis von Hexenkunst sahen oder als das Ergebnis von bakterieller Invasion, ihre große Zeit. In den letzten hundert Jahren hat das medizinische Konzept der Ätiologie, das darin bestand, nach unmittelbaren Ursachen einer Krankheit oder einer gestörten Funktion zu suchen, die gesamte Psychiatrie dominiert. Ärzte neigen eher zu der Fragestellung »Warum?«, die im Wesentlichen dem Denksystem des Aristoteles entstammt, als die Frage »Wie?« zu stellen, die aus den modernen feldtheoretischen Ansätzen stammt. Im aristotelischen oder klassentheoretischen Ansatz waren die Dinge in Kategorien klassifiziert; der Leser ist zu vertraut mit Kraeplins klassifikatorischem System der Psychiatrie (Kraepelin 1904), um noch weitere Veranschaulichung zu benötigen. Die Antwort auf die Frage »Warum?« beinhaltete dann die Suche nach Ursachen, welche die Existenz solcher Klassen von Krankheiten erklären würden. Im Gegensatz dazu beschäftigt sich der feldtheoretische Ansatz mit den funktionalen Beziehungen zwischen einem System von Geschehnissen und dem Feld, in dem sie auftreten; angewandt auf menschliches Verhalten würde es um das Thema der Beziehungen eines Individuums in seiner Umwelt gehen. Während der klassentheoretische Ansatz lineale Verzweigung oder konvergierende Systeme oder Kausalketten voraussetzt, beschäftigt sich der feldtheoretische Ansatz mit zirkulären Systemen und selbstregulatorischen Mechanismen (Lewin 1935; Wiener 1948).

Im modernen Ansatz fragt man, wie etwas innerhalb eines gegebenen Systems funktioniert, während man sich in der Vergangenheit mit der Frage befasste, warum solch ein System entstanden ist. In der Psychiatrie ist das alte Denken noch stark vertreten. Zum Beispiel gibt es da den Glauben, dass man, wenn man den »Faktor X« finden könnte, der für eine gegebene nosologische Entität wie Schizophrenie verantwortlich ist, solche Zustände heilen könnte. Der Trugschluss solch einer Beweisführung ist offensichtlich. Die Frage der Ursache von Schizophrenie zu erheben, setzt voraus, dass bestimmte Verhaltensmerkmale klassifiziert, isoliert und lokalisiert werden können und dass die hypothetische Ursache in gleicher Weise isoliert und zu der Entität Krankheit in Beziehung gesetzt werden kann. In solch einem Folgern wird der Organismus nicht als ein Ganzes betrachtet, sondern in Teilfunktionen zergliedert. Ebenso besteht in der Psychotherapie immer noch die Tendenz, einzelne Ereignisse, zum Beispiel traumatische Kindheitserfahrungen, für späteres Verhalten verantwortlich zu machen. Kausales und lineales Denken zeigen sich auch in modischen Trends der Psychoanalyse, variierend von der »Ur-Szene« über den »Kastrationskomplex« bis zur »unterdrückten Aggression«. Diese starke Orientierung der psychiatrischen Theorie am 19. Jahrhundert wird voraussichtlich mit der Zeit von moderneren Sichtweisen ersetzt werden. Diese vertreten die Auffassung, dass sich, wann immer ein Faktor sich verändert, gleichermaßen alle anderen Faktoren einem Wechsel unterziehen müssen. Daher ist es gewöhnlich bei der Beobachtung von Gleichgewichtsmechanismen des Organismus, zum Beispiel in Form stabilisierter Verhaltensmuster, unmöglich, einzelne Ursachen zu isolieren, die direkt für das gegenwärtige Bild verantwortlich sind. Das Äußerste, was getan werden kann, ist, die Bedingungen zu spezifizieren, die vorher bestanden, und diejenigen, die jetzt bestehen, ohne allzu viel über das Verhältnis der verschiedenen Ursachen und verschiedenen Wirkungen zu wissen. Die moderneren theoretischen Sichtweisen der Psychiater müssen sich um eine große Anzahl von Fakten kümmern; der Psychiater muss realisieren, dass er selbst und auch das Individuum, das er studiert, nur ganz kleine Teile eines größeren superpersonalen Systems sind und dass die Theorien von Kausalität, die der Psychiater aufstellt, gewöhnlich nur innerhalb eines Rahmens sehr enger Betrachtungen, spezieller Situationen und begrenzter Beschreibungen des wissenschaftlichen Universums gültig sind.

Die Antwort des Psychiaters auf Fragen bezüglich der Ursache seelischer Zustände ist letztlich mit seiner Tendenz verbunden, ein verhaltensmäßiges Geschehnis zu isolieren und es vor dem ganzen *Hintergrund von Informationen*, die er von einem Individuum besitzt, zu sehen. Der Psychiater, der den Patienten unter Interviewbedingungen und für eine kurze Zeit sieht, denkt nicht an den Patienten vom Standpunkt seiner momentanen Beobachtungen allein. Um mit der Therapie fortzufahren, möchte der Psychiater Verständnis von der Persönlichkeit des Patienten als Ganzes gewinnen; das bedeutet, dass er in seinem Geiste versucht, ein maßstabverkleinertes Modell vom ganzen Leben des Patienten zu konstruieren; und er versucht, gegenwärtige Beobachtungen der Handlungen des Patienten innerhalb dieses größeren Rahmens einzuordnen. Zum Beispiel wird der Psychiater, wenn der Patient eine Zigarette raucht, fragen, wann der Patient seine erste Zigarette rauchte, und er wird neugierig wissen wollen, ob die Mutter des Patienten ihm einen Dauerlutscher gegeben hat, wenn die Erwachsenen im Wohnzimmer rauchten; er mag sogar die Zeit in Betracht ziehen, als Flasche oder Brust die oralen Bedürfnisse des Patienten befriedigten. Somit sieht der Psychiater eine einzelne Handlung in der gegenwärtigen Zeit vor dem Hintergrund des erschlossenen Gesamtverhaltens des Patienten. An diesem Punkt sei daran erinnert, dass eine einzelne Handlung oder eine Serie von Handlungen von jedem beobachtet werden kann, der anwesend ist, aber dass das gesamte Verhalten, der letzten 20 Jahre zum Beispiel, nur in der Form von Informationen besteht, die eine Folge von Ereignissen über einen Zeitraum zu einem Moment verdichten. In psychiatrischen Kausalitätstheorien ist ein einzelnes äußeres Ereignis einem Spektrum von Informationen im Kopf des Beobachters gleichgesetzt. In Theorien der Physik werden zwei äußere Ereignisse mit einem Spektrum von Informationen im Kopf des Beobachters verbunden. In der Psychiatrie sind wir also mit dem Problem der Betrachtung eines Teiles vor dem Hintergrund eines Ganzen konfrontiert. Der Teil ist definiert von unseren biologischen Begrenzungen als menschliche Lebewesen – das heißt unsere Maschinerie für die Aufnahme und Weitergabe von Botschaften; das Ganze ist definiert durch unsere Fähigkeit, zu begreifen. Wir nennen das Problem dialektisch, weil es ganz wesentlich mit den Eigenheiten des Beobachters verbunden ist, weit mehr, als es durch die Natur der beobachteten Ereignisse strukturiert ist (Ruesch 1951).

Eine weitere Schwierigkeit des Psychiaters bei der Etablierung valider Kausalitätstheorien betrifft seine besondere Persönlichkeit und die Rolle, in welcher er die soziale Situation beherrscht. Eine verbale Aussage, wahrgenommen von einem Beobachter, kann auf verschiedene Weisen interpretiert werden. Zum Beispiel mag sich ein zwanghafter oder strikt den Gesetzen folgender Geist auf rein syntaktische oder semantische Interpretationen beschränken und alle pragmatischen Erwägungen unterlassen. Im Gegensatz dazu wird die psychologisch orientierte Person die gleichen Aussagen hören und versuchen, die darin enthaltenen Werte des Sprechers zu entdecken. Eine politisch gesinnte Person mit gesundem Menschenverstand wird umgekehrt die Aussage als ein Ausdruck des Gefühls des Volkes in seiner Gesamtheit und ohne besondere Betrachtung des Individuums, das die Aussage macht, interpretieren. Somit handelt der legalistische Geist in erster Linie wie ein Beobachter, die psychologisch gesinnte Person wie ein Teilnehmer, und die politisch gesinnte Person ist in Wirklichkeit dabei, zu manipulieren, zu agitieren und zu beobachten, wie ihre Aktionen wirken, während sie vorgibt teilzunehmen. Der Psychiater benutzt alle drei Haltungen mit der Absicht, zu verstehen und Therapie durchzuführen; in seiner therapeutischen Rolle wechselt er nicht nur seine Position als Teilnehmer und Beobachter, sondern er wechselt auch die Abstraktionsebenen im Senden und Empfangen von Botschaften. Wenn der Psychiater zum Beispiel einen Begriff wie »Kastration« benutzt, werden verschiedene Bedeutungen ausgedrückt. Erstens, die wörtliche Bedeutung einer tatsächlichen physischen Verletzung der Genitalregion; zweitens, eine Verletzung all jener Symbole, die für die Genitalien stehen; drittens, die Einschränkung der Freiheit und Unabhängigkeit, die nötig ist für die einleitenden Erkundungen, die dem Gebrauch der Genitalien vorangehen; und zuletzt, auf der höchsten Abstraktionsebene, kann er »Kastration« benutzen, um sich auf jede erzwungene Aufgabe von Ideen oder Rechten zu beziehen, die in irgendeiner entfernten Weise die Genitialfunktionen beeinflussen könnten. Psychiatrische Variablen sind somit durch die Tatsache charakterisiert, dass sie simultan verschiedenen Abstraktionsebenen angehören, und nur ausgedehnter Kontakt mit der psychiatrischen Zunft befähigt den Fremden, all die Fingerzeige zu lernen, welche die besondere Abstraktionsebene angibt, in der die Botschaft zu interpretieren ist.

Die mannigfaltige Bedeutung des psychiatrischen Vokabulars ist in der Therapie äußerst nützlich. Es versetzt den Psychiater in die Lage, von einschränkenderen zu umfassenderen Überlegungen fortzufahren, und es steigert das Bewusstsein des Patienten bezüglich seiner eigenen und der Handlungen anderer Leute; es übt daher einen integrativen Einfluss auf den Patienten aus. Auf jeden Fall ist es ganz klar, dass solche elastischen und mannigfaltigen Bedeutungen von Wörtern nicht von selbst zu präzisen Definitionen und somit zur Entwicklung von Kausalitätstheorien führen.

Dies bringt uns zum letzten grundlegenden Aspekt des psychiatrischen Denkens: dem *Relativismus* des Psychiaters. Die Toleranz und Permissivität des Psychiaters in der Therapie machen es nötig, dass er sich offenkundiger Werturteile enthält. Diese Position ist außerhalb der therapeutischen Situation irgendwie unhaltbar, wenn man überlegt, dass es da Dinge, Methoden und Ansätze gibt, die im entsprechenden Fall passender sind als andere. Zum Beispiel wissen wir alle, dass es Autoreifen gibt, die länger halten als andere, dass es landwirtschaftliche Verfahren gibt, die bessere Milch produzieren, und dass es soziale Techniken und Schemata gibt, die der Mehrheit der Leute mehr Befriedigung als andere verschaffen. Und es gibt wohl kaum jemanden, der die Aussage infrage stellen würde, dass Krieg und völlige Zerstörung und Not schlimmer sind als Frieden, konstruktive Lebensweisen und gesicherte, befriedigende Lebensstandards. Es besteht daher kein Zweifel, dass es Methoden gibt, die besser als andere sind; aber ungeachtet dieser Feststellung enthält sich der Psychiater generell des Beurteilens und handelt strikt wie ein Historiker. Er beschränkt sich selbst auf das, was geschehen ist, und hilft dem Patienten, notwendige Rückschlüsse aus Ereignissen der Vergangenheit zu ziehen. Er bleibt bei der Ansicht, dass jeder Schritt, der in Zukunft unternommen wird, so gut wie jeder andere ist, wenn es gut ausgeht. Die Tatsache, dass ein Ansatz erfolgreich für ein einzelnes Individuum ist, heißt nicht, dass das Schema als solches notwendigerweise besser ist als andere; alles, was es bedeutet, ist, dass sich innerhalb gegebener, begrenzter Umstände ein bestimmtes Schema als erfolgreich herausgestellt hat.

Dieser pragmatische Relativismus des Psychiaters und sein Verzicht auf absolute Werte scheinen ein Ausdruck unserer Zeit zu sein. Die Leute scheinen die Fähigkeit verloren zu haben, theoretische Entscheidungen zu treffen, die einen konsistenten Standpunkt fördern. Stattdessen vollziehen sie eine pragmatische Auswahl entsprechend spezifizierter Ziele. Wir wollen später zeigen, dass die amerikanische Prämisse der Gleichheit viel zu der weitgestreuten Akzeptanz solch eines Pragmatismus beigetragen hat.

Die Verwirrung zwischen theoretischer und pragmatischer Gleichheit wurde von Abraham Lincoln empfunden, der sagte: »Ich denke, die Autoren der Unabhängigkeitserklärung wollten alle Menschen einbeziehen, aber sie wollten nicht alle Menschen in jeder Hinsicht für gleich erklären.«

In der gegenwärtigen Zeit scheint die amerikanische Bevölkerung insgesamt die Ansicht zu haben, dass alle Menschen mit gleichen Entwicklungsmöglichkeiten geboren werden und dass die beobachteten Unterschiede primär den Unterschieden in Umgebung, Gelegenheit und Leistung zuzuschreiben sind. Wie dem auch sei, innerhalb des Rahmens von Relativismus und Pragmatismus wird die Theorie zur Seite gelegt, wenn es nicht möglich ist, sie sofort in Handlung umzusetzen. Der amerikanische Therapeut bemüht sich mehr um therapeutischen Erfolg als um das Verstehen von therapeutischen Prozessen.

Es versteht sich von selbst, dass jede wissenschaftliche Theorie von Menschen gemacht ist. Die Wissenschaftler, die sie formulieren, leben in einem gegebenen Land zu einer gegebenen Zeit und sind dem Einfluss ihrer Zeitgenossen ausgesetzt. Jede wissenschaftliche Theorie reflektiert daher in irgendeiner Weise die Kultur, in der sie geschaffen wurde. Das System von Anhaltspunkten und Fingerzeigen, welche die gegebene Kultur bereitstellt, um die Menschen in die Lage zu versetzen, einander zu verstehen, wird notwendigerweise vom Theoretiker gebraucht, um seine Theorie zu formen und darzulegen; und deswegen kann die Theorie nur vollständig verstanden werden, nachdem dieses System von Anhaltspunkten studiert worden ist.

Darüber hinaus dringt die Kultur erneut in die Formung der psychiatrischen Theorie ein, da die Ziele der Psychiatrie kulturell bestimmt sind; die Konzepte und die Evaluation von Gesundheit und Krankheit, welche die Handlungen (und daher die Standpunkte) der Psychiater bestimmen, sind von Kultur zu Kultur verschieden.

Bisher haben wir einige der Schwierigkeiten, die in der Theorie und Praxis der Psychiatrie bestehen, aufgezeigt. Wir haben der Tatsache Aufmerksamkeit gezollt, dass die grundlegenden Erfordernisse für die Konstruktion eines psychiatrischen Systems darin bestehen, dass sie zirkulär sind, dass sie die Charakteristika der Selbstkorrektur aufweisen, dass sie das Problem von Teilfunktion und Funktion des Ganzen befriedigend lösen und dass sie die Position des Beobachters klar definieren und daher den Einfluss des Beobachters auf das, was beobachtet wird, und vice versa darlegen. In nachfolgenden Paragrafen werden wir erklären, dass diese Charakteristika erfüllt sind, wenn wir uns psychiatrische Geschehnisse in Begriffen eines Kommunikationssystems vorstellen und erklären. Wir wollen diskutieren, wie solch ein System das Verständnis von psychiatrischen Geschehnissen und die Formulierung von therapeutischen Verfahren erleichtert und wie es die Kluft zwischen Psychiatrie und den anderen sozialwissenschaftlichen Feldern überbrückt.

Kommunikationsstörungen und Psychotherapie

Psychopathologie wird als Kommunikationsstörung definiert. Diese Aussage mag überraschen, aber wenn sich der Leser die Mühe macht, ein Lehrbuch der Psychiatrie zu öffnen und zum Beispiel über die manisch-depressive oder die schizophrene Psychose nachzulesen, ist es wahrscheinlich, dass er solche Begriffe findet wie »Illusionen«, »Wahn«, »Halluzinationen«, »Ideenflucht«, »Dissoziation«, »geistige Retardierung«, »Hochstimmung«, »Rückzug« und viele andere, die sich speziell auf Störungen der Kommunikation beziehen; sie implizieren entweder, dass die Wahrnehmung gestört ist oder der Ausdruck – das ist die Übermittlung – unverständlich ist.

Psychiater, die ihre Zeit der Psychotherapie widmen, glauben, dass die Rehabilitation von Patienten, die unter Psychopathologie leiden, nur innerhalb des Kontextes einer sozialen Situation durchgeführt werden kann. Wenn man versucht, die Geschehnisse zu analysieren, die in einer sozialen Situation stattfinden, die Interaktion zwischen Patient und Doktor und die Bemühungen, den Patienten mittels Psychotherapie zu beeinflussen, muss man zu dem Schluss kommen, dass diese Geschehnisse in den Bereich der Kommunikation fallen. Daher kann man mit Sicherheit feststellen, dass die therapeutischen Wirkungen, die in der Psychotherapie enthalten sind, in der Kommunikation zu finden sind.

Bei dem Versuch, diejenigen kommunikativen Prozesse zu isolieren und einzugrenzen, die eine therapeutische Wirkung zu haben scheinen, finden wir, dass die bestehenden Formulierungen dem Kommunikationsprozess nicht gerecht werden, obwohl solche Konzepte, wie »Übertragung« und »Gegenübertragung«, »Katharsis« und »freies Assoziieren« sich implizit auf kommunikative Aspekte psychoanalytischer Verfahren beziehen. Diese Begriffe wurden passend für ein System entworfen, das am Individuum als einem isolierten Wesen orientiert ist und nicht an seinen sozialen Funktionen. Daher ist es nicht überraschend zu entdecken, dass Therapeuten, obwohl sie alle in Wirklichkeit versuchen, die Kommunikationsmittel ihrer Patienten zu verbessern, nur implizit Kommunikationsprozesse erwähnen, wenn sie über diese Geschehnisse sprechen.

Die spärliche Information hinsichtlich der Kommunikation steht in scharfem Kontrast zu den unzähligen Veröffentlichungen, die zu erklären versuchen, was im Geist von Individuen passiert. Da die theoretischen Schemata auf die isolierte Betrachtung einzelner Lebewesen ausgerichtet sind, wird nichts zur Erfassung der Umwelt und der sozialen Beziehungen einer Person ausgesagt. Heute ist es deswegen nötig geworden, die Konzepte, die sich mit der Persönlichkeitsstruktur befassen, zu erweitern und Hypothesen einzuschließen, die alle Personen umfassen, die in beidem, der therapeutischen und der sozialen Situation, interagieren. Wenn wir unsere psychiatrischen Überlegungen ausdehnen, um das weitere Netzwerk der Kommunikation zu erfassen, hören wir auf, uns selbst auf die Grenzen eines Individuums zu beschränken. Wir interessieren uns jetzt mehr dafür, ein- und ausgehenden Botschaften in Zeit und Raum von ihren Quellen zu ihren Bestimmungsorten nachzuforschen.

Das Netzwerk der Kommunikation definiert daher auch unser psychiatrisches Universum. Die Herkunft und der Bestimmungsort von Botschaften können innerhalb des gleichen Organismus gefunden werden; dann handelt es sich um ein intrapersonales Netzwerk. Hat eine Botschaft ihren Ursprung in einer Person und wird sie von einer anderen wahrgenommen, handelt es sich um ein interpersonales Netzwerk. Hat ein Individuum die Funktion eines Boten, dann liegt beides, die Herkunft und der Bestimmungsort, außerhalb dieses bestimmten Organismus. Deshalb muss der Psychiater, um das Kommunikationssystem zu verstehen und besonders die Kommunikationsstörungen, die in solch einem System auftreten, auf die soziale Situation fokussieren; der Brennpunkt der Aufmerksamkeit wird dann die Interaktion der Leute sein, der Einfluss von Massenkommunikation auf das Individuum und das Formen größerer und komplexerer superpersonaler Systeme durch die Summierung der Handlungen eines einzelnen Individuums (Ruesch a. Bateson 1949).

Sieht man die Psychotherapie primär als einen Versuch, die Kommunikation des Patienten innerhalb seiner selbst und mit anderen zu verbessern, erhebt sich die Frage nach den Bedingungen, die nötig sind, um solch eine Verbesserung zustande zu bringen (Glover et al. 1937). Wir haben schon früher erwähnt, dass ein Fremder in einer günstigen Position ist, um Wertaussagen über Leute, die er beobachtet hat, zu machen. Wenn ein Tourist versucht, sich an einem Gespräch mit Leuten aus einem fremden Land zu beteiligen, muss er ihr Kommunikationssystem erforschen. Er mag die Fremdsprache zu Hause gelernt haben, aber wenn ihm die vielen Assoziationen, die für eine sinnvolle Interpretation der von anderen erhaltenen Botschaften nötig sind, entgehen, ist er außerstande zu verstehen, was los ist; und das besonders, wenn es um das Verständnis der emotionalen Schattierungen der menschlichen Beziehungen geht. Diese Erfahrung ist dem Amerikaner, der England besuchen möchte, vertraut. Er hört fast die gleiche Sprache, aber er versteht in keiner Weise die subtilen Schattierungen des Verhaltens und Ausdrucks des Engländers, bis er, durch eine lange Serie von Erfahrungen, die nötigen Schlüssel beherrscht, die ihn in die Lage versetzen, die Botschaften des Engländers richtig zu interpretieren.

Die allgemeinen Prinzipien, die diesen Beobachtungen zugrunde liegen, können wie folgt beschrieben werden: Wenn alle Teilnehmer am gleichen Kommunikationssystem festhalten, entwickelt sich ein spontanes Geben und Nehmen, weil diese Teilnehmer implizit wissen, wie man kommuniziert, obwohl sie explizit häufig nicht in der Lage sind, ihre Kommunikationsmethoden zu formulieren. Wenn Leute dagegen verschiedene Kommunikationssysteme benutzen, müssen sie zuerst explizite Informationen über ihre eigenen Kommunikationsmittel und die der anderen Person erwerben, bevor ein befriedigender Austausch stattfinden kann.

Der Psychiater, der sich mit einem hebephrenen Patienten unterhalten möchte, ist daher in einer sehr ähnlichen Position wie der Tourist, der ins Ausland reist und mit der Sprache nicht vertraut ist. Er muss das besondere Kommunikationssystem, das der Patient benutzt, erforschen, um den Inhalt der Botschaft zu verstehen; eine Aufgabe, die häufig die unüberwindliche Arbeit mit sich bringt, das symbolische

System des Patienten zu entschlüsseln. Daher kann man voraussetzen, dass in jedem therapeutischen Verfahren, in dem das Verstehen zwischen Personen ein Leitmotiv des Handelns bildet, Unterschiede zwischen Patient und Therapeut von wesentlicher Bedeutung sind, wenn der Patient gute Fortschritte machen soll. Es scheint spezifisch, dass die wichtigen Unterschiede Unterschiede im Kommunikationssystem der beiden Personen sind und dass der Fortschritt der Therapie mit der bewussten oder unbewussten Erfahrung des Patienten verknüpft ist, mit einem anderen Individuum – dem Therapeuten –, dessen Wert- und Kommunikationssystem unterschiedlich zu seinem eigenen ist, zu kommunizieren.

Das zentrale Problem der Psychotherapie kann jetzt wie folgt neu formuliert werden: Wie kann es passieren, dass beim Austausch von Botschaften zwischen zwei Personen mit unterschiedlichen Systemen der Codierung und Evalution eine Veränderung im Codier- und Evalutionsystem entweder der einen Person oder von beiden stattfindet? Dieses Problem betrifft das Paradox, dass zu einem gegebenen Zeitpunkt ein Individuum nur für sein Kommunikationssystem, wie es in dem Moment besteht, passend strukturierte Botschaften aussenden oder empfangen kann. Alle anderen Botschaften bleiben vermutlich nicht wahrgenommen, unverständlich oder missverstanden. In der Interaktion, wenn sich ein Individuum gerade in einer Person-zu-Person-Kommunikation befindet, ist es ihm möglich wahrzunehmen, dass Information fehlt. In einer Situation, in der die Botschaften durch das gedruckte Wort übermittelt werden, ist die Entdeckung solcher Auslassung schwierig, wenn nicht unmöglich.

Der Unterschied zwischen der Kommunikation im Kontakt von Person zu Person und der Kommunikation durch das gedruckte Wort ist teilweise für die Diskrepanz zwischen psychiatrischer Theorie und therapeutischer Praxis verantwortlich. Es ist schwierig, durch das geschriebene Wort den gleichen Eindruck zu erwecken wie durch das gesprochene Wort im persönlichen Kontakt, und diese Schwierigkeit ist mit den Charakteristika der Sprache verbunden. Insoweit Kommunikation benutzt werden muss, um über Kommunikation zu schreiben, befinden wir uns genau in der Position des Mannes, der versucht, sich am eigenen Schopf aus dem Sumpf zu ziehen. Es gibt aber Lösungen für dieses Puzzle. Der Romancier, zum Beispiel, der diese Haken und Ösen kennt, schreibt über Kommunikation, indem er auf dem Papier eine Situation von verstrickten menschlichen Beziehungen neu inszeniert und dabei das, was über Kommunikation gesagt wird, implizit belässt. Er als Künstler baut die Bühne auf, stellt uns die Schauspieler vor, er bringt sie in Aktion, und er bringt uns, die Leser, dazu, uns so zu fühlen, als wären wir dort am Ort des Geschehens als Zuschauer dabei. Und nachdem wir die letzte Seite gelesen haben, schließen wir das Buch mit dem Gefühl, dass mit uns eine Menge Dinge geschehen sind in der Zeitspanne, die wir brauchten, um Seite für Seite der Handlung zu verschlingen. Unsere Dankbarkeit und Bewunderung oder Hass und Missbilligung werden die Versuche des Künstlers anerkennen, Leben in Worte und Sätze zu bringen.

Aber als Wissenschaftler können wir nicht ganz in der Art der Darstellung reagieren, die der Künstler benutzt. Man muss bedenken, dass ein Romancier, immer wenn er eine Folge von Ereignissen darstellt, damit rechnet, irgendeinen kinästhetischen Eindruck beim Leser auszulösen; in diesen aufeinanderfolgenden Eindrücken, die man beim Lesen des Buches von Anfang bis Ende erhält, übermittelt uns der Autor das, was durch die Eindimensionalität der Sprache in wissenschaftlichen Schriften verloren geht. In Prosa und Poesie werden im Leser sinnliche Eindrücke und mehr zusammengesetzte Gefühlszustände implizit durch die Wirkungen der gedruckten Botschaften, zeitlich geordnet, wachgerufen. Durch die geschickte Handhabung der Abfolgen von Sequenzen und Kontrasten, Großaufnahmen und Panoramaaussichten, Scharfeinstellung und Ausblenden überwindet der Künstler die Eindimensionalität der Sprache.

Das Dilemma, dem der Psychiater gegenübersteht, ist mit der Eindimensionalität der Sprache verbunden. Wenn er ein Geschehnis beschreibt, das zwischen Leuten stattgefunden hat, kann er explizit sein bezüglich dessen, was sich ereignete, und die zugrunde liegenden Prinzipien implizit lassen. In diesem Fall wird er zu Papier bringen, was immer ihn am meisten beeindruckt hat, vorausgesetzt, der Mann hat ein Talent für sorgfältige Beschreibung. Dieses willkürliche, aber unvermeidliche Verfahren ist nötig, weil die Fülle von gleichzeitigen Eindrücken hintereinander ausgedrückt werden muss. Im Laufe der Zeit kommt der Beobachter dahin, dass er aufschreibt, was immer er wahrgenommen hat, neue und daher dringendere Sinneseindrücke haben die alten ersetzt, und das meiste von dem, was wahrgenommen wurde, ist verloren.

Eine alternative Lösung für den Psychiater ist es, seine Beobachtungen zu abstrahieren und zu kondensieren, bevor er sie niederschreibt; Selektivität wird daher zum unvermeidbaren Thema. Verfährt der Beobachter in dieser Weise, wird er dazu tendieren, explizit über die Prinzipien zu werden, die ein soziales Ereignis betreffen. Aber immer dann, wenn ein Psychiater explizit über Prinzipien wird, reist er auf einer Einbahnstraße. Er mag Zeit sparen, aber er bezahlt einen Preis, denn die Rekonstruktion der ursprünglichen Ereignisse aus abgeleiteten Prinzipien ist nicht möglich. Um diese Grenzen zu überwinden, tendiert der Psychiater bei der Diskussion über Prinzipien dazu, sich zurück auf die ursprünglichen Ereignisse zu beziehen; in der Praxis wird das durch das Zitieren eines illustrativen Falles erreicht. Literarische Arbeiten von Psychiatern sind durch diese Mischung von Prinzipien und Fallberichten charakterisiert. Aber selbst dann mag ein Leser, der nicht anwesend war, als das ursprüngliche Ereignis passierte, den geschriebenen Bericht nicht verstehen, weil die Selektivität des Berichterstatters die zugehörenden Daten, auf welche die Prinzipien angewandt sind, ausgelassen haben kann. Auf diesen Einwand neigt der Psychiater dazu, zu antworten, dass eine Person Teilnehmer an einer sozialen Situation werden muss, um wirklich zu verstehen; gemeinsame Erfahrungen können dann als Basis für eine weitere Diskussion von Prinzipien benutzt werden. Die Begrenzungen dieses Verfahrens liegen auf der Hand; nur ein paar Auserwählte können an jeder Situation teilnehmen, und ein kumulativer Wissensfundus ist schwerlich auf solch einer Basis zusammenzutragen.

Einige Psychiater bleiben sogar dabei, dass Psychiatrie und Psychotherapie nur durch den Kontakt von Person zu Person gelehrt werden kann; sie glauben, dass es vollständig wirkungslos ist, sie der Massenkommunikation durch Bücher und Vorträge auszusetzen. Obgleich in dieser Aussage viel Wahrheit steckt, stimmt sie ganz offensichtlich nicht mit der wirklichen Situation überein. Lassen Sie uns annehmen, dass das »Wann« und das »Wie viel« der therapeutischen Kunst nur durch persönliche Erfahrung gelernt werden kann und dass jedes Individuum seine eigene Geschicklichkeit entwickeln muss. Das »Was« und »Wo« aber sind Aspekte der Therapie, die in den Bereich der Wissenschaft fallen, und in Bezug auf diese Aspekte kann ein anwachsender Fundus wissenschaftlicher Kenntnisse zusammengetragen werden.

Das »Wann« und »Wie« der therapeutischen Kunst hängt von der Fähigkeit einer Person ab, eine Mannigfaltigkeit von Kommunikationssystemen, wie sie in gestörten Patienten anzutreffen sind, zu meistern. Hier ist es nicht so sehr das Wissen, das zählt, sondern mehr die Fähigkeit, innerhalb solcher Systeme, wie sie der Patient vorgibt, zu kommunizieren. Um auf die Analogie über unseren Reisenden zurückzukommen: Der Psychiater ist hier gefordert, mit der Spontaneität eines Kindes oder eines Eingeborenen zu kommunizieren. Im Gegensatz dazu sind das »Was« und das »Wo« der Therapie Ausdruck expliziten Wissens über diese Systeme. Beim Denken, Sprechen oder Schreiben über den Patienten ist der Psychiater aufgefordert, wie ein Reisender zu handeln, der seine Erfahrungen berichtet, während er unterwegs ist. Diese Erfahrungen sind im Großen und Ganzen Ausdruck des Zusammenstoßens verschiedener Kommunikationssysteme und ihrer Anwendung.

Kommunikationsstörungen sind bestens verständlich aus der Haltung des teilnehmenden Beobachters (Sullivan 1940), die den Psychiater in die Lage versetzt zu entscheiden, ob eine Person unter Störungen der Kommunikation leidet oder nicht, und, wenn dem so ist, die notwendigen Verfahren für ihre Korrektur in die Wege zu leiten. Im Verlauf eines Erstinterviews würden wir wie folgt verfahren: Zuerst würden wir ermitteln, ob sich der Patient der Regeln, Rollen und der Kennzeichen sozialer Situationen bewusst ist und ob er in der Lage ist, den Kontext seiner Kommunikation richtig einzuschätzen.

In einem zweiten Schritt würden wir beobachten, ob der Fokus des Patienten, mit dem des sozialen Netzwerkes, an dem er gegenwärtig teilnimmt, übereinstimmt oder nicht. Wir würden nach Störungen im intrapersonalen Netzwerk suchen, die sich in Form von Störungen der Wahrnehmung externer Reize (Exterozeption), der Wahrnehmung interner Reize (Propriozeption), in zentralen Operationen mit vorliegenden Informationen (Kodifikation-Evaluation), in der Übermittlung von Botschaften vom Zentrum zu anderen Teilen des Körpers (Propriotransmission) oder in der Übermittlung von Botschaften an die Welt außerhalb (Exterotransmission) zeigen. Wir würden ermitteln, wie eine Person innerhalb eines interpersonalen Netzwerkes, als ein Mitglied von Gruppe und kulturellen Netzwerken funktioniert. Das Funktionieren eines Patienten in einer interpersonalen Situation kann nur ermittelt werden, wenn der Psychiater sich selbst der Wirkung der Botschaften des Patienten aussetzt und, wenn er sie empfangen hat, auf die Auswirkungen seiner eigenen Kommunikation auf den Patienten ein wachsames Auge hat. In solch einem zirkulären System versetzt die Beobachtung von Feedbackoperationen den Psychiater in die Lage, die Fähigkeit oder Unfähigkeit des Patienten einzuschätzen, empfangene und gesendete Botschaften zu korrigieren; eine Korrektur, welche es notwendig macht, dass der Patient seine Wirkung auf andere und deren Wirkung auf ihn selbst beobachtet.

Es versteht sich von selbst, dass der Psychiater, als Arzt, ebenso den quantitativen Aspekten von Kommunikation Aufmerksamkeit schenken wird. Die Intensität von Reizen im Hinblick auf Überstimulierung oder Unterstimulierung und all die anderen Aspekte des Stoffwechsels des Organismus sind hier von Interesse.

In einem vierten Schritt wollen wir die semantischen Probleme der Kommunikation betrachten, die sich mit der Genauigkeit befassen, mit der die Botschaften eines Patienten die gewünschte Bedeutung übermitteln. Die linguistischen Aspekte, die Beherrschung von symbolischen Systemen und das ganze Problem eines höheren Lernens sind hier relevant.

In einem letzten Schritt würden wir die Effektivität beurteilen, mit der die Botschaften des Patienten das Verhalten von anderen Personen in erwünschter oder unerwünschter Art beeinflussen. Die Beherrschung der Kommunikation würde bedeuten, dass die gewünschte Wirkung erreicht werden kann und dass diese Wirkung auf andere zum Vorteil des Patienten ist; und wenn es zum Nutzen des Patienten ist, wird es im Großen und Ganzen auch den anderen, mit denen er in Kontakt steht, nützlich sein.

Bei solch einer Formulierung erhebt sich offensichtlich die Frage nach dem Einfluss des Psychiaters innerhalb eines Kommunikationssystems und nach der Validität seiner Schlussfolgerungen. Als Ergebnis der Teilnahme am System – und Nichtteilnahme ist unmöglich – wird das Verhalten des Patienten vom Psychiater beeinflusst und vice versa. Nicht nur mag es dem Patienten in der Zeit, während wir ihn das erste Mal explorieren, besser oder schlechter gehen, sondern unsere eigenen Kommunikationsstörungen mögen unsere Einschätzung des Patienten unklar machen. Wir sind niemals ganz sicher, was wir tun; und nur die Kontrolle einer anderen Person, entweder eines Außenstehenden oder des Patienten selbst, wird uns in die Lage versetzen, die Wirkung unserer eigenen Handlungen einzuschätzen. Die Fähigkeit zur gegenseitigen Korrektur der Bedeutung von Botschaften und zur wechselseitigen Beeinflussung des Verhaltens und der gegenseitigen Befriedigung ist das Ergebnis von erfolgreicher Kommunikation. Dies ist das einzige Kriterium, das wir besitzen, und wenn wir solch einen Zustand erreichen, ist es Zeichen für seelische Gesundheit.

Wenn die Fähigkeit, erfolgreich zu kommunizieren, synonym zu geistig-seelisch gesund sein wird, sind wir uns der Tatsache wohl bewusst, dass solch eine Definition relativistisch ist; aber es ist offensichtlich, dass Leute nur geistig-seelisch gesund sind, wenn es ihre Kommunikationsmittel erlauben, mit ihrer Umgebung erfolgreich umzugehen. Wenn die Kommunikationsmittel nicht zur Verfügung stehen und es zu einem Zusammenbruch kommt oder wenn Leute in eine andere Umgebung verpflanzt werden, in der ein anderes Kommunikationssystem benutzt wird, werden diese Leute entweder zeitweilig oder permanent fehlangepasst sein. Insofern keine Umgebung für immer stabil ist, müssen wir ständig unsere Informationen berichtigen; Wissen, das unter einer gegebenen Menge von Umständen erworben wurde oder in einem Typ von sozialer Situation, muss im Kontext anderer Umstände und Situationen überprüft werden.

Reife umfasst immer ein Wissen um den relativen Wert der Bedeutung der Dinge. Wenn diese relativistische Haltung mit der Erfahrung wächst, drücken die Leute ihre Sehnsucht nach einem absoluten Kern aus, indem sie den Glauben an eine Aktivität, eine Bewegung oder eine Religion entwickeln, von der sie Entschädigung für die fortschreitende Desillusionierung erhoffen, die sie erleben, wenn sie sich der relativen Natur der Dinge gegenübergestellt sehen. Es gibt jedenfalls viele Menschen, die niemals die relativistische Bedeutung der Kommunikation meistern, noch können sie jemals die Tatsache verwinden, dass das Bild, das sie von der Welt besitzen, von ihrem eigenen Wahrnehmungssystem abhängig ist. Manche dieser Leute trifft man im täglichen Leben, andere sind in psychiatrischen Krankenanstalten zu finden. Der Zustand, den der Psychiater mit »Psychose« etikettiert, ist im wesentlichen das Resultat der Fehlinterpretation erhaltener Botschaften seitens des Patienten; und der Zustand, den wir allgemein mit »Neurose« etikettieren, ist das Ergebnis von verunglückten Versuchen eines Patienten, soziale Situationen mit der Absicht zu manipulieren, ein Stadium zur wirkungsvolleren Übermittlung von Botschaften an andere zu kreieren. Die Botschaften werden gewöhnlich von anderen nicht verstanden, und das Ergebnis für den Patienten ist Frustration. Dann ist der Patient gezwungen, Wege, mit der Frustration umzugehen, zu entwickeln, ein Verfahren, das die Kommunikationsprozesse noch weiter verzerrt.

Diese allgemeinen Aussagen über die Kommunikation von Patienten, etikettiert als psychotisch oder neurotisch, kann in genaueren Einzelheiten illustriert werden. Der schizophrene Patient, zum Beispiel, neigt dazu, sich der Tatsache nicht bewusst zu sein, dass menschliche Beziehungen multipolare Phänomene sind; er weist sich selbst eine Rolle zu und missachtet die Tatsache, dass Rollen von einer wechselseitigen Beziehung bestimmt sind. In der Vergangenheit wurde dieses Phänomen autistisches Denken genannt. Wir ziehen es vor, es als Verzerrung zu sehen, die bewirkt, dass der Patient sich seiner Wirkung auf andere nicht bewusst wird, es sei denn, er maximiert die zwingenden Aspekte der Botschaften, die andere für ihn haben können. Schließlich ist das, was wir eine Rolle nennen, einfach ein Code, der anzeigt, in welcher Art eine Botschaft an einen selbst und an andere interpretiert werden soll. Diese Verzerrung der Kommunikation hält den Schizophrenen davon ab, erstens, Botschaften fehlerfrei zu empfangen, und zweitens, Informationen, die er schon besitzt, zu berichtigen. Unfähig, seine fehlerhaften Informationen zu korrigieren, baut er allmählich ein verzerrtes Model seiner selbst und der Welt auf. Solche Sichtweisen führen stufenweise in Isolation, insoweit verzerrte Kommunikation angemessene Kommunikation mit anderen unmöglich macht.

Der psychoneurotische Mensch scheint, im Gegensatz dazu, unter einer anderen Art von Verzerrung zu leiden. Im Großen und Ganzen neigt er dazu, andere bei dem Versuch, sie zu zwingen, Rollen zu akzeptieren, die sie nicht zu übernehmen gewillt sind, mit Botschaften zu überschwemmen. Diese gewaltsamen Versuche, die Situation zu bestimmen und Leute zu zwingen, führt offensichtlich zu unbefriedigender Interaktion. Statt die Botschaften zu korrigieren, die sie ohne Erfolg übermitteln, wiederholen Neurotiker im Wesentlichen die Botschaft wieder und wieder, in der Hoffnung, dass sie schließlich verstanden wird. Wenn der Begriff »Psychose« für Menschen reserviert ist, deren Kommunikationsprozess in der Wahrnehmungssphäre unterbrochen ist, bezieht sich der Begriff »Neurose« auf Schwierigkeiten im Gebiet der Übermittlung von Botschaften an andere. Die hysterische Persönlichkeit, zum Beispiel, benutzt demonstrative körperliche Signale für die Kommunikation mit anderen; und die psychopathische Persönlichkeit zieht Handlungen vor, die der anderen Person ge- oder missfallen. Der zwanghafte Intellektuelle und der Fanatiker verbreiten ihre Botschaften ununterbrochen und versuchen, andere zu beeinflussen, ohne von den tatsächlichen Wirkungen ihrer Handlungen auf andere Leute berührt zu sein. Nur die reife Person ist sich der wechselseitigen Wirkungen der Kommunikation und der wohltuenden Wirkungen erfolgreicher menschlicher Beziehungen bewusst.

Die unreife Person (Ruesch 1948d) ist der Hauptträger psychosomatischer Manifestationen. Unfähig, sich selbst zu beziehen, wie es reife Personen tun, benutzen diese Patienten immer noch die Kommunikationsmittel, die in ihrer frühen Kindheit maßgebend waren. Dies schließt ein, dass in interpersonaler Kommunikation Eindrücke, die von chemischen und sensorischen Endorganen herstammen, sich gegenüber Eindrücken durchsetzen, die von komplexeren, aus der Entfernung aufnehmenden Empfängern – das heißt Sehen und Hören –, empfangen werden. Signifikante Botschaften werden daher vorzugsweise von solchen Personen in einem intimen Kontakt von Person zu Person übermittelt, der Berührung, Schmerz, Temperatur oder Vibrations-, Geruchs- und Geschmacksfunktionen einschließt. Die physischen Symptome werden häufig zum Zweck der Kommunikation benutzt; diese repräsentieren, sozusagen, Bereiche von Kontakt, welche menschliche Beziehungen dominieren. Einige Hautkrankheiten, viele allergische Manifestationen des Atmungstraktes und einige Zustände, die den oberen und den unteren Darmtrakt und das periphere und vaskuläre System belasten, mögen als Beispiele erwähnt sein (Ruesch et al. 1946, 1947, 1948a; Ruesch a. Prestwood 1950b).

Psychosomatische Patienten neigen dazu anzunehmen, dass andere Leute dem gleichen Kodifikations-Evalutions-System folgen, das sie selbst besitzen; praktisch steigert sich dies zu der Unterstellung, dass sie und die andere Person Teil ein und derselben physikalischen Matrix oder desselben Nervennetzwerkes sind. Diese Unterstellung enthielt natürlich Wahrheit hinsichtlich der Beziehung der Patienten zur Mutter vor der Geburt, und sie scheinen nicht gelernt zu haben, dass Botschaften im Raum übermittelt und wiederholt entschlüsselt werden müssen. Weiter neigen diese unreifen Personen dazu, Informationen, die sie von ihrem eigenen Körper mittels Propriozeption erhalten, übermäßig zu gewichten, wobei sie die mittels Exterozeption von der Außenwelt erhaltenen Informationen vernachlässigen. Folglich sind sie nicht in der Lage, die Wirkungen ihrer eigenen Handlungen auf andere richtig zu bewerten und ihre Information über eine sich ständig wandelnde Umwelt zu korrigieren. Eine andere Art, dies zu beschreiben, ist, dass die physikalischen, psychologischen und sozialen Grenzen solcher Patienten entweder unvollständig oder willkürlich sind. Aufgrund dieser Verzerrungen müssen Individuen mehr Vertrauen auf die beschützenden Handlungen anderer setzen, als sie bedacht darauf sind, Information durch die Interaktion mit ihren Mitmenschen zu gewinnen.

In diesem Moment mag der kritische Leser die Frage erheben, wie die »organischen« Krankheiten des Körpers in das Konzept der Kommunikation passen. Ohne Vorbehalt kann festgestellt werden, dass sogar physiologisch orientierte Psychiater, die Schocktherapie und Lobotomie als Therapiemodus benutzen, implizit das Konzept der Kommunikation benutzen. Das Ziel aller Ärzte ist die Verbesserung der Kommunikationsinstrumente. Der Neurologe und der Neurochirurg konzentrieren sich besonders auf das zentrale Nervensystem, das tatsächlich das wichtigste Organ der Kommunikation ist. Es gibt da wirklich keine fundamentalen Unterschiede zwischen dem Psychotherapeuten, der mit den funktionalen Aspekten des interpersonalen Systems umgeht, dem Sozialwissenschaftler, der sich mit dem größeren superpersonalen System beschäftigt, und dem Physiologen, der die Interaktion eines Organismus mit seiner Umgebung in Form physischer und chemischer Ereignisse bewältigt. Um diese Idee in einer abstrakteren Art auszudrücken, kann man sagen, dass Physiologe, Psychologe und Psychiater in gleichem Maße mit Problemen von Ordnung und Unordnung, Entropie und der Erhaltung des Organismus beschäftigt sind. Der Unterschied zwischen diesen Wissenschaften ist, dass der Physiologe sich um den Austausch von Kalorien und chemischen Elementen kümmert und der Psychiater und der Psychologe um den Austausch von Information (Wiener 1950).

Diese kurzen Beispiele mögen zur Illustration der Bedeutung der gestörten Kommunikation, wie sie in der Psychiatrie zu finden ist, genügen. Da es den Rahmen dieses Buches sprengen würde, eine neue Psychopathologie zu entwerfen, die auf den Kriterien der Kommunikation basiert, mag der Leser daran erinnert sein, dass in der aktiven Praxis der Psychotherapie Kriterien der Kommunikation zur operationalen Bewertung interpersonaler Geschehnisse, die zwischen Patient und Therapeut stattfinden, benutzt werden (Ruesch a. Prestwood 1950b). Von Sitzung zu Sitzung bewertet der Psychiater den Zustand der Kommunikation, die zwischen ihm und dem Patienten besteht, und im Laufe der Zeit wird ihm praktisch die ganze Skala von Kommunikationsstörungen in jedem Patienten begegnen. Auch wenn wir zugestehen, dass jeder Patient ein paar mehr oder weniger stereotype Störungen hat, so können wir trotzdem die Tatsache nicht missachten, dass Psychiater und andere Beobachter von der Veränderung betroffen sind, die nach einiger Zeit im Kommunikationssystem dieser Patienten auftritt. Die alten psychopathologischen Diagnosen werden nahezu bedeutungslos aus der Sicht der Flut von Ausdrucksmitteln, die diese Patienten benutzen. Das Einzige, auf das sich der Psychiater wirklich verlassen kann, ist der Zustand der Kommunikation, wie er in einem gegebenen Moment, innerhalb eines gegebenen Kontextes und bestimmte Leute einbeziehend beobachtet wird. Zu einem anderen Zeitpunkt, in einem anderen Kontext und mit anderen Leuten mögen die Kommunikationsmittel des Patienten in einem völlig anderen Licht erscheinen. Es scheint so, dass Kriterien, welche sowohl die Bandbreite der Kommunikationsstörungen als auch die optimale Ebene des Funktionierens, die ein Patient erreichen kann, beschreiben, operationell nützlicher sind als Aussagen, die einen gegebenen Zustand in einem gegebenen Moment beschreiben. Letztlich impliziert eine Diagnose immer, dass ein gegebener Zustand die meiste Zeit vorherrscht; sie führt eher eine Typologie ein als eine funktionale Einschätzung des Kommunikationssystems des Patienten; und Typologien, so nützlich sie manchmal sind, führen oft zu unerwünschten Verzerrungen. Und dies versucht der Therapeut zu vermeiden.

Die Aufgabe der modernen Therapeuten lässt sich mit der Aufgabe eines Wartungsingenieurs oder eines Troubleshooters vergleichen, der die großen Überlandstromleitungen repariert. Der Therapeut zielt zunächst darauf, die Störungen der Kommunikation zu verstehen und, als ein Ergebnis daraus, fehlerhafte Kommunikationsprozesse zu korrigieren. Dies betrifft nicht nur das Rückgängigmachen schon etablierter Muster, sondern erfordert häufig das Lehren der grundlegenden Elemente der menschlichen Kommunikation. Wenn die Umstände und die Leute dem neugeborenen Baby freundlich gesonnen sind, wird das Kind sich als Baby, während Kindheit und Adoleszenz des Nutzens einer Umgebung erfreuen, in der sich die Leute sowohl der Kommunikation bewusst sind, als auch die Freude der Kommunikation suchen. Aber unzählige Menschen sind in einer Umgebung geboren, die Kommunikation gering schätzt, und sie haben niemals die Möglichkeit, die Mittel der Kommunikation zu erwerben (Ruesch 1948d). Solche Leute sind potenzielle oder tatsächliche psychiatrische Patienten. Whyte (1949) stellt fest: »Denken ist aus Scheitern geboren«; wir würden gern hinzufügen, dass Kommunikation ein Balsam ist, der die Wunden, die einem in der Schlacht des Lebens geschlagen werden, heilt. Diejenigen Menschen, welche die Kommunikation nicht gemeistert haben, haben Schwierigkeiten im Umgang mit Frustrationen, und Frustrationen selbst sind Abschreckungsmittel für das erfolgreiche Lernen von Kommunikation. Das Ziel des Psychiaters ist es, diesen Teufelskreis zu unterbrechen.

Es würde den Rahmen dieses Bandes sprengen, alle operationalen Verfahren der Therapeuten zu beschreiben. Was wir zu tun versuchen, ist, die enge Beziehung zwischen Problemen der Biologie, Anthropologie und psychiatrischen Praxis herauszuarbeiten. Die Vorstellungen, die der psychotherapeutischen Praxis zugrunde liegen, sind alle Ausdruck des Kommunikationssystems, das sich in einer bestimmten Kultur durchgesetzt hat. An anderer Stelle haben wir die enge Beziehung zwischen Werttheorie und Kommunikation aufgezeigt, und es ist überflüssig zu sagen, dass die Ideen von Gesundheit und Krankheit, Normalität und Verrücktheit und die Art der therapeutischen Methoden eine Funktion kultureller Werte sind – das heißt von Kommunikationssystemen, die in einem gegebenen Bereich vorherrschen. In der Tat leiten alle therapeutischen Methoden ihre Medien wie Sprache und Gestik und die Art, wie sie gehandhabt werden, von der sozialen Matrix als Ganzes her. Wann immer ein Therapeut einem Patienten zu helfen versucht, bilden er und der Patient ein interpersonales Netzwerk von Kommunikation, welches seinerseits Teil einer größeren Gruppe und eines kulturellen Netzwerks ist.

Es ist die Aufgabe des Psychiaters, dem Patienten zu helfen, Kommunikationsmittel zu erwerben, die es ihm ermöglichen, sich in die Gruppe und das kulturelle Netzwerk einzufügen, das in seiner Umgebung vorherrscht. Grundsätzlich kann allen Leuten geholfen werden, ihre Kommunikationsmittel zu verbessern. Nur die Ebene, auf der der Patient und der Doktor ihre Arbeit beginnen, variiert. Manche Patienten sind sehr krank, manche sind besser dran, und die Geschwindigkeit der Verbesserung schwankt in Abhängigkeit von einer Mannigfaltigkeit von Faktoren. Aber nach einer Reihe von Jahren und ohne Ausnahme kann Besserung beobachtet werden, falls der Patient die Motivation zur Besserung und den Wunsch zu überleben hat.

4. Kommunikation und amerikanische Werte
Ein psychologischer Ansatz

Von Jürgen Ruesch

Beim Entwickeln unserer These haben wir bisher gezeigt, dass die verbalen und nonverbalen Verfahren der Psychiater dafür geschaffen wurden, die Kommunikationsprozesse ihrer Patienten zu verbessern. Das Kommunikationssystem beider, des Psychiaters und des Patienten, stammt wiederum von der weiteren sozialen Matrix, in welcher Doktor und Patient handeln. Während die konventionellen Beziehungen durch die Kultur, in der sie vorkommen, definiert sind, sind die abweichenden Beziehungen und Methoden der Kommunikation, die in der Psychiatrie anzutreffen sind, gleichfalls eingebettet in das superpersonale Netzwerk von Gruppe und Kultur. Die nächsten drei Kapitel sind daher der Diskussion und Illustration der spezifisch amerikanischen Merkmale der sozialen Matrix und ihrem Verhältnis zur heutigen therapeutischen Praxis gewidmet.

Eine große Zahl von Schemata (Allen 1932; Anderson 1919; Beard a. Beard 1937; Brogan 1944; de Tocqueville 1946; Dos Passos 1939; Gorer 1948; Gunther 1947; James 1877; Keyserling 1929; Laski 1948; Lewis 1922; Linklater 1931; Mead 1942; Siegfried 1939; Trollope 1862; West 1945) sind zum Verständnis der Psychologie der Amerikaner vorgeschlagen worden. Abhängig vom Zweck, für den der Ansatz geplant war, hatten sie ihre Vorteile, Nachteile und ihre Verdrehungen. Die Methode, die wir in diesem Kapitel vorstellen, zeichnet sich dadurch aus, dass wir versucht haben, einige grundlegende Charakteristika der menschlichen Kommunikation in Amerika zu verstehen. Obwohl die angelsächsischen Länder viele Ähnlichkeiten in ihren Kommunikationssystemen haben, wäre es ein Fehler anzunehmen, dass die Evaluationssysteme in allen Englisch sprechenden Ländern identisch oder auch nur ähnlich sind. Zum Beispiel basieren die allgemeinen Regeln der Interpretation von Botschaften in den USA nicht nur auf dem Gebrauch von Symbolen, Wörtern und Gesten, sondern sie umfassen auch subtile Dinge wie die zeitliche und räumliche Platzierung von Botschaften, die Evaluation von Figur-Hintergrund-Phänomenen, die Interpretation von Autorität, Kindererziehungspraktiken und viele andere Merkmale.

In dem Schema, dem wir gefolgt sind, ist die amerikanische Psychologie als auf den Prämissen von Gleichheit, sozialer Haltung, Erfolg und Wandel beruhend beschrieben worden; von ihnen wird angenommen, dass sie mit den mannigfaltigen Prämissen von puritanischer und Pioniermoral verknüpft sind. Diese vier Werte, zusammen mit dem Kern moralischer Prinzipien, können auf der einen Seite als Angelpunkt begriffen werden, um den sich das amerikanische Leben dreht, und auf der anderen Seite als Eckpfeiler, auf denen die Kommunikation ruht. Jeder dieser Werte kann sich entweder auf zielgerichtetes Verhalten beziehen oder eine mittelbare Anwendung ausdrücken, die instrumentell für ein weiter entferntes Ziel ist. Dementsprechend müssen getauschte Botschaften, die sich auf diese Aktivitäten und Ziele beziehen, auf die gleiche Weise interpretiert werden. Wenn wir daher als Wissenschaftler Aussagen über Wertprämissen, die in der amerikanischen Kultur vorherrschen, machen, beziehen wir uns einerseits auf geschriebene oder verbale Kommentare über Aktivitäten und andererseits auf Erfahrungen, die das Ergebnis teilnehmenden Handelns sind. Daraus folgt, dass diese Prämissen ein Code für die Interpretation von Aussagen über Aktionen und von Aktionen selbst sind.

Beim Lesen der Analyse der amerikanischen Werte, die hier dargestellt wird, wird der Leser fühlen, dass die Autoren in der einen oder anderen Weise befangen sind. Es liegt uns fern, die Richtigkeit solcher Gefühle zu bestreiten. Vielmehr möchten wir den Leser daran erinnern, dass das Wesentliche der Epistemologie darin besteht, ein System im Licht eines anderen zu sehen. Abhängig von der Wahl des zweiten Systems wird das eine oder andere Merkmal sich vergleichsweise als überbewertet oder vielleicht sogar verzerrt zeigen. In diesem und den folgenden Kapiteln haben wir beschlossen, Amerika aus einer westeuropäischen Perspektive zu betrachten; wären wir mit anderen Kulturen vertrauter, hätten wir uns vielleicht entschlossen, einen südafrikanischen oder chinesischen Vergleichsmaßstab zu wählen.

Bei der Diskussion kultureller Prämissen und beim Entwickeln von Generalisierungen des Verhaltens der Leute ist praktisch jeder in der Lage, Beispiele einer Antithese zu zitieren, die der von den Autoren vorgestellten These widersprechen würde. Solche Widersprüche sind jedenfalls zu erwarten. Teilweise sind sie der Tatsache zuzuschreiben, dass die Daten, von denen die Generalisierungen hergeleitet wurden, der historischen Vergangenheit angehören und sich die Situation in der Zwischenzeit schon verändert hat; zum Teil mögen sie auf selektiven Erfahrungen des Autors und Lesers basieren; und zum Teil mögen sie auf die Abstraktionsebenen zurückzuführen sein, auf denen die Aussagen interpretiert werden. Als allgemeine Regel kann man festhalten, dass Widersprüche gewöhnlich entweder durch Interpretation einer Aussage auf einer höheren Abstraktionsebene gelöst werden können oder durch das Zerteilen einer Aussage in ihre konkreteren Komponenten. Wie dem auch sei, solche Schwierigkeiten sind unvermeidlich, doch uns als Autoren erscheint es, als sei der Gewinn durch solch eine Analyse größer als der Verlust, der mit dem Mangel an Verständnis solcher superpersonaler Systeme verbunden ist. Mit diesen Überlegungen im Sinn wurden die folgenden Abschnitte geschrieben.

Moral der Puritaner und Pioniere

Die Welle des Puritanismus, die mit den Namen von Luther, Calvin, Huss, Zwingli und anderen verbunden ist, fand ihren Weg nach England, wo sie zuerst mit der Reformation und später mit dem Puritanismus von Cromwell identifiziert wurde. Der Kern der puritanischen Moral war der Pietismus, die Ablehnung fleischlicher Lust, die hohe Bewertung von Selbstkontrolle und Willenskraft und die Annahme von persönlicher Verantwortung im Angesicht Gottes. Der Puritaner schätzte einfaches Leben, Fleiß, Sparsamkeit, Sauberkeit, Beständigkeit, Ehrlichkeit, und er bevorzugte die Einfachheit des Gottesdienstes und die Zusammenarbeit mit anderen Mitgliedern der puritanischen Gemeinde. Alle diese Werte sind auf eine oppositionelle Strömung der britischen Puritaner, einen Protest – politisch wie religiös – gegen die bestehenden Bedingungen in Europa zurückzuführen. Im Allgemeinen strebten die Puritaner nach Einfachheit und Klarheit; und die Verwirrung, gegen die sie ankämpften, kann wohl auf kulturelle Heterogenität zurückgeführt werden. Die Ideen der Renaissance flossen langsam in die Bevölkerung ein und schufen Widersprüche von Werten und Glauben und Missbrauch von Handlung, die viele intolerabel gefunden haben mögen. Um der Qual der Wahl und dem Mangel an Richtung zu entfliehen, entwickelten die Puritaner eine gewisse Rigidität des Verhaltens, um eine lange verlorene Sicherheit zu erlangen. Die Systeme, die sie errichteten, trafen auf Opposition, und sie verließen die Szene unter Protest (Weber 1930).

Sie gelangten nach Amerika, einem neuen Kontinent, bewohnt von feindlichen Indianern und mit einem rauen Klima von harten Wintern und heißen Sommern. Sie hatten mit Not zu kämpfen, und unter diesen vollkommen anderen Lebensbedingungen entwickelten die Puritaner das, was wir die Moral der Pioniere nennen. Weil sie nur eine kleine Anzahl von Leuten waren, war ihr Leben wertvoll; um zu überleben, brauchten sie raue Individuen, die gut versiert waren in den Techniken, gegen die Natur und die Indianer zu kämpfen, fähig, ihre eigene Nahrung anzubauen, den Boden zu roden und zu kultivieren. Anpassung an sich verändernde Situationen und plötzlich auftretende Notfälle war geschätzt. Es gab wenig Zeit für Vergnügen, wenn ein Mann überleben wollte, und harte Arbeit war sein Los. Der anfängliche Frauenmangel, besonders an den Außenposten des Grenzgebiets, verstärkte die starren Regeln bezüglich des Verhaltens dem anderen Geschlecht gegenüber, welche die Puritaner mitgebracht hatten. Die ersten Siedler waren gleichermaßen mit der Notwendigkeit konfrontiert, soziale Beziehungen aufzubauen, die eine eng verbundene Gruppe begünstigten, denn die Übermacht gegen sie war groß und konnte nur von einer überlegenen Organisation überwunden werden. Die Fusion der Bedürfnisse der Pioniere mit denen der Puritaner bildet die Wurzel des amerikanischen Wertsystems (Beard a. Beard 1937; Parrington 1927).

Anschließend wurde dieses System modifiziert durch den Wandel vom landwirtschaftlichen zum großstädtischen Industriestaat, durch den Einfluss von nichtpuritanischen Siedlern und durch all die Wandlungen, die durch die Entwicklung einer modernen technischen Zivilisation hervorgerufen werden.

Pionier- und puritanische Moral sind der Kern des amerikanischen Wertsystems. Die wirkliche Geschichte ist aber nicht unmittelbar relevant. Für die gegenwärtige Untersuchung ist es wichtiger festzustellen, dass zurzeit, heute, in diesem Kern der Kultur ein Stolz existiert. Den jungen Leuten in Amerika begegnet eine ganze Literatur von Wahrheit und Dichtung, welche die Grenzgebiete romantisierte und die

Werte, welche sie vermutlich förderten, rühmte. Während er diese Ideen über die Vergangenheit aufnimmt, ist der junge Amerikaner gleichfalls einem Sperrfeuer von anderen wertformenden Eindrücken, von Comicheften und Gangsterserien, ausgesetzt, und er wird von anderen Publikationen in die Begeisterung für Technik und Mechanik eingeweiht. Diese anderen wertformenden Quellen mögen als Widerspruch zu den Botschaften der Puritaner und Pioniere erscheinen, aber tatsächlich ist der Widerspruch nur oberflächlich. Die gepriesenen Tugenden sind immer noch die gleichen: Härte, Zielstrebigkeit, Einfallsreichtum und sogar Reinheit.

Ebenfalls im Gleichklang mit den traditionellen Mustern ist der Richter und Zensor der amerikanischen Moral kein einzelnes Individuum; stattdessen wurde die Autorität einer Gruppe übertragen. Wo sich das europäische Kind seinen Eltern fügt und der europäische Erwachsene sich identifizierbaren Personen mit wirklicher und einfühlender Autorität beugt, fügt sich der erwachsene Amerikaner der kollektiven Meinung seiner Peergroup. Diese soziale Organisation und ihre Verstärkung der Moral sind charakteristisch für eine Gesellschaft von Gleichberechtigten. Handlungen, die andere amerikanische Wertprämissen verletzen, werden akzeptabel, wenn die Grundlage einer moralischen Zielsetzung nicht verletzt wurde. Diese Tendenzen spiegeln sich klar in den Verfahren wider, die unsaubere Praktiken entlasten, wenn sie im Namen der freien Marktwirtschaft und eines krassen Individualismus unternommen wurden. Im Gerichtswesen Amerikas haben die Richter der Gemeinde im Vergleich zu anderen Ländern eine beispiellose Entscheidungsfreiheit. Sie interpretieren wirklich die Bedeutung der Moral, und solange die Entscheidungen nicht in Konflikt mit den Prämissen des amerikanischen Wertsystems kommen, werden ihre Urteile gewöhnlich von den höheren Instanzen aufrechterhalten.

Diese besondere Rolle, die Moral im amerikanischen Leben einnimmt, erklärt teilweise die vielen gegensätzlichen Richtungen, die den auswärtigen Beobachter verwirren (Laski 1948). Ein ausländischer Reisender wird auf moralische Prinzipien in Situationen aufmerksam gemacht, wo impulsive Befriedigungen gerechtfertigt werden müssen. Er wird erkennen, dass man sich Vergnügungen nicht um ihrer selbst willen hingeben kann. Diese Tatsache wir verkürzt ausgedrückt, indem man sagt, dass ein Puritaner alles haben kann, was er will, solange er es nicht genießt. Die Befriedigung eines persönlichen Bedürfnisses ist erlaubt, wenn sie durch ein sozial akzeptiertes Motiv gerechtfertigt ist. Zum Beispiel werden Freizeitvergnügungen, Ferien, Geschlechtsverkehr, Essen und alle anderen Freuden akzeptiert, soweit diese Aktivitäten unternommen werden, um die eigene Gesundheit oder die anderer Leute zu fördern.

Ein anderes sozial akzeptiertes Motiv ist das Wohl der Gemeinde. Im amerikanischen System übernimmt eine starke Person Verantwortung für eine schwächere, solange die Schwäche aus Altersgründen oder aus den Lebensverhältnissen resultiert. Schwäche, die aus einem Mangel an Willenskraft oder aus Faulheit oder fleischlichen Leidenschaften resultiert, wird nicht toleriert. Und man sagt: »Lass einen Schmarotzer niemals auf seine Kosten kommen!« Eine Reihe von Institutionen kümmert sich um die weniger glücklichen Leute, und jeder versucht, denen zu helfen, die ohne eigene Schuld krank werden oder ihr Heim verlieren. Solche Hilfe ist selten reine Wohltätigkeit; im Großen und Ganzen wird sie in Form von Leihgaben oder anderen zeitlich begrenzten Entlastungsmaßnahmen angeboten. Aktionen, welche die soziale Wohlfahrt verbessern oder zur Steigerung des allgemeinen Lebensstandards beitragen, werden als Rechtfertigung für impulsive Vergnügungen akzeptiert. Geldverdienen, zum Beispiel, selbst wenn es skrupellose Ausbeutung von anderen mit sich bringt, kann als notwendig rationalisiert werden, um die Familie zu unterhalten oder die Kinder zur Schule zu schicken oder für andere moralische Zwecke, wie Vorsorge für die Zukunft zu treffen oder ein Geschäft zu eröffnen, um vielen anderen Arbeit zu beschaffen.

Die Regelungen der Impulsivbefriedigungen haben ihren Widerhall in der amerikanischen Verfassung gefunden. Das »18. Nachtragsgesetz«, zum Beispiel, führte für die Amerikaner die Prohibition ein. Gleichfalls wurde die »Mann-Verordnung« erlassen, um die Prostitution einzuschränken. Ein ähnlicher Zweck wurde vom »Johnston-Office« erfüllt, welches, von der Filmindustrie begründet, als eine zensierende oder selbstzensierende Körperschaft die »Moral« der Filme kontrolliert. Es ist von Interesse zu vermerken, dass die amerikanischen Filmproduzenten, die Kirche und die Öffentlichkeit Mord, Gewalt und Brutalität als vollkommen moralische Themen für die Darstellung im Kino erachten, wo Jugendliche jeden Alters Zugang haben. Im Gegensatz dazu sind Bilder, die mit Geschlechtsverkehr zu tun haben oder die den Körper ungebührlich zur Schau stellen, verboten. Brutalität und Härte werden als notwendig erachtet, um zu überleben, während von sinnlichen Genüssen angenommen wird, dass sie das Individuum verweichlichen. Eine ähnliche Ideologie findet sich in den Vorschriften, die den Transport unsittlichen Materials durch die Post der Vereinigten Staaten regeln.

Soweit sich das Individuum seiner Impulse ganz bewusst ist, entwickeln die Amerikaner ihre eigenen Methoden für die Befriedigung ihrer instinktiven Bedürfnisse. Man kann sich Befriedigung erlauben, wenn die Gruppe sich ähnlich verhält. Zum Beispiel ist jemand ein »Pfundskerl«, der sich als Mitglied einer Gruppe alle Laster leistet, ohne über Bord zu gehen. Verhalten, das als unmoralisch angesehen wird, wenn es von einem Einzelnen individuell ausgeführt wird, ist akzeptabel und frei von äußeren Sanktionen, wenn es in der Gegenwart anderer ausgeübt wird. Promiskuität, Glücksspiele und Kämpfen gehören in diese Kategorie. Eine ähnliche Situation kann man in der seltsamen Mischung von Freiheit, Einschränkung und Wettbewerb antreffen, wie sie von Adoleszenten in ihren Verabredungen und Pettingaktivitäten praktiziert werden, die eine Mischung von Sexspiel, Beliebtheitstest und Gruppentreffen sind. Es würde den Rahmen dieses Bandes sprengen, die Sexpraktiken der amerikanischen Teenager zu zitieren; es mag genügen, darauf hinzuweisen, dass sie durch unvollkommene Vereinigungen und durch Perversionen gekennzeichnet sind, die in diesem Alter als normal gelten (Gorer 1948; Kinsey et al. 1948). Diese vorsexuellen Spiele sind gewöhnlich an die Anwesenheit anderer Paare gebunden, da Intimsphäre als Abschreckung wirken würde. Der europäische Reisende ist befremdet von der generellen Zurschaustellung von Vertraulichkeit, wie sie auf Partys und auf solchen Plätzen wie den »Lovers Lanes« verbreitet ist, wo manchmal Hunderte von Autos parken, mit Paaren, die damit beschäftigt sind, einander zu erkunden. Ähnlich erlauben Gelegenheiten wie die jährliche Versammlung der American Legion, Klassentreffen oder der Landurlaub von einem Schiff den Mitgliedern, kollektiv in einer Art und Weise Kapriolen zu schlagen, sich an Trinkgelagen und Schlägereien zu beteiligen, wie es in Einzelfällen nicht gestattet würde.

Situationsbedingte Konformität wird von den Amerikanern als eine Form des Dienstes an der Gruppe betrachtet, und sich der Meinung der Gruppe zu unterwerfen, bildet ein soziales Motiv. Es werden

Treffen organisiert, damit die Leute moralische Anerkennung für ihre Handlungen durch aktive Teilnahme bekommen (Lippit 1940). Tausende von Organisationen, angefangen von der Eltern-Lehrer-Vereinigung, über die christliche Vereinigung junger Männer, die Pfadfinder, bis zu den Freimaurern und Bruderschaften, treffen sich zu dem Zweck, ein Ziel zu teilen, was in sich selbst zum moralischen Akt wird. Die Kirche, zum Beispiel, ist in Amerika ein Versammlungshaus, in dem die Leute sich mehr in Gruppenkonformität üben als in individueller religiöser Erfahrung. Deshalb wird eine Person, die es wagt, ihren eigenen Weg zu gehen, und sich nicht anpasst, weder beim Feiern noch im täglichen Verhalten oder bei intellektuellen oder künstlerischen Betätigungen, mit Stirnrunzeln betrachtet; wenn sie sich aber schließlich doch durchringt und es gut macht und öffentliche Anerkennung erhält, wird sie von der ganzen Gruppe bewundert, und alle Sünden der Vergangenheit sind vergeben. Dieser Prozess wird in ungezählten amerikanischen Filmen vom bösen Mann gezeigt, der schließlich umkehrt und sich der guten Sache anschließt.

Innerhalb der Familie und kleiner Gruppen ist die Frau die Wächterin der Moral für Mann, Frau und Kind. In der Gegenwart von Frauen ziehen sich Männer ordentlich an und benehmen sich. Tatsächlich bemühen sie sich, gemäß den Erwartungen des weiblichen Geschlechts zu leben. Männer untereinander führen sich mit größerer Wahrscheinlichkeit schlecht auf und lassen den Dingen ihren Lauf, eine Tatsache, die im deutlichen Kontrast zu den in Westeuropa überwiegenden Sitten steht, wo Männer als Träger von Moral und Tradition angesehen werden.

Im alltäglichen amerikanischen Leben kann Ehrlichkeit vorausgesetzt werden, wenn es sich um so kleine Dinge wie das Bezahlen eines Nickels für eine Zeitung handelt oder das Liegenlassen von Post und Milch vor der Tür von Privathäusern. Ehrlichkeit wird aber in Zweifel gezogen, wenn es den Bereich von Macht betrifft. Waren im Wert von ein paar Cents zu stehlen wäre solch ein kleines Delikt, dass es nicht das Risiko wert wäre, von einem zornigen Bürger geschnappt zu werden oder sich selbst dem Gefühl von Schuld auszusetzen. Außerdem berühren einige dieser täglichen Praktiken das Anteilnehmen an der Gemeinschaft als Bürger, sodass es für die größte Anzahl von Leuten gemeinsam bequem ist. Wenn man dieses System über den Haufen wirft, würde es das Ende der Verteilung von Milch, Zeitungen oder Post bedeuten. Wenn außerdem ein Mann nach einer Machtposition trachtet, zum Beispiel in der Politik, wird erwartet, dass er seine Macht für eigennützige Ziele einsetzt, solange und soweit er damit durchkommt. Ein Mann, der seine Macht missbrauchen kann und nicht belangt wird, wird so sehr bewundert, dass für eine lange Zeit Gangster und Erpresser zu Idolen der jungen Leute wurden und die Vertreter des Gesetzes, die ihrer nicht habhaft werden konnten, verspottet wurden. Der Gebrauch aggressiver und rücksichtsloser Methoden beim Streben nach Macht wird gebilligt, aber es wird von der Gruppe erwartet, dass sie jede Form von Korruption kontrolliert, wenn sie exzessiv ist. Die Kontrolle wird durch die Presse ausgeführt, die als eine die Moral durchsetzende Macht fungiert. Die Öffentlichkeit misstraut jedem Menschen in einem öffentlichen Amt; wenn jemand völlig ehrlich und nur an der Förderung der Wohlfahrt für andere interessiert wäre, würde er als »Sucker«[1] angesehen werden, und ein Sucker zu sein ist der schlechteste Ruf, den eine Person erwerben kann. Somit werden in Amerika keine Zeit und Mühe gescheut, administrative Verfahren zu etablieren, um Betrug und Machtmissbrauch in großem Maße zu verhindern. Die Anzahl der Formulare, die normale Bürger in vielfachen Kopien ausfüllen müssen, die komplizierte Gestaltung von Steuerformularen und die Anzahl von Dingen, welche die Leute zu beschwören haben, sind beispiellos im Vergleich zu anderen Ländern. In diesen Bereichen blüht die Bürokratie wirklich.

Nachdem ein Mann Macht erworben und benutzt hat und davongekommen ist, ohne geschnappt worden zu sein, erwartet man von ihm, dass er den Ertrag seines Erfolges der Gemeinschaft zurückgibt. Die Gruppe verwickelt das machthungrige Individuum tatsächlich in ein Spiel; wenn die Leute einem Mann Macht einräumen, wollen sie, dass er selbstsüchtig ist; nur von einem egoistischen Mann wird geglaubt, dass er einen moralischen Charakter hat. Wenn er seine Macht nicht gebraucht, muss er verdächtigt werden, ein Schwächling oder ein Narr zu sein. Die Gruppe ist gewillt, ihm eine Möglichkeit zu geben, sein Talent zur Macht zu entwickeln. Doch wenn seine Amtszeit um ist, nimmt die Gruppe die geliehene Macht und den Reichtum wieder in Besitz, sodass sie erneut in ein anderes Individuum investiert werden können. Daher werden politische Beamte selten länger als für drei Amtsperioden gewählt, und nur selten werden Vermögen angesammelt, ohne dass ein großer Betrag dem Staat in Form von Spenden oder Steuern zurückgegeben würde; und sehr selten wird einem Gauner länger als ein paar Jahre erlaubt, seine »Geschäfte zu machen«.

Gleichheit

»Vor 87 Jahren brachten unsere Väter eine neue Nation auf diesem Kontinent hervor, erdacht in Freiheit und der Idee geweiht, dass alle Menschen gleich geschaffen sind.« Dass diese Worte berühmt geworden sind, zeigt die Wichtigkeit dieser Prinzipien in der amerikanischen Kultur. Auf der Grundlage des Prinzips der Gleichberechtigung wurde Amerika zu einem Schmelztiegel von verschiedenen Nationalitäten. Gleichberechtigung, wie sie im täglichen Leben praktiziert wird, ist einerseits auf die Moral der Puritaner zurückzuführen und andererseits auf die frustrierenden Erfahrungen der ersten Siedler und Pioniere. Die meisten Immigranten ließen im alten Land entweder ein unterdrückendes soziales System oder eine sie unterdrückende Familie zurück; und als sie einst in Amerika ankamen, legten sie die Fundamente, um jedes neue Aufkommen von Unterdrückung durch Autoritäten zu verhindern. Durch die Verleihung von funktioneller Autorität an ein Tribunal von Gleichen wurde das Prinzip der Gleichheit geboren; der spezifisch amerikanische Umgang damit wurde so zu einer Lösung für das Autoritätsproblem der Immigranten.

Heute drückt sich der Wert der Gleichheit in all jenen Prozessen aus, die zur Ausrottung extremer Abweichungen führen und deswegen den »Rückschritt auf den Durchschnitt« fördern. Schnell ist der auswärtige Reisende von den vielen merkwürdigen Widersprüchen betroffen: Auf der einen Seite liest er und hört er von der Idee der Gleichheit, während er auf der anderen Seite die größten Ungleichheiten in Form von Reichtum, Stellung und Macht beobachten kann. Ein Eingeweihter wird ihm dann erklären, dass in Amerika der Wert von Gleichheit eher in der Voraussetzung gleicher Möglichkeiten gesehen wird statt im schließlich erreichten Ergebnis. Wenn eine Person erst einmal erfolgreich beim Ausschöpfen gleicher Möglichkeiten war, ist sie in der Tat überlegen und ungleich geworden; auch wenn sie stillschweigend auf ihren erreichten Status bauen mag, sie wird von der populären Bemerkung »Was denkst du, wer du bist?« herausgefordert, sich an ihren Hintergrund zu erinnern. Wir landen also bei der Idee, dass von denen, die Status, Reichtum und Macht erreicht haben, angenommen wird, sie seien fähig gewesen, sich die Umstände bei gleichen Möglichkeiten nutzbar zu machen.

Wenn Erfolg erst einmal einen Unterschied im Prestige eingeführt hat, ärgern sich diejenigen mit Macht darüber, als Gleiche behandelt zu werden, während sie zur gleichen Zeit ihre eigene Ungleichheit fürchten. Um solche unangenehmen Zusammentreffen zu verhindern, werden sehr sorgfältig ausgearbeitete administrative Maßnahmen organisiert, um ein Treffen von Ungleichen zu vermeiden: Sekretärinnen bewachen die Türen ihres Bosses wie Wachhunde; Leute mit Prestige isolieren sich selbst in exklusiven Klubs, Wohnvierteln und gesellschaftlichen Zusammenkünften; und nicht zuletzt errichtet die von den nicht so Erfolgreichen empfundene Ehrfurcht eine natürliche Barriere gegen unvorbereitete Zusammentreffen mit Ungleichen. Wenn aber aus irgendwelchen Gründen ein Treffen von Ungleichen stattfinden soll, werden die äußeren Merkmale von Gleichheit von beiden, denen da oben und denen da unten, angenommen. Während der Zeit des Wahlkampfes, zum Beispiel, werden zahllose Bilder erscheinen, die den Kandidaten in Hemdsärmeln beim »Hobnobbing«[2] mit den Bauern und Industriearbeitern zeigen. Sie nennen einander beim Vornamen und benehmen sich, als wären sie Brüder. Es ist, als wenn bei den Versammlungen von Ungleichen ein stilles Gespräch stattfinden würde, in dem der höher Gestellte sagt: »Schau her, Kumpel, ich war erfolgreich, und wenn du dich anstrengst, kannst du auf unserer Ebene mitmachen.« Während der niedriger Gestellte erwidern könnte: »Ich bewundere deinen Erfolg – aber unter uns gesagt, wir sind zwei von derselben Sorte.« Und wenn die Personen fühlen, dass etwas von diesem Verständnis vorhanden ist, dann brechen sie vielleicht in Gelächter aus, um ihre Unsicherheit zu verdecken.

Amerikaner werden ängstlich, wenn sie auf Zeichen von Ungleichheit treffen. Wenn Amerikaner ausländische Kulturen kommentieren, zeigt sich ihre Missbilligung von Kasten und offen anerkannten Klassensystemen. Wenn Amerikaner Leute treffen, die nicht bereitwillig auf den Druck der Gruppe reagieren, zeigen sie Unbehagen; solche Leute erscheinen als gefährlich, weil sie nicht mit den üblichen Methoden geprüft werden können. Dies trifft besonders zu, wenn der durchschnittliche Amerikaner eine andere Person trifft, sei sie Amerikaner oder Ausländer, deren Ruf auf intellektuellem Gebiet oder wegen künstlerischer Werke hervorragend ist. Musiker oder Sänger werden toleriert, weil sie zur Unterhaltung beitragen und an Gruppentreffen teilnehmen. Aber Philosophen, Schriftstellern, Malern und Theoretikern auf dem Gebiet der Sozial- oder Naturwissenschaften begegnet man mit größtem Argwohn. Gedanklicher genauso wie künstlerischer Ausdruck wird nur in konventionellen Bahnen toleriert. Originelle und neue Beiträge werden entweder verspottet oder total ignoriert. Razzien in Buchhandlungen und Kunstläden in Boston und San Francisco bringen regelmäßig solch »beschämende Pornografie« wie Reproduktionen von Michelangelos Fresken in der Sixtinischen Kapelle oder vielleicht eine Edition von Boccaccios *Decameron* ans Licht.

Die gleiche Tendenz wird in der politischen Arena offenbar, wo hervorragende Wissenschaftler, besonders Theoretiker, durch Anschuldigungen, dass sie in der einen oder anderen Weise subversiv seien, verleumdet werden. Idiosynkratisches Denken und Fühlen sind in Amerika verdächtig. Es wird ihnen im Wesentlichen übel genommen, dass sie sich der äußeren Reglementierung entziehen; und statt die Grenzen äußerer Kontrolle anzuerkennen, versuchen die Personen, welche an der Macht sind, Individuen mit besonderen Talenten zu blamieren.

Man muss betonen, dass sich in Amerika der Versuch, Originalität und Idiosynkrasie auf das Mindestmaß zurückzuschrauben, in seinen psychologischen Wurzeln sehr von der Verfolgung von Wissenschaftlern und anderen Denkern unterscheidet, wie sie in Russland und Deutschland vorgekommen ist. In Amerika geht es nicht darum, umstürzlerische Ideen niederzuschlagen, die in Konflikt mit der Ideologie einer rigiden Regierungspolitik geraten sind; vielmehr ist es eine Sache der persönlichen Angst, welche die bloße Existenz des kreativen Menschen in manchen Politikern oder Universitätsverwaltern hervorzurufen vermag. Der Denker von neuen Gedanken kann in Amerika als komischer Kauz etikettiert werden oder als jemand, der einen Sprung in der Schüssel hat, aber das ist wahrscheinlich nur ein bequemer Angriffspunkt. »Jeder Stock kann benutzt werden, einen Hund zu schlagen«, und es sind vielleicht nicht so sehr die neuen Ideen, die die Amerikaner so sehr fürchten, als die Tatsache der menschlichen Unterschiede und der Unvorhersehbarkeit, die unbehaglich offenbar werden, wann immer eine neue Idee vorgestellt wird.

Solange Können auf erworbenem Geschick und Ausbildung basiert, wird es akzeptiert. Doch sobald man Leistung, zu Recht oder zu Unrecht, dadurch erklären müsste, dass man ein ungewöhnliches »Talent« anerkennt, wird sie inakzeptabel. Diese Tatsachen finden ganz klar ihren Ausdruck im Verhalten der Künstler der zwanziger Jahre, die Zuflucht in Paris suchten, um in einer Atmosphäre von Toleranz zu leben; oder durch die Bedingungen, wie sie heute im Feld der Wissenschaften vorherrschen (Laski 1948). Die amerikanischen Wissenschaftler haben wahrscheinlich unter ihren Mitgliedern die größte Anzahl von hochgradig kreativen Ingenieuren. Aber es gibt einen Mangel an wissenschaftlichen Theoretikern, und die wissenschaftlichen Denker, die amerikanische Staatsbürger sind, sind im Großen und Ganzen gebürtige Ausländer. Der Konformitätsdruck verhindert das Herausbilden von originellen Persönlichkeiten, und deswegen wurde dieses Feld fast gänzlich den Europäern überlassen. So seltsam es erscheinen mag, wenn Europäer in Amerika über neue Ideen denken oder schreiben, ist es ganz in Ordnung; da jeder weiß, dass sie eine andere Vergangenheit haben, kann Abweichung toleriert werden. Aber wenn die amerikanische Wissenschaft überleben will, ist ein größerer Grad von Freiheit nötig. Soweit Liberalität und Toleranz gegenüber Unterschieden überhaupt erlernt werden können, ist eine gemeinsame Anstrengung all derer, die in verantwortlichen Positionen sind, notwendig, wenn der offensichtliche Trend in Richtung Kontrolle des Denkens umgekehrt werden soll.

Das Vertrauen, dass Freiheit und Toleranz soziale und verantwortungsvolle Menschen schaffen, und der Glaube an das Individuum selbst stehen auf dem Spiel. Und bald werden wir wissen, ob das Individuum oder der Mensch im Kollektiv, ob westliche oder östliche Zivilisation vorherrschen wird.

Die Wahrnehmung von Gleichheit beruhigt einen Amerikaner, das Wissen um Ungleichheit macht ihm Angst. Deswegen ist die Durchsetzung von Gleichheit für die Geschlechter politisch, wirtschaftlich und sozial ein allgemeines und beliebtes Ziel geworden. Aber bei der Verfolgung dieses Ideals begegnet man verschiedenen Schwierigkeiten. Die erste Hürde, die übersprungen werden muss, ist die reziproke Beziehung zwischen Freiheit und Gleichheit. Um Leute gleich zu machen, müssen ihre Freiheiten beschnitten werden. Wurden sie als Ungleiche geboren, in Bezug auf biologische oder soziale

Ausstattung, müssen die Kräfte der sozialen Kohäsion dazu benutzt werden, sie gleich aussehen zu lassen. Die Prämisse der Gleichheit verhindert Differenzierungen, und die Individuen können nicht nach der Entwicklung streben, welche unter ihren individuellen Umständen die beste für sie sein könnte. Sie haben immer so wie die anderen auszusehen und zu sein. Das amerikanische weiße Kind, dem zu Hause immer implizit gelehrt wurde, dass alle gleich seien, ist erschreckt, wenn es zum ersten Mal einem farbigen Kind begegnet, vor allem, weil seine Eltern sich unbehaglich fühlen. Die Prämisse der Gleichheit ist umgestoßen, und daher sind eine Anzahl von Vorkehrungen zu treffen, um die Unterschiede zu rationalisieren; Vorurteile und Diskriminierung sind das Endresultat.

In dieser Hinsicht unterscheidet sich Amerika radikal von Ländern wie zum Beispiel der Schweiz. Beides sind Republiken; beide haben kein Kastensystem; beide glauben an Freiheit und Gleichheit. Doch die Schweiz bewertet die Freiheit höher, was die Vorstellung einschließt, dass Leute unterschiedlich sind, dass sie sich ihren persönlichen Neigungen nach entwickeln und dass solche Differenzierung wahrscheinlich dem Individuum den größten Vorteil bringt. Die Schweiz wurde damit zu einem Land, in dem die größten Unterschiede hinsichtlich des Glaubens, der Religion und der Sprache zusammengeführt und toleriert worden sind. In Amerika steht demgegenüber Gleichheit vor Freiheit (de Tocqueville 1946).

Dies wird durch verschiedene Methoden erreicht. Als Erstes und vor allem gewähren Schule und Staatsuniversitäten Bildung für alle. Der Kult des »Durchschnittsmenschen« in Zeitungen, Radio und Filmen spottet implizit allen idiosynkratischen Entwicklungen. Wenn eine Einrichtung Beiträge für wohltätige Zwecke herauslocken möchte, wird die Erhaltung des »typischen amerikanischen Heims« als Köder benutzt. Man ruft eher John und Jane Does »durchschnittliches Verhalten« als Beispiel an, als sich auf Leute aus der obersten Etage der Nation zu beziehen. Die gleiche Methode wird beim Verkauf von Hausmöbeln, Autos und Ähnlichem angewandt. Die »Männer von Rang und Namen«, deren Image in der Werbung benutzt wird, unterscheiden sich überdies nicht von anderen Männern; sie sind nur erfolgreicher und »Luxusausgaben« des Durchschnittsmenschen. Man ist vorsichtig darauf bedacht, die äußere Erscheinung aller Amerikaner gleich zu halten. Der Leser mag an einen im Jahre 1810 vorgeschlagenen Zusatzartikel zur Verfassung erinnert werden, der Adelstitel abzuschaffen suchte, oder, in einer ganz anderen Sphäre, an die amerikanische Art, sich anzuziehen: Äußerlich ist es fast unmöglich, aufgrund der Kleidung festzustellen, welcher Schicht ein Amerikaner angehört. Die Einwanderungsgesetze sind ein weiteres Beispiel für die gleiche Tendenz. Für die stufenweise Akkulturation von Immigranten wurden gesetzliche Bestimmungen geschaffen, die eine fünfjährige Warteperiode vorschreiben, bevor der volle Status eines Staatsbürgers beantragt werden kann; dann muss eine Prüfung bestanden werden, bevor einem Individuum die Staatsbürgerschaft anerkannt wird. Solch eine Prüfung liefert einen Schutzschirm all denen gegenüber, die nicht lesen, schreiben oder die amerikanischen Ideale verstehen können; mit anderen Worten, es wird geprüft, ob die Kandidaten als Gleiche akzeptiert werden können oder nicht.

Die Prämisse der Gleichheit ist in Amerika in mancher Weise mit der Handhabung von funktioneller Autorität verbunden. Autorität haben Komitees oder andere Leitungsgruppen inne, und diese Körperschaften bestimmen die Angelegenheiten der Politik. Minoritäten sind gewöhnlich in diesen Führungsgruppen repräsentiert und, obwohl sie beim Politikmachen eine Stimme haben, werden sie niemals das Mehrheitsvotum erlangen. Diese Komitees erringen wegen ihrer Heterogenität öffentlichen Respekt, und der individuelle Bürger wird sich ihren Ansichten beugen. Wann immer ein Amerikaner mit einer personifizierten Autorität, wie etwa einem Polizeibeamten oder einem anderen Justizbeamten, in Kontakt kommt, sind die gezeigten Einstellungen für Europäer schwer zu verstehen. Kurz gesagt: Der Polizist ist gleichzeitig eine soziale Autorität und menschlich ein Gleicher. Der gemeinsame Nenner dieser zwei gegensätzlich erscheinenden Ideen ist die Vorstellung vom Polizisten als einem anderen Burschen, der seinen Job macht. Innerhalb der Grenzen dieser Prämisse kann ein gewisses Maß an Humor auftreten, und sogar starke Meinungsverschiedenheiten können ausgedrückt werden. Eine ähnliche Situation kann man in Büros antreffen, wo das Verfahren »sassing the boss« genannt wird, womit das wohlwollende, freundliche Necken des Verantwortlichen wegen seiner Funktion als Autorität gemeint ist. Sobald ein Mann als eine Autorität etikettiert ist, wird er ungleich, und jede Anstrengung muss unternommen werden, ihn in den Schoß der Gruppe zurückzubringen und ihn wieder gleich zu machen.

Sozialität

Sozialität oder der Hang, soziale Gruppen zu bilden, hat seine Wurzeln im Herdeninstinkt des Individuums. In Amerika wird diesem Gruppenbedürfnis vorrangige Anerkennung eingeräumt. Tatsächlich hat das zu einer Lebenskultur geführt, die sich deutlich von bestimmten ausländischen Zivilisationen unterscheidet, welche für die Entwicklung von Objekt-Systemen sorgen. Zuerst klingt diese Aussage paradox, insofern Amerika für seinen technischen Genius und den Gebrauch von Maschinen in jeder Lebenslage bekannt ist. Auf den zweiten Blick jedoch kann man diesen Widerspruch verstehen. Man betrachte zum Beispiel die Art, in der Maschinen in Amerika behandelt werden: Ein Auto wird schonungslos benutzt, bis es ausgetauscht werden muss. Schreibmaschinen, Pferde und Autos werden an Nachbarn und Freunde verborgt, und an irgendwelche Gegenstände werden keinerlei Besitzgefühle gebunden. In Amerika ist das Objekt wirklich dem Leben dienstbar. Europäer haben im Gegensatz dazu weniger Respekt vor dem Bedürfnis des Individuums nach Expansion und Handlung, aber großes Interesse daran, unbelebte Dinge zu schützen. Das Bewachen von Kunstwerken, Möbeln, Büchern, Häusern und Kirchen wird wirklich den Bedürfnissen des Individuums vorangestellt. Diese Tatsachen treten klar zutage, wenn amerikanische Familien mit Kindern ihre europäischen Verwandten besuchen. Der amerikanische Jugendliche, der in ein europäisches Haus eingeführt wird, wird als unerzogen betrachtet, wenn er die Möbel des Hauses ramponiert und verschleißt und dabei den ganzen prahlerischen Überschwang der Jugend zur Schau stellt, der auf seiner Seite des Atlantiks mit Toleranz akzeptiert wird.

In Amerika wird der Prozess des Lebens und des Umgehens mit anderen als Ziel an sich gesucht. Amerikaner behandeln andere immer als Menschen, während Europäer andere Menschen in vielen Situationen wie Objekte behandeln oder so, als ob sie nicht existierten. Ungeachtet seines Berufes oder des Jobs, den ein Individuum in Amerika ausführt, seine Vorgesetzten oder Untergebenen werden ihn immer wie ein Individuum behandeln. Solch eine Haltung weist darauf hin, dass in den Köpfen der Menschen ein Bewußtsein darüber existiert, dass Personen Familien haben, leben wollen und eine bestimmte Umgebung brauchen, um zu überleben. Kurz gesagt: In Amerika sind Menschen immer Menschen; sie werden niemals zu Maschinen oder Tieren. Die Tatsache, dass das Leben hochgehalten wird, wird weiter von den vielen ausgezeichneten Einrichtungen zur Lebensrettung in Notfällen bestätigt; Mitglieder der Polizei und der Feuerwehr, Rettungsschwimmer an öffentlichen Stränden, Mitglieder der Küstenwache und die bewaffneten Streitkräfte sind ausgebildet, Leben zu respektieren und zu retten. Während des Zweiten Weltkrieges war der medizinische Dienst der USA denen der anderen Nationen weit überlegen, was die Rettung des Lebens verwundeter Soldaten und ihre Rehabilitation im Zivilleben betrifft. Keine Ausgabe wird gescheut, wenn eine Person gerettet werden muss. Zuzüglich zu diesen Notfallmaßnahmen gibt es in den USA all jene Bildungsinstitute, öffentlichen Gesundheitsbewegungen, Versicherungsgesellschaften, den schulärztlichen und -zahnärztlichen Dienst, die alles in ihrer Macht Stehende tun, um Gesundheit zu bewahren und ein langes Leben zu fördern.

Die Behandlung von Personen als Individuen scheint ein Ausdruck der Tatsache zu sein, dass jede Person ein Repräsentant und Mitglied einer Gruppe ist, und die Gruppe übernimmt die Verantwortung für das Individuum. Beleidigung einer Person ist eine Beleidigung der Gruppe. Der Amerikaner hält sich an die Entscheidungen der Gruppe und erkennt sie als letzte Autorität an. Während es in einem patriarchalischen System ausreicht, den Regeln des Chefs treu zu bleiben, um ein Mitglied der Gruppe zu sein, ist es in einem System von Gleichen notwendig, vielen zu gefallen. Das ist die Bedeutung von Konformität.

Konformität ist eine Überlegung, die praktisch in jedermanns Kopf anzutreffen ist. »Das kann man nicht machen«, »Das wird nicht gemacht« und »Er ist unmöglich« sind Beispiele von Aussagen, die zeigen, wie sehr man sich damit beschäftigt, nicht abzuweichen. »Mit den Jones mithalten« ist eine Aktivität der Konformität, welche das soziale Leben durchdringt, das Kaufen von Häusern, Automobilen und Haushaltsgeräten, und es veranlasst Leute, Klubs beizutreten, Wohlfahrtsorganisationen zu spenden und ihre Zeit einer guten Sache zu widmen. Die eigenen Handlungen denen der anderen anzupassen, hat aber immer einen konkurrierenden Unterton. Während der Amerikaner seine Aktionen denen der anderen anpasst, ist er zur gleichen Zeit damit beschäftigt, »größere und bessere« Dinge zu tun. Folglich sind in Amerika Konformität, Konkurrenz und Gruppenmitgliedschaft immer gemeinsam anzutreffen.

Um die Mitgliedschaft in der Gruppe aufrechterhalten zu können, muss der Amerikaner gesellig sein. Der Wert der Geselligkeit hat seine Wurzeln in beträchtlichem Maße in den Lebensumständen der ersten Siedler und Pioniere, die zum Teilen gezwungen waren, um sich selbst gegen eine feindliche Umgebung zu schützen; daher war das Auskommen mit einer Gruppe wesentlich, um zu überleben. Außerdem war Geselligkeit in mancher Weise Ersatz für die erweiterte Familie, die häufig für den Amerikaner nicht verfügbar war. Entweder lebten die Familienmitglieder weit auseinander und verstreut über den Kontinent, oder ein Teil der Familie war in Europa geblieben. Im Laufe der Zeit wurde daher Geselligsein ein nationales Merkmal. Heute ist es im Wesentlichen mit dem Verhalten der Mittelklasse verbunden, das eng mit den nationalen Charakteristika der Amerikaner identifiziert ist. Der Wert, der sanftem Funktionieren, einer freundlichen Fassade, wenig Heftigkeit und der Vermeidung von tiefem Involviertsein beigemessen wird, sowie die Bereitschaft, sich von bestehenden Beziehungen zu lösen und neue menschliche Beziehungen einzugehen, kann als Umgänglichkeit bezeichnet werden. In Amerika wird dieses Persönlichkeitsmerkmal häufig als eines der wichtigsten Kriterien angenommen, um Anpassung zu bewerten.

Der Amerikaner fühlt sich unsicher, wenn er allein ist. Alleingelassen zu werden ist eine Situation, die sorgfältig vermieden wird; Mädchen begleiten einander zu den Toiletten oder zum Kaffee am Nachmittag, und Mädchen und Jungen haben Zimmerkameraden, leben selten allein und verabreden Doppelrendezvous. Nicht nur die Toilette, das Essen und die sozialen Gewohnheiten porträtieren diese Tatsache, sie kann ebenso im Arrangement der Häuser oder der Struktur von Erholungsorten beobachtet werden. In Amerika werden die Häuser nah beieinander gebaut, sogar wenn die Eigentümer sich gut viel größere Parzellen leisten könnten. In öffentlichen Parks und an den Stränden schließt sich der eine dem anderen an, und eine Gruppe fühlt sich von der anderen angezogen, alle vermeiden Isolation. Der ausländische Reisende, der mit offenen Augen die amerikanische Szene inspiziert, wird erstaunt sein über die öffentlichen Anlagen, die geschaffen worden sind, um Geselligkeiten zu fördern und Platz dafür zur Verfügung zu stellen. Von den Nationalparks zu den Picknickplätzen und Spielplätzen in kleineren Gemeinden, von den Parkanlagen in den Städten Neuenglands zu den öffentlichen Plätzen der westlichen

Großstädte, es gibt immer Einrichtungen, die es den Leuten ermöglichen, einander zu treffen. Farmhallen und Wohngebäude sind mit Versammlungsräumen für bestimmte Gruppen und deren soziale Zusammenkünfte ausgestattet. In ähnlicher Weise treffen Staats- und Bundesregierung Vorkehrungen für kalendarische Feste wie Erntedankfest, den 4. Juli, Labour Day, Memorial Day und ähnliche, die eine Gelegenheit für Familientreffen oder größere Gruppenzusammenkünfte bieten. Kurz gesagt, Amerikaner reisen immer in einer Gruppe. Ein Mangel an Kameraden ist ein Zeichen davon, dass man nicht weiß, wie man Freunde gewinnt, und nicht gesellig ist. In Amerika schließt man sich anderen an, um den Eindruck von Beliebtheit zu erwecken, und wenn man beliebt ist, findet man viele Freunde. Diese zerstreuen sich natürlich, wenn das Barometer der Popularität fällt. Dieses amerikanische Konzept von Beliebtheit steht in Gegensatz zu dem Konzept von Freundschaft in Europa; dort kommt der Test für wahre Freundschaft, wenn Unbillen und schwierige Situationen Kameradschaften überleben lassen.

Die amerikanische Form von Umgänglichkeit, die wir »Sozialität« genannt haben, findet ihren Höhepunkt auf der Cocktailparty. Jeder ausländische Reisende ist verwirrt, wenn er an dieser eigentümlichen großstädtischen Einrichtung zum ersten Mal in seinem Leben teilnimmt. Der erste Eindruck, den er erhält, ist, dass alle oder die meisten der Teilnehmer leicht berauscht sind. Dann wird er merken, dass Alkohol dem Amerikaner erlaubt, seine Muster der Geselligkeit zu unterstützen. Handlungen, die in einer sozialen Situation sonst missbilligt würden, werden akzeptabel, wenn sie unter Einfluss von Alkohol ausgeübt werden. Solches Verhalten ist charakterisiert durch Muster gesteigerter Vertraulichkeit, ob sie nun aus Zudringlichkeit gegenüber einem Vertreter des anderen Geschlechts besteht oder ob sie sich in gesteigerter, dicker Freundschaft mit einem Geschlechtsgenossen ausdrückt. Zusammen betrunken gewesen zu sein besiegelt Freundschaft und sichert größere Beliebtheit. Folglich finden sich auf einer Cocktailparty eine große Menge von Leuten, die sich alle bemühen, beliebt zu sein, ein paar Sätze mit einer Person sprechen und dann zur nächsten weitergehen. Viele Leute verabscheuen Cocktailpartys, aber die meisten nehmen begierig daran teil. Es ist ein Ort, an dem Informationen ausgetauscht werden, Beliebtheitsraten werden erstellt, neue Bekanntschaften gemacht, und der allgemeine Status als Mitglied der Gruppe wird bestätigt.

Der Gastgeber, der die Party gibt, unternimmt üblicherweise ein »soziales Bemühen«, um seine Position zu verbessern, indem er in neue Kreise einbricht und mehr interessante Leute kennenlernt. Soziales Bemühen, was in Amerika hoch geschätzt wird, bezeichnet den Versuch des Individuums oder der Gruppe von Individuen, durch eine Art Wahlkampf Stimmen zu erringen. Dieses soziale Bemühen durchdringt nicht nur das gesellschaftliche Leben, sondern ist auch im Geschäftsleben und in der Politik zu finden. Der Kandidat in der Politik verbindet Klugheit mit Geselligkeit, und der Verkäufer zeigt eine Kombination von freundlichem Zwang und dem Bedürfnis, beliebt zu bleiben. Der Wert solchen sozialen Bemühens wird inoffiziell in Schulen und im Erholungssystem Amerikas betont und durch Pamphlete, Bücher und freundliche Ratschläge darüber kommuniziert, wie man einer Vereinigung beitritt, wie man Mitglied eines Klubs wird, wie man sich einer exklusiven sozialen Clique anschließt und »wie man Freunde gewinnt und Leute beeinflusst« (Carnegie 1936). Soziales Bemühen kann nachgewiesen werden, wenn man den Beliebtheitswettbewerb bei Verabredungen und Tanzveranstaltungen in der Highschool gewinnt, wenn man als bestangezogene Frau des Jahres ausgerufen wird oder einfach durch »Making the papers«[3].

In dieser beständigen Atmosphäre des Kampfes auf allen Lebenswegen wird der Ausländer wahrscheinlich die Hinweise auf Vertraulichkeit und Intimität missverstehen. Oberflächliche und stilisierte Floskeln im Umgang miteinander werden von Ausländern als tieferes, persönliches Interesse interpretiert. Tatsächlich sind solche Floskeln nur als Ermutigung für den Fremden gemeint, zwanglos an den Zusammenkünften teilzunehmen und damit zur Popularität seines amerikanischen Gastgebers beizutragen. Auf der anderen Seite wird die Gewohnheit des Ausländers, keine derartigen Floskeln im geselligen Miteinander von sich zu geben, von Amerikanern als arrogant oder feindselig interpretiert. Der Amerikaner, der sich solcher Hinweise auf der Handlungsebene äußerst bewusst ist, vergisst, dass sich der Europäer darüber weniger bewusst ist. Der Europäer kompensiert sein Nichtwahrnehmen, indem er in seine eigenen Überlegungen alle stilisierten Fingerzeige einschließt, die von Objekten, den Habseligkeiten, der Kleidung und anderen persönlichen Ausdrucksweisen herstammen und einer Situation innewohnen; der Amerikaner ist sich ihrer gewöhnlich weniger bewusst. Das gesellige Zusammentreffen von Europäern und Amerikanern ist im Ganzen gesehen ein herrliches

Beispiel dafür, wie die gleichen Geschehnisse in verschiedener Weise interpretiert werden, weil zwei Personen nicht das gleiche Kommunikationssystem besitzen.

Der gruppenorientierte Amerikaner ist sich seines eigenen Status innerhalb der Gruppe sehr bewusst, er ist sich aber weniger des Status seiner Gruppe als Ganzes unter anderen Gruppen bewusst. Das Umgekehrte trifft auf den Europäer zu. Der Amerikaner weiß normalerweise sehr genau, ob seine Mitbürger zu ihm aufsehen oder auf ihn herabschauen, und für ihn ist es wichtiger, gemocht zu werden, als selber zu mögen. Diese feinfühlige Antwort auf die Anerkennung des Status ist teilweise das Ergebnis des amerikanischen Systems, das eine Person in die Lage versetzt, seine Gruppe zu wechseln, wenn sie das tun möchte. Solch ein Wechsel kann »soziale Mobilität« genannt werden (Warner et al. 1949). Eine Person, welche die Spitze ihrer eigenen Gruppe erreicht hat, kann der in der Hierarchie des Prestiges nächst höheren Gruppe beitreten, und in umgekehrter Richtung wird einer Person ebenso gestattet, durch eine Senkung des Lebensstandards abzusteigen. Das Individuum, das »on the make«[4] für einen höheren Grad von Prestige ist, erreicht sein Ziel, indem es verschiedenen Vereinigungen, Klubs oder Logen beitritt; man kann in eine bessere Gegend umziehen, sich ein größeres Auto kaufen oder versuchen, in eine eher exklusive soziale Clique einzubrechen. Soziale Mobilität ist ein akzeptiertes Phänomen, und wer immer es schafft, in eine neue Gruppe hineinzukommen, wird wegen seines sozialen Erfolges bewundert. Diese Tatsache stellt sich klar in den Berichten dar, welche die Bewertung von Bewerbern für Büros, Schulen und Klubs betreffen. Entscheidungen werden nicht allein zugunsten der Fähigkeit voranzukommen gewichtet. Im Großen und Ganzen ist sicher festzustellen, dass die sozialen Aufsteiger eine größere Gewandtheit hinsichtlich sozialer Techniken besitzen und vor allem sehr versiert im Gebrauch und der Anwendung von Geselligkeit sind (Ruesch 1948c, 1949a).

Das grundlegende Bedürfnis des Amerikaners, sich in einer Gruppe zu bewegen, und seine Sorge um den geselligen Umgang miteinander haben zu einer weitreichenden Organisation und Differenzierung innerhalb der Gruppe geführt. Von frühester Kindheit an wird dem Kind beigebracht, ein Mitglied eines Teams zu werden; Baseball, Football und Basketball sind Trainingsgrundlagen für spätere Forschung in der Wirtschaft und für Militärteams, während Bruderschaften und

Logen im Bereich der Erholung oder Stadtversammlungen und andere Organisationen auf politischer Ebene die nötige Ausbildung zur Teamarbeit schaffen. Jeder Amerikaner weiß, wie er sich zu verhalten und in die Organisation einer Gruppe einzupassen hat. Anpassung an die Gruppe und Mitarbeit im Team bringen dem Individuum deutliche Vorteile. Die Gruppe beschützt ihre Mitglieder, wenn sie Ärger mit den Mitgliedern anderer Gruppen bekommen oder wenn Krankheit oder Unglück sie trifft. Die Art der Erleichterung, die ein Engländer aus dem Wissen schöpfen würde, dass das Gerichtswesen und die Polizei auf Gesetz und Ordnung achten, schöpft der amerikanische Staatsbürger aus dem Wissen, dass die Gruppe ihn stützen wird und, wenn nötig, Druck ausüben wird, um ihn zu schützen. Deshalb wird kein Amerikaner Ausgaben und Mühen scheuen, einem Team beizutreten und sich selbst dessen übergeordnetem Ziel zu unterstellen, um im Gegenzug eine gewisse Sicherheit vom Team zu erwarten, weil man mit ihm »Ball gespielt« hat.

Erfolg

In Amerika ist Erfolg der Maßstab, an dem der Wert eines Individuums gemessen wird. Er ist das Ergebnis von Anstrengung, Initiative und Glück (Kluckhohn a. Kluckhohn 1947). Wir benutzen das Wort Maßstab, weil in der Praxis der Erfolg eines Individuums nur bewertet werden kann, indem man ihn mit dem Erfolg der anderen vergleicht; für diesen Zweck werden äußere, quantifizierbare Maßeinheiten benötigt. Wenn ein Individuum letztlich von seinen Altersgenossen als erfolgreich etikettiert wird, bedeutet das, dass »alles seinen Weg geht«.

In Amerika lässt sich die überwiegende Motivation für das Streben nach Erfolg im Versuch des Individuums finden, seine eigene Zukunft gegen den Skeptizismus anderer zu schützen. Auf einer tieferen psychologischen Ebene ist sie verbunden mit dem Bedürfnis nach Anerkennung von Gleichaltrigen und Gleichen und mit dem Drang nach Ellbogenfreiheit. Unnötig zu sagen, dass die historischen Wurzeln dieses nationalen amerikanischen Ideals in Bedingungen zu finden sind wie den offenen Grenzen, den unbegrenzten Möglichkeiten und der industriellen Revolution. In einer Gesellschaft mit fließenden Grenzen war Erfolg die einzige Maßeinheit, mit der Altersgenossen die Position eines Menschen innerhalb seiner Gruppe einschätzen konnten. Deshalb wurde der Erfolg, egal womit er begonnen hatte, die Basis, auf der Respekt und Vertrauen von anderen gesichert werden konnten. Zur gleichen Zeit stärkte die Vorstellung, erfolgreich gewesen zu sein, die Selbstachtung eines Individuums, während einiges an Selbstvertrauen nötig war, den Erfolg herbeizuführen. Dieser Circulus vitiosus ist bestens dargestellt in dem Satz »Nichts ist so erfolgreich wie der Erfolg«.

Das pilzartige Wachsen des Erfolgs hat eine fatale Attraktivität und eine ansteckende Wirkung auf andere. »Denn wer da hat, dem wird gegeben, und er wird die Fülle haben; wer aber nicht hat, dem wird auch, was er hat, genommen« (Matthäus XXV: 29). Der Amerikaner wird um des Erfolgs willen spielen, er wird beim Pferderennen wetten und an der Börse spekulieren, am Gold- und Uranrausch beteiligt sein, in Wagnisse aller Art investieren, sogar mit dem Risiko, einer von vielen zu sein, die dabei untergehen. Aber wenn er gewinnt, ist er ein »gemachter Mann«, der seinen Altersgenossen vorführt, dass er Unterdrückung und Ausbeutung hinter sich gelassen hat, und der Aufmerksamkeit und Bewunderung seiner Zeitgenossen Wert ist, und dass man ihm zutrauen kann, Dinge zu einem erfolgreichen Abschluss zu bringen.

Der Hang, Handlungen und Dinge in quantitativer Form zu bewerten, ist eine so starke Neigung der Amerikaner, dass sie selbst darüber lachen. Man kann spekulieren, dass die Wurzeln der Quantifizierung in der Situation der Pioniere zu finden sind: Ohne irgendeine Information über den Charakter oder die Persönlichkeit eines Siedlers, brauchte man nichtsdestoweniger dringend seine Hilfe. Da man Aussagen aus dem Munde eines Fremden nicht trauen konnte und weil die Pioniere häufig einen unterschiedlichen Hintergrund hatten, war der notwendige Maßstab, um eine Person einzuschätzen, nicht gleich. Um Missverständnissen vorzubeugen, mussten objektive und quantifizierbare Begriffe benutzt werden, und damit wurde die Position eines Menschen viel mehr von seinem messbaren Erfolg als von Konvention und Tradition bestimmt. Die Tendenz zur Quantifizierung wurde darüber hinaus von der gesamten wirtschaftlichen Richtung der westlichen Kultur gefördert, vom Aufschwung des Handels und von der industriellen Revolution mit ihrer Betonung der Geldwirtschaft. Die Anwesenheit einer großen Immigrantenbevölkerung und der ständige Wechsel sozialer Gewohnheiten, die aus der Akkulturation und der sozialen Beweglichkeit resultierten, ließen eine Gesellschaft entstehen, in der viele Individuen unter sozialen Bedingungen lebten, in denen die bedeutendsten Prämissen grundlegend anders waren als in der Gesellschaft, in der sie aufgewachsen waren. Die Verschiedenheit von Prämissen und Kommunikationsmitteln hat die Wirkung, das Individuum zur einfachsten möglichen Aussage zu führen, der Aussage über Quantitäten.

Nachdem der Hang zur Quantifizierung erst einmal eingeführt war, wurde diese Tendenz selbstverstärkend. Es gab nicht mehr länger Personen, die nicht in der Lage waren, einen gemeinsamen Nenner zur Übereinkunft über Werte zu finden; stattdessen konnte sich jeder Fremde, der einem anderen Fremden gegenüberstand, auf das stillschweigende Einverständnis verlassen, dass Handlung und Leistung in quantitativen Begriffen zu bewerten waren. Diese geteilte Prämisse wurde nach und nach kulturell standardisiert, und in ihrer abstraktesten Form wurde sie ein System der Interpretation und Evaluation im Bereich der Kommunikation. Unnötig zu sagen, dass die quantifizierende Haltung auf die Amerikaner im sozialen Umgang miteinander einen Druck ausübt, der weiter dazu tendiert, die quantifizierbaren Aspekte zu maximieren.

Es gibt keinen Grund anzunehmen, dass der menschliche Organismus ein instinktives Bestreben in Richtung Quantifizierung hat. Was wir über den Hintergrund von Säugetieren wissen, weist tatsächlich eher darauf hin, dass Säugetiere Optima statt Maxima in den mannigfaltigen Bedingungen, die sie benötigen, erstreben. Diese Optima sind Elemente, die so komplex sind, dass ihre Leistung nur in Parametern gemessen werden könnte, die viel abstrakter sind, als die normalerweise im täglichen Leben benutzten. Deshalb trat die Möglichkeit der Maximierung von Variablen erst auf, als menschliche Wesen anfingen, Druck auf Individuen auszuüben, damit diese in einer bestimmten Art unter Missachtung ihrer eigenen instinktiven Bedürfnisse handeln.

Die Maximierung von quantifizierbaren Variablen tritt in frühester Kindheit auf. Amerikanische Eltern fordern stillschweigend von ihren kleinen Kindern, dass sie schwerer, größer, stärker und gescheiter sind als andere Babys. Liebe wird an Bedingungen geknüpft, und nur, wenn das Baby früher spricht und geht und »klüger« ist als andere Babys, wird es mehr Liebe erhalten als diejenigen, die im Trachten nach Erfolg zweiter oder letzter sind. Das amerikanische Kind hat das

Problem, Leistungen in einer Form zu erbringen, die so nachweislich und so überzeugend sein sollten, dass die Eltern seinen Forderungen zustimmen müssen. Die offensichtliche und natürliche Lösung dieses Problems ist für das Kind, die quantitativen Hinweise von den Eltern zu übernehmen. Wenn es älter wird, wird es mit seinen Schulnoten angeben und damit, wie wenig Anstrengung es gekostet hat, sie zu erlangen, wie viele Male es der Länge nach durch das Schwimmbassin geschwommen ist und wie viel Geld es beim Zeitungverkaufen verdient hat.

Der Elternteil oder Leiter sieht sich einem ähnlichen Problem gegenübergestellt, insoweit er Wertvorstellungen finden muss, die Einverständnis bei mehreren Personen hervorrufen sollen, von deren Wertsystem anzunehmen ist, dass es sich von seinem eigenen unterscheidet. Wenn zum Beispiel ein öffentlicher Sprecher wünscht, dass eine bestimmte Politik akzeptiert wird, hat er die Aufgabe, die anderen dazu zu bringen, diese Politik ebenfalls zu wünschen, auch wenn ihre Beweggründe verschiedener Art sein mögen. In solch einer Situation muss das bloße Einverständnis über Politik geteilt werden, und alle die Ideen, die den Ausgang unklar machen könnten, müssen ausgeblendet werden. Das bedeutet, dass die vorgeschlagene Politik abgetrennt werden muss von der komplexen Matrix der idiosynkratischen Annahmen und Erwartungen jedes Individuums. Das Ergebnis mag ein Slogan sein, oder es kann eine Liste von einzelnen Zielen sein, oder es kann eine einfache quantitative Aussage sein, der alle zustimmen können. Folglich entsteht aus dem Prozess, ein Meinungsspektrum auf eine einzelne Aussage zu reduzieren, die Tendenz, Handlungen zu quantifizieren, was das ganze amerikanische Leben beeinflusst.

Ein universeller Index des Erfolgs eines Individuums ist sein Einkommen, Eigentum oder andere Anzeichen von Reichtum. Demgemäß reden die Amerikaner eher von dem »Fünfzehnhundert-Dollar-Pelzmantel« oder dem »Vierzigtausend-Dollar-Haus«, als dass sie die Art des Pelzmantels oder Hauses beschreiben, von dem sie reden. Desgleichen steigt das Ansehen einer Person mit dem Lohn, und die Amerikaner sprechen von einem »Zwanzigtausend-Dollar-pro-Jahr-Job«. Wenn ein Individuum einen Erfolg in der Verwaltung oder in der Technik erzielt, und seine Verantwortlichkeiten werden mit einem guten, aber keinem Spitzengehalt entlohnt, ist es üblich, das gewonnene Ansehen in Geldmaßstäbe zu übersetzen, indem man sich vorstellt, welche Art von finanzieller Stellung er beanspruchen könnte. Ihm wird aber Anerkennung dafür gegeben, dass er diese Position nicht einfordert, falls er es so vorzieht. Ein Außenminister, zum Beispiel, wird nicht so sehr geachtet, weil er ein Außenminister ist, sondern weil er, falls er seine Stellung aufgeben sollte, den Vorsitz eines Aufsichtsrats oder die Position des Präsidenten einer Industrie- oder Treuhandgesellschaft beanspruchen könnte und dann ein Vielfaches des Gehaltes, das er in Staatsdiensten erhält, bekommen würde.

Die tatsächliche Leistung ist nicht der einzige Aspekt von Erfolg, der für Amerikaner zählt. Solange jemand nach Erfolg strebt, solange er Anstrengungen unternimmt, ist er ein Pfundskerl. Dieses Streben muss sanft, beiläufig und schlau sein, und die Mühe darf nicht sichtbar sein. Die Absicht, nach Erfolg zu streben, ist eine sozial akzeptierte Motivation, während Triebbefriedigung als solche abgelehnt wird. Es ist einem Amerikaner zum Beispiel uneingeschränkt erlaubt zu sagen, dass er einem Logensystem, wie den Rotariern, Lions, Masons, Moose oder Elks, oder einer kirchlichen Gruppe beigetreten ist, um sich zukünftiger Erfolge zu versichern. Desgleichen wird ein Junge nicht so sehr um des Lernens willen auf ein College geschickt, sondern um eine Gelegenheit zu haben, Kontakte zu anderen Jungen aus prominenteren Familien zu knüpfen, die als Sprungbrett für Erfolg betrachtet werden. Während ein Mann, der erfolgreich ist, das Objekt von Konkurrenz und Neid wird, geben die schon Erfolgreichen demjenigen, der anfängt und der sich stark bemüht, eine Chance und helfen ihm. »Es schadet nicht, es zu versuchen« ist ein Schlagwort, das in Amerika die Anerkennung von Bemühungen beschreibt.

Es gut zu machen, ist eine relative Leistung; und wie man so sagt, sollte man nicht »in der falschen Liga Ball spielen«. Diese Definition von Erfolg schließt implizit klar ein, dass Erfolg von der Stellung einer Person vis-à-vis seiner Altersgenossen zu beurteilen ist, und nicht vis-à-vis solcher Leute, die zu einer anderen Gruppe oder sozialen Klasse gehören. Sobald Erfolg bewirkt hat, dass sich eine Person merklich von ihren Altersgenossen unterscheidet, muss sie einer anderen Liga beitreten, um den Wettbewerb mit Gleichen fortzusetzen. Diese traditionelle Regel ist klar veranschaulicht im Management von Baseballigen, der Art von Wohnviertel, welches die Leute wählen, oder der Art von Klubs, denen sie beitreten. Es ist offensichtlich, dass Erfolg ansteckend ist und dass bei seinem Erscheinen jedermann bereit ist, auf den fahrenden Zug aufzuspringen. Dieser Effekt scheint ein menschliches Charakteristikum zu sein und nicht allein ein Charakterzug der Amerikaner.

Der Zweck heiligt die Mittel, und Erfolg rechtfertigt erbarmungslose und scharfe Praktiken. Wenn sich eine Gelegenheit abzeichnet, wird automatisch die Herausforderung empfunden, sogar dann, wenn das Annehmen dieser Herausforderung einen mit dem Gesetz in Konflikt bringen könnte; aber wenn eine Person dabei erwischt wird, wie sie sich einen unerlaubten Vorteil verschafft, wird sie als Versager betrachtet. Die Betonung liegt deswegen nicht darauf, was er tut, sondern darauf, ob die anderen ihm erlauben, damit davonzukommen. Selten wird ein amerikanischer Gangster für das Verbrechen, das er begangen hat, verklagt (Taft 1943). Gewöhnlich wird er nicht deswegen gefasst, weil er Bordells unterhält oder Drogen oder Alkohol geschmuggelt hat, sondern wegen Hinterziehung der Einkommensteuer: Er wird eingesperrt, weil er sich nicht an die Spielregeln gehalten hat, aber nicht notwendigerweise für seine Hauptstraftat.

Die Tatsache, dass Erfolg ein Ziel an sich ist und dass Gewinnen wichtiger ist als die Methoden, die benutzt werden, um dies zu schaffen, wird durch eine Klassengesellschaft ermöglicht, die vertikale Mobilität zulässt (Warner et al. 1949), wo Meisterschaft häufig nur eine Begleiterscheinung des Erfolges ist. Im Gegensatz dazu fördert eine Kastengesellschaft mit ihren Begrenzungen des Erfolgs und der sozialen Mobilität Meisterschaft und Virtuosität als Zweck an sich (Spengler 1923; Toynbee 1947). Das Ergebnis dieser Tendenz kann an der Tatsache festgemacht werden, dass fast alle Künstler und geschickten Arbeiter in Amerika von unmittelbarer europäischer Herkunft sind und dass in Amerika ausgebildete Arbeiter nur bis zu dem Punkt nach Meisterschaft streben, wo der Erfolg sicher ist. Amerikanische Häuser werden zum Beispiel nur für die Dauer einer Generation gebaut. Das Bauen von Häusern in ihrer strukturellen und ästhetischen Erscheinung wird von den momentanen Bedürfnissen bestimmt. Ein Haus zu bauen, das hunderte von Jahren überdauern soll, würde in Amerika als Narretei angesehen werden. In Europa ist ein hoher Grad von Perfektion in Philosophie, Kunst und Kunsthandwerk zu finden, weil die rigiden Klassenstrukturen keine soziale Beweglichkeit gestatten. Stattdessen ist die Beherrschung einer Fertigkeit eine der Leistungen, mit der das Individuum Befriedigung gewinnen kann. In Amerika ist der Erwerb einer Fertigkeit ein Mittel zur Sicherung von Erfolg, und Erfolg wird als die Essenz des Trachtens nach Glück angesehen.

Die Amerikaner haben eine reiche Mythologie über Leute, die ihr Glück gemacht haben: Die Mythen der Fords, Rockefellers und Carnegies idealisieren freien Unternehmergeist und die Chance des armen Mannes, reich und mächtig zu werden. Die Bewunderung von Erfolg ist aber verbunden mit der Verurteilung der üblen Praktiken der Räuberbarone. Die Öffentlichkeit ist jedoch bereit, ein Auge gegenüber fragwürdigen Praktiken zuzudrücken, wenn das Verhalten eines erfolgreichen Mannes später durch gute Taten gemildert wird, Spenden für wohltätige Zwecke, die Gründung von Stiftungen und anderen öffentlichen Institutionen. Im Gegensatz zur Bewunderung, die für diese Persönlichkeiten des Geschäftslebens gezeigt wird, zeigt der Respekt für einen Washington, einen Jefferson oder einen Lincoln uneingeschränkte Bewunderung für ihren Erfolg und ihre Zurückhaltung beim Gebrauch von Macht. Dies ist nicht die Verehrung des freien Unternehmergeistes oder des Machers, sondern vielmehr ein Ausdruck der Bewunderung des rauen Individualismus. Eine ähnliche Haltung wird mit dem Schlagwort »Von der Holzhütte ins weiße Haus« ausgedrückt; und es wird angenommen, dass die Leute, die Ruhm und Ansehen durch politische und bürokratische Fertigkeiten gewinnen, ihren guten Ruf durch den weisen Gebrauch von Macht verdienen. Nicht nur der Erwerb von Macht, sondern auch der weise Umgang damit ist ein Faktor, der zählt, wenn man sich das Etikett des Erfolges in Amerika verdienen will. Schließlich wollen wir Helden wie Lee, »Stonewall« Jackson, Teddy Roosevelt und Patton erwähnen, deren Erfolg ihren rauen militärischen Schlachten zuzuschreiben ist.

Führungskräfte in der Wirtschaft, Gouverneure der Bundesstaaten und Präsidenten sind mit großen Verantwortlichkeiten betraut, und ihnen wird ungewöhnliche Macht verliehen. Erfolg bedeutet das Ausfüllen einer verantwortlichen Position und der Gebrauch von Macht. Macht muss nicht ausschließlich zum Guten für die Menschen benutzt werden. Ein Gouverneur, der ein guter und leistungsfähiger Verwalter ist, mag trotzdem als ein Trottel angesehen werden, wenn er nicht weiß, wie man Stimmen von verschiedenen politischen Maschinerien erlangt oder wie man Kompromisse macht, um sich selbst im

Amt zu halten. Da persönlicher Erwerb von Reichtum und Macht ein öffentlich anerkannter Beweggrund für Männer in höheren Stellungen ist, mussten eine große Menge Sicherheitsfaktoren eingebaut werden, um die, die zu weit auf der Straße der Selbstverherrlichung und des Eigeninteresses gehen würden, im Zaum zu halten. Vorkehrungen, welche die Macht des Präsidenten einer Gesellschaft, des Regierungsbeamten oder des Gesetzgebers begrenzen, deuten an, dass ein erfolgreicher Mann von der amerikanischen Öffentlichkeit mit einem Zirkusjongleur verglichen wird, der gleichzeitig verschiedene Objekte in der Luft hält, ohne zu scheitern. Das Erzielen von Erfolg bedeutet somit, dass ein Mann die Gefahr nicht nur gekostet hat, sondern sich ihr ausgesetzt hat und gelernt hat, mit ihr umzugehen.

Das öffentliche amerikanische Leben stattet seine Individuen mit den Symbolen und Stützen des Erfolgs aus. Diese können benutzt werden, den Erfolg zur Schau zu stellen, um Eindruck zu schinden; eine Technik, die schließlich weitere Erfolge sichern kann. Oder sie können benutzt werden, um einen jetzt noch nicht eingetretenen Erfolg zu simulieren, um damit die Grundlage für späteren Erfolg zu erstellen. Es ist zum Beispiel üblich, große Büros einzurichten, große Autos zu fahren, große Partys zu geben und zu handeln und zu reden, als sei man reich, um andere zu beeindrucken – auch wenn das Geld, um diesen Effekt zu erzielen, geborgt werden musste. Leute, die so agieren, hoffen, dass andere Personen auf den fahrenden Zug aufspringen, weil sie von den Insignien des Erfolgs angelockt sind; denn wenn sie mitmachen, wartet der Erfolg wahrscheinlich gleich nebenan.

Wandel

Der Wert von Wandel wird mit sozialem und materiellem Fortschritt identifiziert. Veränderung erfolgt immer zum Besseren hin, und im Verständnis der Amerikaner wird vom Guten, das erreicht worden ist, immer angenommen, es sei nahezu unumkehrbar. Im Gegensatz dazu erfolgt Wandel in der Erwartung der Europäer immer zum Schlechteren hin; doch, so paradox es klingt, die europäische Vorstellung von Wandel hat, wenn sie akzeptiert wird, die Eigenschaft von Umkehrbarkeit. In Amerika verfolgt man niemals seine Schritte zurück, und Wandel hat deswegen die Eigenschaft, unumkehrbar zu sein.

Leben wird in Amerika nicht als statisch angesehen, sondern es wird als ein Prozess des ständigen Wandels begriffen. Nichts ist jemals festgelegt, und Veränderung ist eine Selbstverständlichkeit. Was in Europa vielleicht als Widersprüchlichkeit oder Mangel an Stabilität gesehen wird, kann in Amerika als Anpassungsfähigkeit und Charakterstärke interpretiert werden. Man findet häufig Leute, die mit der Anzahl von Arbeitsstellen prahlen, die sie in verschiedenen Bereichen innehatten, um ihre Anpassungsfähigkeit und ihren Eifer, Neues aufzunehmen, zu betonen. Desgleichen mögen die Hochs und Tiefs bei den Geschäftserfolgen romantisiert werden, um die Elastizität gegenüber Veränderung darzustellen. Ein Mann mag zum Beispiel freimütig die Tatsache anerkennen, dass er einmal bankrott ging, wenn er in späteren Jahren vorführen kann, dass er wieder Erfolg erzielt hat.

In Amerika offenbart sich die Bereitschaft, Veränderung zu akzeptieren und zu fördern, in vielen Geschäftsverfahren. Die Planung von Organisationen, ihre Konstruktion und Entwicklung wird mit großer Freude unternommen; früher errichtete Strukturen werden ohne Bedauern über Bord geworfen, und man berücksichtigt die Notwendigkeit periodischer Erneuerung, insofern zu befürchten steht, etwas könne überholt sein. Der Vorzug, der allem Neuen gegeben wird, statt das Alte zu flicken, zeigt sich beispielhaft in der allgemeinen Praxis, ein oder zwei Jahre alte Autos zu verkaufen, sobald ein neueres Modell verfügbar ist; auf der Ebene der Regierung demonstriert der Verkauf von überschüssigem Kriegsmaterial denselben Trend.

Die Tendenz, neue Unternehmungen zu beginnen, statt sich an den alten festzuklammern, erfordert spezielle Techniken; und die Methoden, die gebraucht werden, um ein neues Unternehmen in Gang zu bringen, sind mit dem Ankurbeln der Wirtschaft verglichen worden. Um die Dinge ins Laufen zu bringen, wird der Amerikaner nicht vor anfänglichen Geldausgaben und Mühen zurückscheuen, sogar wenn der Mangel an Erfolg den zeitweiligen finanziellen Ruin bedeuten sollte. Die grundlegende Idee, auf der diese anfänglichen Anstrengungen basieren, ist es, den Umlauf und Umsatz von Geld und Waren zu steigern. Wenn der Wagen ins Rollen gekommen ist und die Trägheit überwunden ist, erwartet der Amerikaner, dass sich alles zum Besten wenden wird. Der Gebrauch von Geld, um Unternehmen zu gründen, ist »Risikokapital« genannt worden. Es wurde viel darüber geschrieben, dass der Einfluss des Pioniergeistes unter den Geschäftsleuten mehr und mehr verschwindet, weil Gesetzgebung und hohe Steuern alle Initiative gedrosselt hätten.

Die wirtschaftliche Manipulation der amerikanischen Märkte ist ganz anders als die in Europa üblichen Vorgehensweisen. Erst werden Produkte so beworben, dass die Öffentlichkeit vorbereitet und mobilisiert ist, die kommenden Produkte abzunehmen; ein Markt wird dadurch geschaffen, dass ein Umschwung im Modetrend herbeigeführt wird, und die Bereitschaft der Öffentlichkeit, diese Veränderung anzunehmen, ist im Allgemeinen groß genug, dass die Waren erfolgreich verkauft werden. Anzeigen wie »Ein Wechsel des Abführmittels wäre gut für Sie« zählen auf die Bereitschaft der Leute, Veränderungen zu akzeptieren; und oft genug ist diese Erwartung gerechtfertigt.

Sozialer Fortschritt ist in den Augen der Amerikaner wenigstens so wichtig wie materielle Veränderung. Vor allem gibt es einen Glauben an die Fähigkeit, Leute zu verändern; diese Haltung führte zu einer schnellen Entwicklung der Sozialwissenschaften, der sozialen Wohlfahrt und anderer Programme, die sich dem Studium von Sozialtechnologien widmen. *Wie man erfolgreich ist* und *Wie man Freunde gewinnt und Leute beeinflusst* (Carnegie 1936) sind Buchtitel, die diesen Glauben an soziale Techniken dokumentieren, während Vereinswesen und soziale Beweglichkeit nützliche Praktiken für die Idee der sozialen Veränderung sind (Warner et al. 1949). Soziale Beweglichkeit und Akkulturation sind Verhaltensweisen, die hoch belohnt werden. Sozialer Erfolg ist der Beweis für die Anpassungsfähigkeit der Leute, welche die Bürde, sich selbst zu verbessern, auf sich nehmen und daher ein lebendes Denkmal des »american way of life« werden: »von Lumpen zum Reichtum«.

Diesem Konzept von Veränderung und Anpassung verdankt die Psychiatrie ihre gegenwärtige Popularität. Die Tatsache, dass Leute verändert werden können und dass die Techniken, die solch ein Ziel erreichen, erlernt werden können, fasziniert das amerikanische Denken. Und vieles, was in der Vergangenheit als unveränderliches Verhalten proklamiert wurde, determiniert durch Vererbung und Konstitution, wird nun aufgrund dieser erfrischenden Haltung der amerikanischen Psychiater der Veränderung zugänglich. Während der Glaube an Ausbildung und Rehabilitation vielen unglücklichen und kranken Leuten neue Perspektiven eröffnete, kreierte die Idee des Wandels zur gleichen Zeit unüberwindliche Probleme. Es gibt zum Beispiel in Amerika die Tradition, dass Kinder den Unterschied zwischen sich selbst und den Eltern betonen sollten, statt an den Ähnlichkeiten festzuhalten. Gemäß dieser Prämisse neigen sie dazu, sich früh von zu Hause loszusagen, die Traditionen der Älteren zu verspotten und sich an Muster zu klammern, die denen der Eltern entgegengesetzt sind. Daraus resultiert, dass junge Leute zu einer Zeit von ihren Familien isoliert werden, in der ihre Reife noch nicht zu einem Stadium fortgeschritten ist, in dem die Übernahme großer Verantwortung selbstverständlich wird (Parsons 1949).

Die Übernahme von Verantwortung in einem frühen Alter beraubt die jungen Erwachsenen der entspannten Atmosphäre, die für erfolgreiches soziales Lernen nötig ist. Von der frühen Kindheit an werden amerikanische Kinder dazu erzogen, sich anzutreiben, sich anzustrengen und bis an die Grenzen ihrer Möglichkeiten zu arbeiten. Es wird von ihnen erwartet, neue Bereiche zu entdecken, Gelegenheiten wahrzunehmen und deshalb das Alte für das Neue aufzugeben. In solch einer Atmosphäre von ständiger Veränderung werden das Beherrschen von Fertigkeiten und Techniken, der Erwerb von Information und die Klärung der eigenen Position der Welt gegenüber äußerst schwierig. Diese Probleme und die persönlichen Störungen, die aus der hastigen Entwicklung resultieren, werden in den Schoß des Psychiaters gekippt, der im Verlaufe seiner beruflichen Aktivitäten ständig in Kontakt mit randständigen Leuten ist, die nicht wissen, wo sie hingehören.

Der amerikanische Bürger beurteilt die Gegenwart besser als die Vergangenheit, und daher glaubt er, dass jede Zukunft besser sein wird als die Vergangenheit. Das unbekannte Element, das mit der Zukunft verbunden ist, ruft Ängstlichkeit hervor. Obwohl diese Unsicherheit durch Anstrengung und Optimismus bewältigt wird, ist der Glaube an die Zukunft in Zeiten der Depression angreifbar. Wirtschaftliche Zyklen scheinen von psychologischen Zyklen begleitet zu werden; in Zeiten des Wohlstandes glaubt der Amerikaner an die Zukunft und an die Verbesserung der Menschheit, und in Zeiten der Depression ist er in seinen Grundfesten erschüttert und glaubt, dass das Elend für immer andauern wird. Beide Einstellungen haben umgekehrt ihre Wiederholung im Bereich der Wirtschaft. Praktiken wie das Abschließen einer Lebensversicherung oder Altersversorgung, welche die Möglichkeit einer Veränderung in der Zukunft unterstreichen, oder, auf einem anderen Gebiet, das Sorgen für die Kinder durch Schulen, Agenturen und private Bürger drücken ein großes Bemühen um die Zukunft aus. Fast jeder Amerikaner empfindet zum Beispiel, dass ihn das Wohlergehen der zukünftigen Generation etwas angeht. Der Glaube an die Zukunft, der alle Bereiche des amerikanischen Lebens charakterisiert, führt deswegen zu einer Strukturierung der Eltern-Kind-Beziehung, welche die Kinder an die erste und die Eltern an die zweite Stelle setzt.

Die Amerikaner sind Techniker und haben daher Respekt vor der Wissenschaft und vor rationalen Verfahren, die es ihnen erlauben, ihre materielle Kultur zu entwickeln (Brogan 1944). Ein Techniker ist im allgemeinen an der Frage des »Wie« interessiert, wie sie bei der Manipulation und Veränderung der menschlichen Umwelt Anwendung findet. Solch eine Haltung wird offenbar durch die Entwicklung der amerikanischen angewandten Wissenschaften, wie sie in der Medizin und in der Mechanik, der Elektrotechnik und der Chemie zu sehen ist. Naturforschung übt auf den Amerikaner viel weniger Faszination aus als die Untersuchung dessen, was in der Natur verändert werden kann. Daher triumphieren angewandte Wissenschaften über Grundlagenwissenschaften (Laski 1948) und Kunst, und Handlungen überwiegen vor Denken und Fühlen (Madariaga 1928). Die Idee der Technik wird in das Feld der menschlichen Probleme getragen. Der Amerikaner hat den seltsamen Glauben, dass soziale Sachverhalte durch den Fortschritt der materiellen Kultur gelöst werden können. Bemerkungen über »neue Additionen« zur Familie oder zum Personal illustrieren die materielle Behandlung sozialen Handelns und interpersonaler Beziehungen. Insofern inwendige Erfahrung ein weniger fruchtbares Gebiet für Manipulation und Technik ist als die Umwelt, neigen Amerikaner dazu, ihre inneren Erfahrungen zu externalisieren. Externalisierung oder Quantifizierung von inneren Ereignissen durch das Projezieren derselben auf äußere Objekte oder Ereignisse charakterisieren die amerikanische Persönlichkeit. Der Amerikaner ist darauf eingestellt, mit Veränderungen zurechtzukommen, den Apparat zu verehren, zu quantifizieren und Handlung als prinzipielles Ausdrucksmittel zu benutzen. Die Philosophie des Behaviorismus war somit ein charakteristischer Ausdruck der amerikanischen Kultur (Watson 1930).

Die Psychiatrie innerhalb des amerikanischen Wertsystems

Auf den vorhergehenden Seiten haben wir eine kurze Beschreibung einiger in Amerika vorherrschenden Werte gegeben. Lassen Sie uns nun betrachten, wie der amerikanische Psychiater innerhalb eines solchen Wertsystems arbeitet und wie er verfährt, um seinen Patienten zu helfen, sich an das vorherrschende Kommunikationssystem anzupassen.

Die Methoden der Psychotherapie wurden hauptsächlich in den privaten Praxen von Psychiatern und Psychoanalytikern entwickelt, die mit ambulanten Patienten zu tun hatten. Deswegen scheinen Psychotherapeuten mit geringfügigeren Problemen der Anpassung wirkungsvoller umgehen zu können als mit den größeren Psychosen. Im Umgang mit Anpassungsproblemen scheint es gerechtfertigt zu sagen, dass der Therapeut sich im Wesentlichen mit den Identitätsproblemen des Patienten zu befassen hat. »Identität«, in diesem Sinn benutzt, bezieht sich auf die Fragen »Wer bin ich?«, »Wohin gehöre ich?«, »Was ist meine Funktion?«, »Wie kann ich mit den Problemen umgehen, die sich mir täglich stellen?«. Etwas technischer ausgedrückt kann man sagen, dass Identitätsprobleme die Klärung von Rollen und die Spezifizierung von Ansätzen betreffen, welche zur Übernahme vermuteter Verantwortlichkeiten in einer sozialen Situation passen. Was immer die technischen Begriffe sein mögen, mit denen die verschiedenen Schulen (Brill 1943; Glueck 1946) diese Verfahren bezeichnen, sie alle handeln von der Klärung der Funktionen eines Individuums sich selbst oder anderen gegenüber (Oberndorf 1946; Ruesch a. Prestwood 1950a; Strachey 1934). Die Definition der Identität ist daher nicht unabhängig von der sozialen Matrix, in der eine Person handelt. Im Gegenteil, die Art, in der sich eine Person auf andere beziehen kann, ist gewöhnlich von der Kultur, in der eine Person lebt, definiert. Umstände können günstig und ungünstig für ein Individuum sein, was die Übertragung von Wissen über soziale Praktiken, Rollen und Techniken, die nötig für den Umgang mit anderen sind, betrifft. Als ein Ergebnis fortdauernden Kontaktes mit anderen wird die innere Persönlichkeitsstruktur eines Individuums stufenweise geformt (Erickson 1946).

Lassen Sie uns nun die spezifischen amerikanischen Werte betrachten, welche die Errichtung dessen, was wir Persönlichkeit nennen, steuern. Zuzüglich zu den einmaligen und rein idiosynkratischen Ereignissen, welche die Einstellung einer Person beeinflussen, gibt es bestimmte kulturelle Stereotypen. Amerikaner sehen zum Beispiel in der Frau die Hüterin der Moral für Männer, Frauen und Kinder. Grundsätzlich wird eine Frau dem Mann in jeder Hinsicht als ebenbürtig betrachtet; sie erfüllt bereitwillig die Rolle des Vehikels, mit dessen Hilfe der Mann die Zeichen seines Erfolgs darstellt. Auf der anderen Seite erwartet die Frau vom Mann, erfolgreich zu sein, indem er ein Einkommen mit Kaufkraft sichert; und er entfaltet bereitwillig seine Fähigkeit, Geld zu verdienen, um den Exhibitionismus seiner Frau zu befriedigen. Im Großen und Ganzen hat die Frau einen stabilisierenden Einfluss auf den Mann und bremst ihn bei gewagten Unternehmungen ab. In ihrer Gegenwart handeln Männer und Frauen in einer mehr konventionellen Art, sie neigen dazu, auf eine eher förmliche Weise zu kommunizieren, sie erinnern einander an gegenseitige Verpflichtungen, und ihre Interaktion folgt den Stereotypen, die den Prinzipien der amerikanischen Moral zugrunde liegen. Oft haben Männer mit Männern und Frauen mit Frauen mehr Spaß, und sie sind ungezwungener als in einer gemischten Gesellschaft; und Ratschläge, wie man ein Geschäft fördert oder wie man einen Mann bekommt, fließen freimütiger in einer ausschließlich männlichen oder weiblichen sozialen Gruppe.

Madariaga (1928) charakterisierte die Engländer einst als Tatmenschen, die Franzosen als Denker und die Spanier als leidenschaftlich. In solch einem Schema müssten die Amerikaner als die hervorragendsten Tatmenschen klassifiziert werden. Insofern das Rollen- und Statusbewusstsein des Amerikaners eng mit dem verbunden ist, was er für seinen Lebensunterhalt tut, ist ein untätiger Amerikaner ohne Identität. Abhängig von seinen Tätigkeiten verändert sich seine Identität, und der europäische Reisende ist häufig verwirrt, wenn er traditionelle europäische Standards zum Verständnis der Amerikaner verwendet. Dort drüben zählt, was eine Person denkt und fühlt, hier in Amerika zählt, was eine Person tut. Dort ist die Identität stabil und unabhängig vom Handeln, hier wechselt sie mit der Tätigkeit.

Fragen der Identität nehmen natürlich in der amerikanischen Psychotherapie eine zentrale Stellung ein. Die Selbstachtung eines Amerikaners ist im Großen und Ganzen verbunden mit einem einwandfreien sozialen Funktionieren und mit der Fähigkeit, in einer Gruppe zurechtzukommen und etwas mit anderen zu machen. Soziale

Erwägungen spielen daher in der Individualtherapie eine große Rolle. Hier beginnen sich jedenfalls die therapeutischen Methoden von ähnlichen Methoden, die in Europa angewandt werden, zu unterscheiden. Man sollte sich daran erinnern, dass die Praktiken und Theorien der Mehrheit der psychotherapeutischen Schulen, obwohl sie aus Europa stammen, nicht ohne ein paar Modifikationen auf die amerikanische Szene angewandt werden können. Einer der Gründe kann in dem ausgesprochen patriarchalischen System, das in Europa vorherrscht, gefunden werden, welches in Amerika von einem System der Gleichheit oder gar von einer matriarchalen Struktur der Familie verdrängt wurde. Die meisten aus Europa importierten psychiatrischen Programme waren auf solche patriarchalen Organisationen eingestellt; und bevor man irgendwelche in Europa entwickelten Theorien anwendet, muss man verstehen, dass die amerikanische Familie mehr trapezförmig strukturiert zu sein scheint, während die europäische Familie wie eine Pyramide organisiert ist. Weiter ist die europäische Funktionsteilung zwischen den beiden Geschlechtern in Amerika häufig unscharf. Die relative Auswechselbarkeit von elterlichen und sozialen Funktionen der zwei Geschlechter ist mit einer unscharf vollzogenen Teilung der Arbeit innerhalb der Familie verbunden. Die Eltern kontrollieren und balancieren sich gegenseitig viel mehr aus und bilden eine Art von Autorität, bei welcher sich ihre Bemühungen kombinieren. Dem Kind steht es umgekehrt frei, jeden Elternteil zu berichtigen, und als Folge davon neigt es dazu, sich mit dem vagen, schwankenden Meinungsklima in der Familie zu identifizieren, das eher das Ergebnis der Interaktion all ihrer Mitglieder ist als das irgendeines bestimmten Individuums.

In Amerika tritt Identifikation gewöhnlich nicht mit einer einzelnen Person auf, sondern mehr mit einer ganzen Gruppe, und sie ist immer eher auf Handlung bezogen als auf Denken. Es ist bemerkenswert zu sehen, wie sehr Freuds Theorie der Identifikation auf den europäischen Familienstrukturen beruhte und wie sie vor ihrer Anwendung auf amerikanische Bedingungen in eine Form übersetzt werden musste, welche der sozialen Szene hier drüben entsprach (siehe Kapitel 6).

In der Praxis folgt automatisch die Anpassung der abstrakten theoretischen Schemata an die Werte, die ein bestimmtes soziales Problem bestimmen, durch so gut wie jeden Psychiater.

Wann immer ein Patient die Hilfe eines Psychiaters sucht, wird er früher oder später von Schwierigkeiten berichten, einige der Werte zu akzeptieren, die im täglichen Leben maßgebend sind. Dieser Konflikt mit kulturellen Prämissen wird natürlich nicht in diesen Begriffen festgestellt, sondern wahrscheinlich in Worten beschrieben, die das Bewusstsein des Patienten von Versagen kennzeichnen (Ruesch 1948c; Ruesch et al. 1948b). Im Großen und Ganzen haben Psychiater ein permissives Verständnis; im Laufe von Interviews mit mehr als 50 Psychiatern, die ihre Ausbildung in verschiedenen Schulen an verschiedenen Orten erhalten hatten, fanden die Autoren heraus, dass nur sehr wenige Therapeuten, die primär physiologisch orientiert waren, eine Haltung von Missbilligung und Verurteilung dessen, was man eine Verletzung kultureller Prämissen nennen könnte, einnahmen. Aber ungeachtet dessen, ob eine permissive oder verurteilende Einstellung vorherrschte, nicht ein einziger Psychiater konnte sich impliziter oder expliziter Kommentare über die kulturellen Prämissen, mit denen er in Kontakt kam, enthalten. Nur in ihrer Haltung diesen kulturellen Prämissen gegenüber unterschieden sich die Therapeuten.

In der Regel drängt der permissive Therapeut den Patienten nicht zur Veränderung und Besserung; über die Abweichung des Patienten von puritanischer Moral wird hinweggesehen, sein Mangel an Erfolg wird akzeptiert, seine Nonkonformität wird ihm zugestanden, und seine unsoziale Isolation wird verstanden. Die Mehrheit der Therapeuten akzeptiert damit die Tatsache, dass der Patient die vorherrschenden kulturellen Prämissen verletzt oder dagegen ankämpft, während nur eine Minderheit ihn verurteilt und damit sich selbst als Richter zwischen Patient und Gesellschaft einsetzt.

Der permissive Psychiater und seine Handlungen sind insgesamt eine überraschende Erfahrung für den Patienten. Er ist daran gewöhnt, dass Leute in seiner Umgebung die vorherrschenden kulturellen Einstellungen zu verstärken suchen. Die Erlaubnis, sich in eine andere oder den bestehenden kulturellen Werten völlig entgegengesetzte Richtung zu bewegen, gibt dem Patienten Vertrauen zum Therapeuten, der dann als ein freundlicher, verständnisvoller Elternteil identifiziert wird. Diese zeitweilige Erlaubnis, sich in eine andere als die kulturell vorgeschriebene Richtung zu bewegen, befähigt den Patienten, die Nützlichkeit solch sozialer Prämissen, mit denen er lebt, wiederzuentdecken; aber nicht als etwas, was ihm aufgezwungen wird, sondern als etwas, das wünschenswert und faszinierend ist. Die Methode, die benutzt wird, um das Individuum wieder in den Schoß der von ihm abgelehnten Kultur zurückzubringen, ist, ihm eine Zeit lang zu erlauben, von dem auf ihn ausgeübten Druck anderer Leute und der Gruppe frei zu bleiben. Die offenkundige Wegbewegung von den akzeptierten kulturellen Prämissen, entweder durch Hospitalisation oder im Verlauf von ambulanten Interviews, erzeugt ein verborgenes Verlangen nach den Dingen, die der Patient so lange abgelehnt hat. Schließlich wird der Wunsch dazuzugehören so stark, dass der Patient die kulturellen Prämissen akzeptiert und sie so behandelt, als wären sie seine eigene Entdeckung. An diesem Punkt hören sie auf, Druck auf ihn auszuüben. Sie werden nicht mehr als fremde Elemente empfunden; stattdessen werden sie Teil der Persönlichkeitsstruktur des Patienten.

Die zulassende Haltung des Psychiaters den Patienten gegenüber, die sich bei ihm in Behandlung befinden, kann zu Fehlinterpretationen führen, wenn die benutzte Methode – das heißt die zeitweilige Permissivität – mit dem endgültigen Ziel verwechselt wird. Die Verwirrung zwischen zeitlich begrenzten Methoden der Behandlung und endgültigen Zielen hat eine Anzahl von Missverständnissen hervorgerufen. Für die, die nicht mit den Verfahren der Psychiater vertraut sind, mag es genügen zu sagen, dass das Handeln des Therapeuten dem eines wohlwollenden Elternteils sehr ähnlich ist, der seinen Kindern erlaubt, geringfügige Fehler zu machen, Streiche auszuführen und sich entsprechend ihrer Jugend der Verletzungen des ethischen Kodex schuldig zu machen, sodass sie die Bedeutung und Nützlichkeit von dem, wofür der Erwachsene einsteht, lernen und verstehen können. Wenn nicht von beiden, Kindern und Patienten, diese Fehler gemacht werden, werden sie nicht lernen, zwischen sozial akzeptiertem und nicht akzeptiertem Verhalten zu unterscheiden. Wenn das Testen der tatsächlichen Realität eine Notwendigkeit für den Umgang mit der Gegenwart ist, dann ist die potenzielle Fähigkeit, Realität zu testen, das Kriterium von Reife.

Der autoritäre Therapeut (Beck a. Robbins 1946) verfährt ganz anders als der gewährende Therapeut. Er betrachtet sich selbst als Repräsentant der Gesellschaft und füllt im Wesentlichen eine Erziehungs- und Indoktrinierungsfunktion aus. Solange der Patient sich bessert – das heißt, solange der Patient sich mehr und mehr den Forderungen des Psychiaters anpasst und sich daher immer weiter dementsprechend verhält, was akzeptabel und normal ist –, bleibt der Psychiater tolerant. Wenn aber der Patient es wagen sollte, sich in eine Richtung zu bewegen, die der entgegengesetzt ist, die man als normal ansieht, wird der Psychiater Zuflucht zu Sanktionen nehmen. Das Druckmittel, das der Psychiater anwenden kann, mag der Entzug von Wochenendausgängen für den hospitalisierten Patienten sein oder die Überweisung in eine strenger geschlossene Abteilung mit größeren Einschränkungen. Der Psychiater, der ambulante Patienten behandelt, übt einen ähnlichen Druck durch das Geben oder Entziehen von Anerkennung, nach der sich der Patient sehnt, aus. Mit anderen Worten, der autoritäre Psychiater bleibt permissiv und tolerant, solange der Patient die Sichtweisen des Therapeuten annimmt und sich diesen entsprechend anpasst. Der autoritäre Psychiater ist weniger interessiert an der Lösung von Konflikten und neigt stattdessen dazu, die Situation in der Art zu manipulieren, dass der Patient die vorherrschenden Vorstellungen von Normalität akzeptiert. Solange das sichtbare Verhalten normal ist, wird der Patienten als gut angepasst angesehen, und sein innerer Konflikt wird als private Verantwortung des Patienten betrachtet.

Der amerikanische Begriff von »Anpassung« ist einmalig, insofern er nicht in eine andere Sprache übersetzt werden kann. »Sich anpassen« bedeutet, die bestehenden Werte zu akzeptieren und das zu akzeptieren, was als unveränderliche Realität gesehen wird. Anpassung heißt deshalb, mit einer Gruppe zu verschmelzen, ohne irgendwelche Zeichen von Abweichung zu zeigen. Anpassung meint einen Zustand von geistiger Gesundheit, dessen Bedingungen synonym sind mit dem amerikanischen Lebenskonzept, moralisch, gleichberechtigt, sozial und erfolgreich nach einer besseren Zukunft zu streben. Das amerikanische Konzept von Wiederanpassung ist dann das Produkt eines Kompromisses zwischen autoritären und gewährenden Verfahren der Rehabilitation. Permissivität wird zur Erleichterung von Experimenten mit der Realität benutzt, während eine autoritäre Haltung dem Zweck dient, den Patienten mit einem Verhaltensmodell auszustatten, das imitiert werden kann.

In der Durchführung des Konzeptes der Anpassung haben die amerikanische Psychologie, Psychiatrie und Psychoanalyse eine gut abgerundete »Ich-Psychologie« entwickelt (Allport 1943; Erikson 1946). Die Handlungen einer Person haben immer eine Auswirkung auf die Umgebung und eine Wirkung auf andere Leute. Sobald sich

Therapie und Rehabilitation mit Handlung beschäftigen, müssen sie sich ebenfalls irgendwie mit sozialen Konzepten von Normalität und Regeln, welche die Ordnung sozialer Situationen betreffen, beschäftigen. Der europäische Gegenpart der »Ich-Psychologie« kann in der »Über-Ich«- und der »Es«-Psychologie gesehen werden, die mehr oder weniger nur intrapersonale Ereignisse betrachten. In Europa werden die intrapersonalen Prozesse einer Person als nur für den Träger selbst interessant betrachtet, und Auswirkungen von inneren Erfahrungen auf die Umwelt werden als geringfügig dargestellt. Insoweit der europäische Psychiater nur in seinem eigenen Namen handelt und sich vorrangig mit Dingen befasst, die auf irgendeine Art einmalig sind, ist er individualistisch und autoritär. Der amerikanische Therapeut handelt nicht nur in eigenem Namen, sondern auch als Repräsentant der Gesellschaft, der den Patienten zurück in den Schoß der Gruppe führen möchte. In dieser Eigenschaft ist er permissiver als seine europäischen Kollegen und verfügt tatsächlich über größere Autorität. Der Unterschied zwischen amerikanischen und europäischen Therapeuten kann ausgedrückt werden, indem man sagt, dass der amerikanische Therapeut eine Autorität ist, während sein europäischer Kollege dazu neigt, autoritär zu sein (Szurek 1950).

Funktionelle Autorität ist das Produkt einer Gesellschaft von Gleichen, und Permissivität ist das Produkt der amerikanischen Voranahmen über Wandel. Die amerikanische Öffentlichkeit, die darin geübt ist, die Leistungen von sozialen Techniken und die Manipulationen der Umwelt zu akzeptieren und an sie zu glauben, hofft, dass geheilt werden kann, wer unter Pathologie leidet. Die Prämissen über Wandel und Erfolg mit ihrem Glauben an unbegrenzte Möglichkeiten nähren die Idee der sozialen Technik.

Während des Krieges, zum Beispiel, wurden erfolgreiche Schritte unternommen, um Männer für alle möglichen Zwecke auszuwählen. Im Gegensatz zu den Europäern, die an natürliche Entwicklung und Evolution glauben, fühlt der amerikanische Beamte eine Notwendigkeit, Männer für die verschiedenen Ziele von Hand auszulesen, und er ist stolz auf sich selbst, dazu in der Lage zu sein. Piloten (Ruesch 1948b), Medizinstudenten, Politiker und Personen für Positionen in der Verwaltung werden gewöhnlich von denen handverlesen, die schon im Amt sind und glauben, dass der Erfolg eines Mannes mit vierzig im Alter von zwanzig vorbestimmt ist. Determinismus wird in Amerika aber nur auf Erfolg angewendet. Wenn eine Person im Alter von zwanzig ein Versager ist, kann für sie immer noch Hoffnung auf den Erfolg mit vierzig bestehen. Diese offensichtliche Inkonsistenz in deterministischen Einstellungen ist in Wirklichkeit ein Ausdruck der Prämissen von Erfolg und Gleichheit. Amerikaner glauben, dass jeder, wenn ihm die Gelegenheit gegeben wird, erfolgreich sein kann. Junge Männer sorgfältig auszuwählen bedeutet dann nur, ihnen Möglichkeiten zu eröffnen, und diejenigen, die Fähigkeiten bei der Verwertung der Gelegenheiten gezeigt haben, werden bevorzugt. Von denen, die daran scheitern, sich dem Leben anzupassen, denkt man, sie hatten einen Mangel an Gelegenheiten, und von der Psychiatrie stellt man sich vor, dass sie in solchen Fällen für diese unglücklichen Umstände kompensatorisch wirkt.

Es besteht ein unbeugsamer Glaube an die Möglichkeiten des Individuums, von dem angenommen wird, dass es nur durch eine ungünstige Umwelt eingeschränkt wird. Um soziale Schwierigkeiten zu verbessern und zu beheben, so denkt der Amerikaner, muss man nur die materielle Kultur vervollkommnen, den Lebensstandard heben, und den Leuten Gelegenheiten geben. Solche optimistischen Einstellungen stellen aber nicht die Schwierigkeiten in Rechnung, die zwischen Leuten bestehen. Nachdem die elementaren Bedürfnisse nach Nahrung, Obdach und Kleidung befriedigt worden sind, können die Menschen in verschiedene Gruppen eingeteilt werden. Manche reagieren auf äußere Umstände; aber wenn wir zum Beispiel an den isolierten schizophrenen Patienten denken, wissen wir, dass manche Menschen ein zurückgezogenes Leben führen können. Aber ungeachtet dessen, ob Menschen die materielle Kultur hervorheben oder nicht, erfüllt Optimismus einen sozialen Zweck. Aufgrund ihres Optimismus sind amerikanische Psychiater auf dem Gebiet der geistigen Gesundheit viel aktiver, und durch Aktion wird ein besseres Verständnis gewonnen. Die Psychiater auf dem europäischen Kontinent dagegen, die durch ihren Skeptizismus eher paralysiert werden, können mit Botanikern oder Naturalisten verglichen werden; sie sind wahre Studierende der Pathologie, ohne zu versuchen, die Bedingungen, welche die Pathologie zustande bringen, zu beeinflussen.

Die puritanischen Wurzeln der amerikanischen Moral, welche die Verleugnung triebhafter Bedürfnisse begünstigen, indem sie Reaktionsbildung fördern, können mit der sprichwörtlichen Härte des Amerikaners in Geschäftsangelegenheiten und seiner Hemmung im

Bereich des künstlerischen Ausdrucks verknüpft werden. Die Pioniermentalität mit ihren Prämissen von Opportunismus, Selbstbehauptung und dem Spielen um Erfolg entwickelt Persönlichkeiten, die von Aktion fasziniert sind (Allen 1932; Dos Passos 1939; Gunther 1947). Die Kombination von puritanischer und Pionierpsychologie scheint menschliche Wesen geschaffen zu haben, die weniger empfindsam für gefühlshafte und ästhetische Freuden sind und Arbeit und Handlung der Meditation vorziehen. Der psychiatrische Patient ist dann der, der meditiert, der nicht den triebhaften Bedürfnissen freien Lauf lässt und der Schwierigkeiten mit dem Handeln hat; oder umgekehrt: Wer kein Fantasieleben hat, beschäftigt sich mit triebhaften Bedürfnissen und nur kurzfristig anvisierten Zielen. In beiden Fällen bricht die Anpassung zusammen, weil die minimalen Bedingungen für ein erfolgreiches soziales Lernen nicht erfüllt sind.

Die kulturelle Matrix, die den Patienten als abweichend kennzeichnet, bestimmt auch die Behandlungsmethoden, die den Patienten zurück in den Schoß der Gesellschaft bringen sollen. Zum Beispiel haben wir oben erwähnt, dass Amerikaner glauben, Erfolg sei eine Funktion von Gelegenheit. Einer der weithin bekannten Texte über Kindertherapie drückt das gleiche Prinzip mit den folgenden Worten aus: »Dem Patienten ist zu helfen, sich selbst zu helfen.« (Allen 1942). Der amerikanische Psychiater wird damit als Vermittler angesehen, der die Bedingungen zur Verfügung stellt, welche den Patienten in die Lage versetzen, sich selbst zu helfen. Gegen solch eine Definition der Funktion des Psychiaters wurde von den Europäern vehement protestiert, welche glauben, dass es die Aufgabe des Psychiaters ist, den Patienten seine inneren Konflikte verstehen zu lassen.

Insofern das Ziel von Rehabilitation impliziert, dass der Patient befähigt wird, in gutem Einverständnis mit seiner Umgebung zu leben, mögen sich einige Schwierigkeiten ergeben, wenn die Methoden der Rehabilitation im Widerspruch zu den Prinizpien der vorherrschenden Kultur zu stehen scheinen. Der amerikanische Patient hat zum Beispiel häufig Schwierigkeiten mit der freien Assoziation. Vom täglichen Leben wurde er schlecht darauf vorbereitet, den tieferen Sinn all der Gespräche, die in der therapeutischen Sitzung stattfinden, zu erkennen. Sehr oft muss der Therapeut in der Tat erst die Gefühle von Schuld und Scham des Patienten überwinden, wenn dieser sich auf die Vergangenheit bezieht und Gefühle und Gedanken in Gegenwart des Psychiaters verbalisiert. Daran gewöhnt, seine Gefühle und Gedanken eher in Form von Aktivität zum Ausdruck zu bringen als in Form von Worten, empfindet der Patient die Methoden des Psychiaters irgendwie merkwürdig. Diese Tendenz beeinflusst die therapeutischen Verfahren, und der technische Begriff »Ausagieren« bezieht sich auf die Tatsache, dass die Patienten häufig dem Psychiater ihre Konflikte demonstrieren, indem sie sie im wirklichen Leben neu inszenieren. Statt zum Beispiel die Gefühle des Abgelehntseins zu verbalisieren, fängt der Patient möglicherweise Beziehungen mit Leuten an, die nach einigem guten Zureden gewillt sind, der Bitte zu entsprechen und den Patienten abzulehnen. Erst nach einem Dutzend solcher Erfahrungen dämmert es dem Patienten, dass er selbst die Bühne für solche Demütigung herstellt. »Ausagieren« ist daher ein wunderbares Beispiel eines Verhaltensmusters, welches das Ergebnis einer Fehlinterpretation des Patienten in Überanpassung an kulturelle Prämissen ist. Der Leser wir sofort erkennen, dass der Patient bereit ist, einige seiner manipulierenden Tendenzen aufzugeben, sobald er gewillt ist, über seine Konflikte zu reflektieren und sie in der Therapie in Form von Worten auszudrücken. Obwohl es an der Oberfläche so aussieht, als rücke der Patient von den kulturellen Prämissen durch das Reden über Gefühle und Gedanken ab, passt er sich in Wirklichkeit schließlich der Umgebung, in der er lebt, an.

Ein anderes Beispiel, das die wohltuende Wirkung des Aufgebens allzu starrer Interpretationen kultureller Werte illustriert, betrifft die Prämissen von Erfolg. Der Drang, die nahezu unbegrenzten Möglichkeiten zu erkunden und Erfolg zu suchen, veranlasst viele Patienten sowohl wirtschaftlich als auch psychologisch weit über ihre Mittel hinauszugehen. Wenige Leute schaffen es, sich mit einem Gefühl von Unzulänglichkeit anzupassen, und diejenigen, die am Ende nicht ganz erfolgreich sind und ihre Position nicht auf Dauer halten können, sind vor Zorn geladen (Lewis 1922). Bei einer großen Anzahl amerikanischer Patienten finden wir, dass hohe Ideale, die sich auf die eine oder andere Art auf Erfolg beziehen, das Akzeptieren der Realität stören. Der Patient ist, sozusagen, immer unterwegs, niemals hat er Zeit, irgendetwas richtig gut zu lernen, eine Erfahrung, die er gemacht hat, zu verarbeiten oder Dinge sich setzen zu lassen. Er muss sich vorantreiben und beeilen, getrieben von seinen Idealen, weiteren Erfolg zu suchen – und sein Trachten ist schließlich für sein Scheitern verantwortlich. Wenn der Psychiater, der gewöhnt ist, Patienten zu sehen, deren Hauptproblem ihr Mangel an Erfolg ist, es schafft, dem

Patienten die Tatsache bewusst zu machen, dass seine Erfolgsfantasien verhindern, dass er wirklich Erfolg erzielt, ist der Patient wahrscheinlich in der Lage, sich anzupassen.

Nach diesen kurzen Illustrationen über den Einfluss kultureller Prämissen auf die Interaktion zwischen Patient und Psychiater können wir nun unser grundlegendes Konzept über den therapeutischen Prozess neu formulieren. Wer Patient ist, ist per definitionem mit einigen der maßgebenden kulturellen Prämissen seiner unmittelbaren Umwelt in Konflikt. Therapie bietet dem Patienten erstens und vor allem eine Gelegenheit, diesen Konflikt auszudrücken. Zweitens versorgt die Therapie den Patienten mit einer Person, dem Therapeuten, der diese Schwierigkeiten verstehen kann. Drittens kann eine Berichtigung der Sichtweisen des Patienten durch die Interaktion mit dem Therapeuten erfolgen, mit dem Ergebnis, dass sich die Überzeugungen und Sichtweisen des Patienten von der Kultur wandeln können.

Die Fähigkeit des Therapeuten, zu verstehen und zu korrigieren, ist offensichtlich vom Erfassen der kulturellen Prämissen, welche die Matrix seiner therapeutischen Aktivitäten bilden, abhängig (Ginsburg 1950). Wenn er selbst das Bedürfnis hat, sich diesen Prämissen starr anzupassen, wird er nicht in der Lage sein, dem Patienten zu helfen; denn dann wird er wie die Person handeln, die wir vorhin als autoritären Psychiater beschrieben haben. Wenn er sich aber der kulturellen Prämissen, unter denen er handelt, bewusst ist und wenn er kein spezielles Bedürfnis hat, sich diesen in rigider Form anzupassen, wird er fähig sein, die Abweichungen des Patienten gewährend zu tolerieren. Der Patient, der sich zeitweilig den vorherrschenden kulturellen Prämissen zuwider bewegt, wird in die Lage versetzt, in seiner Konformität oder Nichtkonformität flexibler zu werden, und damit wird die Grundlage für eine bessere Anpassung gelegt.

In diesem Kapitel ist dem Leser ein konkreter und psychologischer Ansatz der amerikanischen Kultur in der Hoffnung vermittelt worden, dass explizit oder implizit einige von den Regeln darin enthalten sind, die dazu nötig sind, Botschaften im amerikanischen Kommunikationssystem verstehen und interpretieren zu können. Im nächsten Kapitel wird der Versuch gemacht, das gleiche in abstrakterer Form auszudrücken. Die Sprache des wissenschaftlichen Philosophen wird dort mit den Vorstellungen des Psychiaters im Verständnis eines integrativen Prozesses von beidem, Individuum und Gruppe, in Amerika kombiniert.

5. Amerikanische Perspektiven
Ein integrativer Ansatz

Von Jürgen Ruesch

Wenn er durch die Straßen einer fremden Stadt wandert, erhält der empfindsame Reisende einen Eindruck von der herrschenden Atmosphäre. Er mag zu niemand bestimmtem sprechen und sich nicht für die Schönheit der Geschäfte, die Leistungsfähigkeit des Transportsystems oder die Qualität der Restaurants interessieren, aber schon wenn er irgendwo sitzt oder herumgeht oder auf die Gebäude schaut und auf eine unpersönliche Weise die Leute in den Straßen beobachtet, beginnt er zu verstehen. Nach einer kleinen Weile mag er sich in ein Gespräch mit den Verkäufern in den Geschäften verwickeln, mit den Angestellten seines Gasthauses oder mit gelegentlich getroffenen Bekannten. Mit dem Fortgang seiner Studie kann er Informationen konkreterer Natur sammeln. Er wird anfangen, über das Land, das er besucht, zu lesen. Er wird einen Fremdenführer oder Geschichtsbücher zurate ziehen, bis er den Sinn von allem zu verstehen beginnt.

Wir haben versucht, diese Art von Verstehen zu konzeptualisieren. Die spezifischen Symbole, die zum Ausdruck dieser Beobachtungen benutzt werden, sind offensichtlich abstrakter Natur. Sie beziehen sich zum Beispiel nicht auf die Vortrefflichkeit des Kaffees, der in einem Frühstücksladen gebrüht wird, noch haben sie ausschließlich mit der Schönheit der Frauen zu tun oder mit der stilistischen Reinheit der Kathedralen. Stattdessen werden Ereignisse, die in einer fremden Umgebung wahrgenommen werden, vom menschlichen Beobachter so analysiert, dass ein Vergleich der verschiedensten Eindrücke möglich wird.

Raumperspektiven

Perspektiven des Raumes sind gewöhnlich die ersten bewussten und unbewussten Interessen von Touristen. Wenn er an einem unbekannten Ort auf dem See- oder Luftweg, mit der Eisenbahn oder auf der

Straße ankommt, wird die Aufmerksamkeit des Besuchers unwillkürlich von der Landschaft und den Gebäuden angezogen. Bald wird sein Blick den Konturen der Gebäude, Bäume, Berge und Täler folgen. Nach einigen Besichtigungen wird der Reisende ein intuitives Verständnis davon gewonnen haben, wie die Einheimischen den Raum bewerten. Die amerikanischen Städte mit ihren relativ engen Straßen und hohen Wolkenkratzern offenbaren unzweifelhaft eine vertikale Orientierung der Architekten, die sie entworfen haben. Wenn der Reisende Bekanntschaft mit den Einwohnern des Landes macht, wird er entdecken, dass Gebäude und Türme nicht die einzigen Belege sind, welche die Betonung von Höhe enthüllen. Die amerikanische Bevölkerung bewundert auch große Menschen, und diese Neigung hat ihr Denkmal in den Paul-Bunyan-Legenden gefunden. Nachdem ein Reisender entschieden hat, dass die vertikale Orientierung im Plan der östlichen Städte dominiert, wird er völlig verwirrt, wenn er nach Westen reist. Dort trifft er auf weiten offenen Raum und weit verstreute Ranchhäuser, welche die horizontale Perspektive betonen. Nach einigem Nachdenken über diese augenscheinlichen Widersprüche kommt er zu der Schlussfolgerung, dass Amerikaner ein großes Bedürfnis nach Expansion, sei sie vertikal oder horizontal, haben, und dass, abhängig von dem zur Verfügung stehenden Raum, die Orientierung in eine der beiden Richtungen oder in beide gehen wird. In Amerika sind Dinge groß.

Seite an Seite neben all der Größe in den Werken der Natur finden wir Großes in den von Menschenhand gemachten Gebrauchsgegenständen des täglichen Lebens. Autos, Kühlschränke, Schreibtische und andere Dinge sind häufig übergroß. Doch wenn wir zu der Nutzung von Raum in Häusern, Bürogebäuden und öffentlichen Institutionen kommen, finden wir plötzlich Sparsamkeit und wirtschaftliche Nutzung des Raumes. Der Europäer vermisst große offene Plätze vor den Gebäuden und öffentliche Plätze im Stadtzentrum. Er ist überrascht von den kleinen Räumen in Privathäusern und dem Fehlen von Eingangshallen. Dieser offensichtliche Konflikt zwischen einem Hang zur Größe und dem Prinzip der Wirtschaftlichkeit ist eines der verwirrenden Charakteristika im amerikanischen Leben.

Wenn der Reisende eine einleitende Orientierung entlang der vertikalen und horizontalen Koordinaten und ein Verständnis des Kompromisses bezüglich des Umgangs mit Raum gewinnt, ist er überrascht vom Fehlen einer Tiefenperspektive. Bei der Gestaltung der Landschaft vermisst der Europäer den Kontrast zwischen Vordergrund und Hintergrund, und er ist verwirrt von dem plötzlichen Übergang der Themen. Wenn er sich einem Gebäude von der Straße her nähert, trennt oft nichts als die Tür das Wohnzimmer vom Bürgersteig. Das Fehlen einer geräumigen Eingangshalle ist in den kommerziellen Gebäuden der Innenstadt offensichtlich. Die Fassade moderner Gebäude ist gewöhnlich nicht in die Tiefe gegliedert, sondern im Gegenteil, die Vorderfronten sind flach und die Häuser nahe an der Straße. Plötzlich erinnert sich der Reisende an die Tatsache, dass diese Plötzlichkeit und das Fehlen von Übergang in ähnlicher Weise im Verhalten der Menschen beobachtet werden kann. Ein Mann kann ohne Voranmeldung seine Stellung wechseln oder in einen anderen Teil des Landes umziehen, oder er kann ohne jede Warnung nach einer langen Unterhaltung den Abendbrottisch verlassen, indem er gerade drei Worte äußert: »Bitte entschuldigt mich.«

Während der Reisende über die Angelegenheit der Perspektiven reflektiert, macht er die merkwürdige Beobachtung, dass trotz der vielen Gaststätten, die ausgezeichnetes Essen servieren, wenige, wenn überhaupt irgendwelche, die Aussicht auf die Landschaft erlauben. Wenn Aussichten existieren, sind sie überwältigend und selten eingerahmt von Vordergrund und Hintergrund oder seitlichen Linien. Er entdeckt, dass es Ausblick von Aussichtspunkten aus gibt, die zu Fuß, über Rolltreppen oder Aufzüge erklommen werden müssen, aber dass diese Ausblicke selten in das tägliche Leben, in die Wohn- oder Speisezimmer der Menschen eingegliedert sind. Im Gegenteil, die Gebäude sind häufig in der Art angeordnet, dass die Leute auf geschlossene Räume schauen. Da in Amerika die Natur den Menschen gegenüber oft feindlich ist, scheinen Ausblicke zu bedrohen, und nur unmittelbare von Menschen gemachte Umgebungen haben den Anschein, bequem und freundlich zu sein. Daher haben amerikanische Häuser mehr Innenhöfe, Rasen und Terrassen als Ausblicke. Diese Tendenz ist grundverschieden von der Situation in Europa, wo der Boden im Laufe der Jahrhunderte wieder und wieder überarbeitet worden ist, bis die Ausblicke, die man durch die Fenster hat, immer eine freundliche und von Menschen gezähmte Natur erfassten.

Zeitperspektiven

Durch einen engeren Kontakt mit der amerikanischen Szene und Amerikas Einwohnern wird klar, dass die Orientierung des Landes auf die Zukunft ausgerichtet ist. Das Wichtigste von allem ist, dass es eine Zukunft gibt und dass diese Zukunft besser als die Gegenwart sein wird; deswegen wird sie eifrig erwartet, und die Menschen sind grenzenlos erfüllt von dem, was im unmittelbar nächsten Augenblick geschieht. Die Einstellung zu Vergangenheit, Gegenwart und Zukunft scheint verknüpft zu sein mit der Fähigkeit zu manipulieren, zu konstruieren und zu verändern. Die Vergangenheit ist nicht von Interesse, weil niemand mit ihr etwas anfangen kann. Die Gegenwart zeigt sich vielversprechender. Die gewohnten Geleise sind jedenfalls sehr gut eingefahren, und die einzige Perspektive, die freie Entfaltung von manipulativen Neigungen verspricht, ist die Zukunft.

Amerikaner fühlen keine Verpflichtung, sich den Forderungen einer historischen Vergangenheit anzupassen. Sie bewahren sich ihre Freiheit zu handeln, weil sie sich selbst als die gegenwärtige Generation in keiner Weise an die Traditionen und Verpflichtungen gebunden fühlen, die von Generation zu Generation weitergegeben werden. Diese Unterbrechung der historischen und familiären Perspektive ist ohne Zweifel zum Teil ein Ausdruck des notwendigen Bruchs, der auftrat, als die Einwanderer das alte Land und ihre Vergangenheit hinter sich ließen. Für sie wurde die Konzentration auf die Gegenwart und die Zukunft eine Sache des Überlebens.

Der Ausdruck »Zeit ist Geld« illustriert die Einstellung der Amerikaner zur Gegenwart. Die Gegenwart muss organisiert werden, und Müßiggang ist nicht nur eine Verschwendung, sondern birgt die Gefahr des Nachdenkens und der Wiedereinführung von Bindungen mit der Vergangenheit, die Energien von der bevorstehenden Aufgabe ablenken könnten.

Die optimistische Einstellung zur Zukunft ist eine typisch amerikanische Lebensauffassung. Das Vertrauen in die Fähigkeit einer Person, ihre Zukunft zu gestalten, und das Schaffen von Bedingungen, die es den Menschen erlauben, gesund zu leben, haben in mancher Weise den Glauben des Patienten und des Psychiaters an die Möglichkeit von Therapie beeinflusst. Diese Einstellung steht weitgehend im Kontrast zu der europäischen Tradition, die charakterisiert ist durch das Annehmen von unveränderbaren Tatsachen einer historischen Vergangenheit, die sich in der Psychiatrie durch die Beschäftigung mit Genetik, Konstitution und, in letzter Zeit, mit Existenzanalyse dokumentiert (Weigert 1949).

Gestalten

Der Begriff »Gestalt« bezieht sich auf die Sicht, die Leute von Dingen und voneinander haben, einschließlich der Dimensionen und der organisatorischen Details solcher Wahrnehmungen und des Bewusstseins des Kontrastes zwischen dem, was beobachtet wird, und seinem Hintergrund. Obwohl »Gestalt« ein Konzept ist, das die Wahrnehmungsorganisation von Eindrücken und die Anordnung von Information innerhalb des Beobachters beschreibt, ist ihr Einfluss auf die Gestaltung von Menschen gemachter Objektsysteme und auf die Natur menschlicher Beziehungen weitreichend. Wenn bestimmte Merkmale, die wahrgenommen wurden, aufgrund der räumlichen Anordnung von Information minimiert oder maximiert werden, beeinflusst solch eine Verzerrung voraussichtlich ihrerseits nachfolgende Handlungen. Beim Studium der Kultur kann der Anthropologe dann erwarten, dass er die Wirkungen solch individueller Wahrnehmungsprozesse viele Hunderte Male multipliziert vorfindet. Sie zeigen sich in der materiellen Kultur genauso wie in den sozialen Beziehungen einer gegebenen Gruppe.

Lassen Sie uns als Erstes die Dimensionen der Gestalten, auf die man in Amerika trifft, betrachten. Eines der Merkmale, das dem Europäer auffällt, ist, dass die Leute im Allgemeinen alles buchstäblich nehmen und die Wissenschaftler es lieben zu messen. Um zu messen oder um etwas buchstäblich zu nehmen, müssen kleine Informationsstücke im Wahrnehmungsfeld isoliert werden, sodass der Information gemäß gehandelt werden kann. Es ist charakteristisch für Amerikaner, dass sie dazu neigen, eher sehr kleine Gestalten in ihrer täglichen Arbeit zu isolieren; und bürokratische Verfahren – das heißt die Betonung administrativer Details – weisen in diese Richtung. Im Gegensatz zu diesen mehr konkreten Betrachtungen denken Amerikaner in Form großer Gestalten, wenn die Zukunft betrachtet wird. Veränderung und Planung umfasst immer größere Gestalten. Das, was besteht, wird in kleine Stücke, und das, was noch nicht ins Auge gefasst worden ist, in großzügige und überdimensionierte Stücke unterteilt. Wenn ein Amerikaner frustriert ist, sich in der Klemme befindet oder sich unwohl fühlt, neigt er dazu, über kleine Details zu reden oder sich mit ihnen zu befassen.

Wenn wir als nächstes die Organisation der Gestalten betrachten, seien sie groß oder klein, stellen wir fest, dass die Organisation von Objektsystemen in großem Detail und mit der gleichen Sorgfalt wie das gesamte Bild ausgearbeitet ist, wenn das Objekt praktisch ist und eine funktionale Verwendung hat. Die Einzelheiten einer Maschinerie sind beispielsweise bis ins kleinste Detail ausgearbeitet. Reine Ornamente, die nur einen ästhetischen Wert haben, finden im Gegensatz dazu keine Beachtung. Ebenso werden quantifizierbare Aspekte viel besser herausgearbeitet als qualifizierbare. Die Organisation des Denkens, wie sie in der Philosophie veranschaulicht ist, oder die Organisation der Gefühle, wie sie im künstlerischen Ausdruck gezeigt wird, wird niedriger bewertet als die Organisation verwaltungsmäßiger Details oder Probleme der Technik. In der Wissenschaft werden Grundlagenprobleme vernachlässigt und anwendungsbezogene Gebiete vorgezogen (Bush 1945).

Der Grad von Komplexität variiert mit dem Gebiet der Bemühungen. Europäer verurteilen die Amerikaner traditionell für ihre Einfachheit und ihren niedrigen Komplexitätsgrad, aber es darf nicht vergessen werden, dass in Amerika Vereinfachung durchgeführt wird, bis Handlung möglich wird. Die Gestalten des amerikanischen Denkens sind immer der Handlung untergeordnet. In Europa kann Komplexität in Form von Denken oder Fühlen existieren, ohne je einem Realitätstest unterworfen zu werden (Madariaga 1928).

Der Amerikaner liebt äußere Veränderungen und Kontraste. Waren werden in Schaufenstern ausgebreitet und kontrastierende Effekte werden als Blickfang benutzt. Die Automobilindustrie produziert jährlich neue Modelle, die im Großen und Ganzen wenig Veränderung im fundamentalen Design zeigen, ausgenommen das »Facelifting« um den Kühlergrill herum. Die Veränderung von Dingen und Personen liegt eher im Make-up als in der Struktur des Kerns. Der gleiche Gegensatz, der auf dem Gebiet von Form und Farbe besteht, ist in der Frage der Zeit festzustellen. Plötzlicher Wechsel des Berufs, das Verlassen des Wohnortes, das Beschleunigen oder Drosseln der Produktionsrate sind alles Ereignisse, die im menschlichen Lebewesen den Effekt von Kontrast entstehen lassen. Abrupte Übergänge und plötzliche Beschleunigung und Verlangsamung müssen daher als Figur-Grund-Kontrast auf einer zeitlichen Koordinate gesehen werden.

Prozesse

»Prozess« ist ein Begriff, der den Vergleich der Befunde eines Beobachters über eine Zeitperiode hinweg beschreibt. Das Konzept vom Prozess schließt ein, dass Veränderungen entlang einer zeitlichen Koordinate stattfinden und dass ein Wissenschaftler, der bestimmte Ereignisse beobachtet und misst, in der Lage ist, seine zu verschiedenen Zeiten erhobenen Befunde durch eine kausale Theorie oder irgendeine andere Theorie der Beziehung zu verknüpfen. Um die Veränderung zu verstehen, muss der Wissenschaftler deswegen imstande sein, seine Daten in jedem gegebenen Moment zu fixieren – in der Annahme natürlich, dass während der Periode der Beobachtung keine weitere Veränderung auftreten wird. Solch eine statische Festsetzung von Daten gibt Information über die Struktur von Ereignissen – das heißt die Anordnung und gegenseitige Verbindung verschiedener Merkmale – mithilfe räumlicher und unter Auslassung zeitlicher Koordinaten. Der Vergleich solcher Feststellungen nach verschiedenen Intervallen führt dann wieder die Zeitkoordinate ein. Es muss in Erinnerung behalten werden, dass der Mensch zu keiner Zeit in der Lage ist, die gleiche Komplexität und Genauigkeit in beidem, räumlicher und zeitlicher Analyse, zu erlangen. Wenn er die Struktur betont, geht es auf Kosten des Prozesses, wenn er den Schwerpunkt auf den Prozess legt, wird er räumliche Konfigurationen vernachlässigen.

In sozialen Beziehungen kann der Wissenschaftler keinen Gebrauch von irgendwelchen bestimmten Instrumenten machen, die ihm entweder erlauben würden, seine Daten zu fixieren oder Veränderungen über ein, bezogen auf die Zeitskala des Beobachters, sehr kleines oder sehr großes Zeitintervall hinweg aufzuzeichnen. Die benutzten Instrumente sind im Wesentlichen das bloße Auge und das bloße Ohr des Beobachters; seine Daten sind seine persönlichen Eindrücke. Das wissenschaftliche Universum ist deswegen wesentlich begrenzt von der Natur des menschlichen Aufzeichnungsinstrumentes. Insofern der menschliche Organismus ein schlechter Zeitmesser ist,

ist es ganz offensichtlich, dass sich die Forscher in den Anfängen der Sozialwissenschaften daran machten, eher die räumlichen oder hierarchischen als die zeitlichen Verbindungen von Ereignissen zu untersuchen. Erst vor Kurzem haben soziale Prozesse die Aufmerksamkeit von Anthropologen, Psychologen, Soziologen und Psychiatern erregt.

Der signifikante Unterschied zwischen den Sozialwissenschaften und den physikalischen Wissenschaften liegt in der Tatsache, dass die physikalischen Wissenschaften Aufzeichnungsinstrumente benutzen, welche die Daten fixieren. Zwei unterschiedliche Schritte sind daher evident: erstens die Messung und zweitens die Auswertung. In den Sozialwissenschaften werden Beobachtung und Auswertung im gleichen Schritt ohne Hilfe von Instrumenten vollzogen. Folglich können Verzerrungen auftreten, weil der Sozialwissenschaftler gleichzeitig als Aufzeichnungsinstrument und als evaluierender Wissenschaftler arbeiten muss. Da er in solch einer doppelten Eigenschaft fungieren muss, ist seine Beobachtung sozialer Prozesse notwendigerweise subjektivistisch. Der Mensch ist in der Lage, Veränderungen aufzuzeichnen, wenn sie innerhalb von Sekunden oder Wochen auftreten. Sobald das Zeitintervall zu klein wird, zum Beispiel der Bruchteil einer Sekunde, oder zu groß, zum Beispiel ein Jahrzehnt, ist das Instrument Mensch nicht in der Lage, der Veränderung zu folgen. Wann immer wir über soziale Prozesse sprechen, müssen wir diese Beschränkungen im Hinterkopf behalten; doch wenn man diese Unzulänglichkeiten kennt, kann das Verstehen sozialer und interpersonaler Prozesse sich nicht nur als hilfreich in der Psychotherapie, sondern auch bei der Planung solcher Bedingungen erweisen, die ein gesünderes Leben ermöglichen können.

Wir sind uns alle der Existenz von sozialem Wandel bewusst. Es gibt aber zwangsläufig Schwierigkeiten bei der Aufzeichnung und Konzeptualisierung sozialer Ereignisse. Um das Verstehen von Veränderung, angewandt auf menschliches Verhalten, zu erleichtern, müssen die Konzepte von Geschwindigkeit und Veränderungsrate eingeführt werden. Diese Begriffe sind aus der Physik entlehnt, und die Berechtigung dieser Verfahrensweise mag in der Tatsache gesehen werden, dass menschliche Wesen in einer bestimmten Geschwindigkeit gehen, sprechen und schreiben. Vergleichbar mit physischer Aktion besitzen geistige Tätigkeiten zeitliche Charakteristika. Ebenso kann man sich ein Bild von der Geschwindigkeit machen, mit der ein

Junge ein Mädchen erobert oder ein Redner seine Zuhörer überzeugt, als wäre es eine vektorielle Quantität in der Sphäre interpersoneller Beziehungen. Und zu guter Letzt, aber nicht als Unwichtigstes: Die Geschwindigkeiten, mit denen ein Gerücht kursiert, sich eine Panik ausbreitet oder eine soziale Reform in Gang gesetzt wird, können alle als Geschwindigkeiten von sozialen Prozessen begriffen werden. In Newtons Bewegungsgesetzen ist Geschwindigkeit definiert als Rate der Veränderung der Position. Es ist eine Vektorquantität und hat deshalb Größe und Richtung. Die Veränderungsrate dieser Geschwindigkeiten wird Beschleunigung beziehungsweise Verlangsamung genannt. Es scheint keinen Grund zu geben, welcher der Anwendung solcher höchst nützlicher physikalischer Konzepte zum Verständnis von intrapersonalen und interpersonellen Phänomenen im Wege stehen würde. Die Messung sozialer Prozesse muss aber entlang anderer Bahnen verlaufen als in der Physik üblich.

Wenn wir diese Vorstellungen von Prozessen auf das Verständnis unserer zeitgenössischen Szene übertragen, stellen wir fest, dass Amerikaner im Allgemeinen Dinge schnell erledigen. Entscheidungen werden ruhig getroffen, Organisationen werden ohne Zögern gegründet und aufgelöst, und Verwaltungsregeln und Ordnungen werden rasch umgestaltet oder abgeändert. Die industrielle Produktion ist schnell, und die Industrie ist in der Lage, Maschinen zu ändern und neu einzurichten, wenn andere Modelle benötigt werden. Während man sagen kann, dass die Geschwindigkeiten offener verhaltensmäßiger Prozesse in Amerika wahrscheinlich auf der schnellen Seite der Skala liegen, zeigen die Denkprozesse wahrscheinlich eine langsamere Rate. Es ist ganz offensichtlich, dass wir uns auf unsicheren Boden begeben, wenn wir über die Geschwindigkeit von Denkprozessen sprechen, da wir nicht imstande sind, das Denken direkt zu messen; Folgerung ist alles, was möglich ist. Eine andere zu Amerika passende Beobachtung kann aber klar begründet werden: Die Beschleunigung und Verlangsamung von Prozessen des Verhaltens ist in Amerika erheblich. Menschliche Beziehungen werden schnell eingegangen und leicht wieder gelöst; Industrieunternehmen schießen aus dem Nichts wie Pilze aus dem Boden, und wenn sie keinen befriedigenden Gewinn erwirtschaften, werden sie schnell aufgegeben. Teilnehmer einer sozialen Versammlung nennen einander sofort beim Vornamen; trotz dieser Vertraulichkeit können sie sich ein paar Minuten später trennen, ohne sich zu verabschieden. Dieses Verhalten zeigt plötzliche Übergänge von Vertraulichkeit bis zur völligen Gleichgültigkeit, ohne sich um den Übergang zu kümmern. Für die Europäer ist der Schock, der angesichts dieser sozialen Abruptheit empfunden wird, vergleichbar mit dem Gefühl, das man bekommt, wenn ein fahrendes Auto plötzlich notgebremst wird.

Noch einmal: Der Mangel an Übergang und die Plötzlichkeit von Beschleunigung und Verlangsamung sozialer Prozesse werden durch den häufigen Wechsel sozialer Ziele hervorgehoben. Eine Person ist zum Beispiel ein Fremder, bis er als ein möglicher Käufer identifiziert wird, worauf er mit Höflichkeit und Freundlichkeit überschüttet wird; sobald der Vertrag unterschrieben ist, wird er unverzüglich wieder auf den Status eines vollkommen Unbekannten verwiesen. Unmittelbare Ziele werden flexibel ausgelegt und können, abhängig von der Gelegenheit, schnell ausgetauscht werden. Der auswärtige Beobachter erhält somit einen oberflächlichen Eindruck von Inkonsistenz und Diskontinuität; darin drückt sich sein Befremden aus, wenn er an Geschehnissen teilnimmt, deren Geschwindigkeiten entweder schneller oder langsamer sind, als er das gewöhnt ist.

Der Amerikaner neigt zum Quantifizieren. Der amerikanische Wissenschaftler misst, und im täglichen Leben tendieren die Leute zur Auflistung von Zahlen, oder sie zitieren Zahlen in Form von Preisen oder Dimensionen von Sachen. Quantifizierung wird als einziger Beweis der Wahrheit betrachtet, und diese Strömung durchdringt den Handel und das öffentliche Leben im Allgemeinen. Quantifizierung dehnt sich aber nicht auf den Bereich intrapersonaler Erfahrung aus. In Amerika scheint die Intensität, mit der Gefühle erfahren und ausgedrückt werden, am unteren Ende der Skala zu liegen. Gefühlen und Gedanken wird wenig Aufmerksamkeit geschenkt. Mit anderen Worten, Quantifizierung ist in Amerika ein Prozess, der eher auf Handlung als auf intrapersonale Erfahrungen zutrifft. Wenn man die Verschiedenheit von Zielen und die Richtung von Bemühungen als andere Kriterien der Quantifizierung einschließen will, kann man konstatieren, dass unmittelbare Ziele und sofortige Handlungshinweise, die für die praktische Durchführung notwendig sind, klar und offensichtlich sind. Handlung, die sich noch im Zustand der Planung befindet, wird im Gegensatz dazu in einer unklaren, verschwommenen Weise behandelt. Amerikaner verpflichten sich selten zu irgendeiner künftigen Handlungsweise, da solch eine Verpflichtung die Flexibilität zukünftiger Anpassung behindern könnte. Von der Ebene der nationalen Politik – zum Beispiel der Monroe-Doktrin – bis zum Verhalten des Individuums ist diese Einstellung offensichtlich. Aussagen, welche sich auf zukünftiges Handeln beziehen, sind oft so vage, dass mögliche Andeutungen nur für Mitglieder der Innengruppe verständlich sind.

Integration

Der Begriff »Integration« bezieht sich auf den Prozess der zentralen Kodifizierung innerhalb eines individuellen Organismus. Er beschreibt das Bemühen einer Person, die Information zu organisieren, die aus offenkundig heterogenen Erfahrungen stammt. Abhängig von der Kultur neigen Menschen dazu, Erfahrungen entweder gemäß räumlicher oder zeitlicher Koordinaten zu integrieren. Mit anderen Worten, die Leute tendieren dazu, entweder Struktur oder Prozess zu betonen. Es ist klar, dass die Art, in der ein Individuum versucht, vergangene Erfahrungen zu integrieren, zukünftige Handlungen beeinflussen wird. Amerikaner scheinen Erfahrungen entlang einer zeitlichen Achse zu integrieren, während im Gegensatz dazu manche Europäer versuchen, sie entlang räumlicher Koordinaten zu integrieren. Die Erwägung des Prozesses im Leben der Amerikaner manifestiert sich im ständigen Bewusstsein der Zukunft, als wenn die Zukunft schon angefangen hätte. Leute planen im Alter von zwanzig für ihren zukünftigen Ruhestand, und während sie diese zeitliche Evolution im Sinn haben, sind sie stark mit Entwicklungsproblemen beschäftigt; Kinderstätten und Jugendämter, Präventivmedizin, die Betonung des Lernens, all dies bezeugt diesen Zweck. Der Europäer ist im Gegensatz dazu zu jeder gegebenen Zeit mehr mit der Reinheit und Struktur des Stils beschäftigt als mit der Natur von Veränderung und Prozess. Der Europäer ist vergleichsweise mehr daran interessiert, in seinen Fertigkeiten universal zu sein; er versucht, so viele Eigenschaften wie möglich in seinem Leben zu koordinieren, was einen sichtbaren Eindruck von Komplexität ergibt. Ein europäisches Individuum mit primär räumlicher Orientierung kann viele Faktoren betrachten, weil es nicht annimmt, dass Veränderung auftreten wird. Im Gegensatz dazu begrenzt die Orientierung des Amerikaners in Richtung Prozess und Zeit seine Aufmerksamkeit in jedem gegebenen Moment auf ein paar Faktoren, und er ist fasziniert von der Erwartung des Wechsels.

Bereitschaft für Veränderung bedeutet, dass der Organismus auf Handlung vorbereitet sein muss. Dies haben wir Alarmreaktion genannt (Ruesch a. Prestwood 1949). Es ist ganz offensichtlich, dass die amerikanische Bevölkerung und Patienten im besonderen mehr Zeichen von Angst zeigen als ihre europäischen Zeitgenossen.

Die Häufigkeit manifester Zeichen von Angst ist in Amerika verbunden mit der öffentlichen Toleranz gegenüber Angst. Diese Aussage erscheint zuerst paradox. Auf der einen Seite wird von Amerikanern angenommen, dass sie danach streben, ihre Emotionen vollständig zu beherrschen, während wir andererseits beobachten, dass in Amerika eine große Toleranz für Zeichen von Angst besteht. Der Leser muss nur daran erinnert werden, dass Psychiater, Sozialarbeiter und Psychologen ständig über Angst reden. Filme, Fernsehen und Reklame sind eifrig darum bemüht, Angst in der Bevölkerung zu erzeugen; und bei sozialen Zusammenkünften ist der Europäer beeindruckt von dem Zur-Schau-Stellen von Zeichen von Angst. Daher können wir folgern, dass das Zeigen von Angst ein von Amerikanern akzeptiertes Charakteristikum ist, solange es implizit bleibt und nicht verbalisiert wird. In Amerika wird Angst beinahe institutionalisiert. Sie gibt der Person, die wenig Gefühl hat, Inhalt und Substanz und warnt das Individuum vor bevorstehender Veränderung. Nur das wache Individuum kann schnell und wirkungsvoll mit den sich verändernden Bedingungen seiner Umgebung umgehen. Obgleich der Europäer diese Züge als unsicher interpretieren mag, muss er an die Tatsache erinnert werden, dass solch ein Zustand von ständiger Alarmbereitschaft für Leute notwendig ist, die auf Handlung eingestellt sind; und der Leser muss nur an die Eile und Hetze des amerikanischen Lebens denken, um die Bedeutung von Alarm voll einzuschätzen. Die Europäer in Europa befinden sich viel weniger in einem Alarmzustand, weil Veränderung, obgleich sie auftreten kann, nicht erwartet wird. Der Europäer ist viel weniger auf Handlung eingestellt. Sein Schwerpunkt liegt auf Gedanken und Gefühlen. Da er zu einem intensiven Innenleben ohne eine korrespondierende äußere Stimulation fähig ist, braucht er sich nicht so weit auf Angst als eine motivierende Kraft verlassen. Darüber hinaus hat er, da sein Leben eher auf der Komplexität von Gedanken und Gefühlen als auf der Effizienz von Handlung aufgebaut ist, auch eine Vielfalt von geistigen Mechanismen zu seiner Verfügung, die offene Zeichen von Angst neutralisieren oder verbergen.

Um zu unseren vorhergehenden Betrachtungen zurückzukehren, könnte man sagen, dass in einem europäischem Setting Ereignisse am besten in einem strukturellen Schema mit räumlichen Koordinaten zu verstehen sind. In Amerika werden dagegen individuelle und kulturelle Ereignisse besser mithilfe eines Systems erfasst, das prozesshaft ist und den Schwerpunkt auf zeitliche Koordinaten setzt. Die amerikanische Kultur ist dynamisch auf Bewegung und Veränderung ausgerichtet, während die europäische Kultur im Wesentlichen statisch ist mit dem Schwerpunkt auf der Verfeinerung schon bestehender Züge. Beides, Kultur und Individuen, sind für diese verschiedenen Aufgaben ausgerüstet, und Ereignisse sind innerhalb dieses allgemeinen Rahmens zu verstehen.

Eine Perspektive der amerikanischen Therapie

Nach dieser kurzen theoretischen Diskussion über einige allgemeine Prinzipien, die für die amerikanische Szene charakteristisch erscheinen, sollten wir untersuchen, ob solche Verallgemeinerungen sich wahrscheinlich auch für die psychiatrische Szene bewahrheiten. Um diese Frage zu beantworten, schicken wir noch einmal unseren ausländischen Reisenden aus, um den amerikanischen Psychiater in Aktion zu beobachten. Wenn er den Psychiater das erste Mal besucht, wird er erstaunt sein von der Geräumigkeit, dem Komfort und Luxus der Praxis. Bequemer Sessel und Couch sind seine Ausrüstung, und außerdem kann er im Besitz eines Untersuchungsraumes sein, den er für neurologische Untersuchungen benutzt. Der Warteraum ist behaglich und heiter, versehen mit einer Vielfalt der neuesten Journale und Illustrierten. Die Büros sind häufig schalldicht, und die Luxuriosität der Ausstattung spiegelt den Status des Arztes wider. Alles ist so eingerichtet, dass es beide, Patient und Doktor, bestimmt bequem haben; das gehört zur allgemeinen Behandlung eines jeden Kunden, Klienten oder Patienten in der amerikanischen Szene.

Die Perspektive des amerikanischen Psychiaters in Richtung Zukunft ist die Grundlage, auf der die Psychotherapie ruht. Organisation auf die Zukunft hin ist das Thema, dem die Psychotherapie gewidmet ist. Das Konzept »Zeit ist Geld« hat aus der Therapie eine Einkommen produzierende Tätigkeit gemacht. Auf der einen Seite befähigt es den

Psychiater, besser zu leben, und es zwingt ihn zu einer erfolgreichen Organisation seiner Zeit und seiner Praxis, während auf der anderen Seite der Patient das Geld, das er für die Therapie ausgibt, als eine Investition ansieht, die verspricht, sich in der Zukunft auszuzahlen. Wir erwähnten oben den Mangel an Übergängen und die Plötzlichkeit von Veränderung in den amerikanischen Lebensmustern. Dasselbe Merkmal finden wir in der Psychotherapie. Der Patient kann die Therapie mühelos beenden; und der Psychiater kann den Patienten aus dem sorgfältig bewachten Krankenhausmilieu in die unbehütete Umgebung einer Innenstadt entlassen, ohne das Verfahren zu hinterfragen. Plötzlichkeit, Abruptheit und Unberechenbarkeit bis zum Punkt des Schocks sind als universale Merkmale im amerikanischen Leben akzeptiert; sie beeinflussen die psychiatrischen Praktiken in den USA tiefgehend.

Die Orientierung des amerikanischen Psychiaters stützt sich auf große Gestalten, soweit zeitliche Dinge angesprochen sind, und auf kleine Gestalten, wenn strukturelle Muster betroffen sind. Der Analytiker arbeitet zum Beispiel die kleine Gestalt der individuellen Wahrnehmung und Erinnerungen eines Patienten sehr detailliert aus, sogar wenn diese von den Bedürfnissen des täglichen Lebens weit entfernt sind. Desgleichen neigt er dazu, interpersonelle Prozesse zu betonen, und er ist weit mehr an der Manipulation seiner Patienten interessiert als sein europäischer Kollege. Solche Begriffe wie »die ganze Persönlichkeit« oder »vollkommene Anpassung« zeugen von den betrachteten größeren Gestalten, wenn Prozesse im Brennpunkt des Interesses stehen.

Wenn man die Themen betrachtet, die in verschiedenen Therapieformen diskutiert werden, trifft man häufig auf das Wort »Anpassung«. Man begegnet einer Schwerpunktsetzung auf Technik und Anwendungsprobleme und einer Vernachlässigung von ästhetischen und philosophischen Erwägungen. Die Ebene, auf der Interpretationen gegeben werden, ist so einfach wie möglich. Die Interpretationen sind auf praktische und durchführbare Lösungen, das heißt auf Handlung, ausgerichtet. Im Feld der Psychiatrie finden wir deshalb wieder einmal die Tendenz zur Vereinfachung und zur Schwerpunktsetzung auf dem Detail, weil intrapersonale Prozesse nachfolgender Handlung untergeordnet sind. Die Wichtigkeit von Handlung im amerikanischen Leben beeinflusst das psychiatrische Denken. Alle Psychiater sind sich ihrer eigenen und der manipulierenden

Tendenzen des Patienten bewusst. Hier müssen Angelegenheiten erledigt und gemanagt werden, während in der europäischen Szene wert auf Erfahrung gelegt wird. Der amerikanische Patient kommt, um bessere Kontrolle über sich selbst und über sein Leben zu erlangen, wogegen der europäische Patient einen Psychiater konsultiert, weil er fühlt, dass er durch seine gegenwärtige Art zu leben keine ausreichende Befriedigung erlangt.

Die Tendenz des Wissenschaftlers, zu messen, hat das psychiatrische Denken in Amerika durchdrungen. Versuche, therapeutische Ergebnisse durch objektive Kriterien anstelle des subjektiven Gefühls von Verbesserung seitens des Patienten zu verifizieren – was letztlich das ist, was wirklich zählt – können als Illustration zitiert werden. Therapie ist um den Prozess herum orientiert, und ein ausgedehntes Abtragen der Dinge aus der Vergangenheit, um die Struktur der Persönlichkeit des Patienten detailliert ans Licht zu befördern, ist eine Technik, der in der amerikanischen Psychotherapie weniger und weniger Gewicht gegeben wird. Die quantifizierbaren und prozessualen Aspekte von sozialer Interaktion überwiegen in der amerikanischen Psychiatrie, eine Tendenz, die sich in solchen Verfahren wie dem Therapieplan widerspiegelt, der die vorherbestimmten Ziele und die dafür eingeschätzte Zeit festsetzt. Die ursprüngliche europäische Orientierung der Therapie an Struktur wurde in Amerika stufenweise zu einer Orientierung am Prozess verändert. Die Dinge müssen in Amerika schnell gemacht werden, und deswegen muss Therapie kurz sein (Alexander a. French 1946).

Die Integration amerikanischer Persönlichkeiten erfolgt offensichtlich entlang einer zeitlichen Koordinate. Es wird allgemein akzeptiert, dass Gefühle eine vergängliche Qualität haben und Persönlichkeitsfaktoren sich ändern; charakterliche Konsistenz wird nicht erwartet, und das Zeigen intensiver und widerspruchsfreier Gefühle wird vermieden. Wenn solch eine Offenbarung vorkommen sollte, ist diese Äußerung von Schuldgefühlen begleitet. Der Amerikaner schätzt an seiner Persönlichkeit als Erstes und zuvorderst die Fähigkeit, sich wechselnden Lebensbedingungen anzupassen. Beständige und intensive Gefühle würden diese Absicht vereiteln. Umgekehrt hat Therapie diesen Zweck zu erfüllen; sie ist zu einer Methode geworden, die Integration des Patienten in die amerikanische Szene zu sichern. Aber wegen des großen Tempos der Dinge sollte die Essenz der therapeutischen Verfahren in Amerika im Wesentlichen darin bestehen, den Patienten genug Zeit zu geben, ihre Erfahrungen zu integrieren. Aufgrund der Schwerpunktsetzung auf Erscheinung und »Verpackung« statt auf den Kern der Dinge braucht der Patient einen Therapeuten, der den Kern der Dinge betont. Im Wesentlichen lässt sich feststellen, dass die Therapie das liefern muss, was die Kultur nicht zur Verfügung stellt. Und in Amerika mit seiner Betonung der Anpassung ist das, was der Patient braucht, Erfahrung.

6. Kommunikation und das System der »Checks and Balances«[1]

Ein anthropologischer Ansatz

Von Jürgen Ruesch und Gregory Bateson

Die amerikanische Szene

Europäer, die über den Atlantik auf Amerika schauen, sind oft verwirrt und desorientiert von den amerikanischen Mechanismen, Entscheidungen zu fällen. Sie fragen sich zum Beispiel, ob es dort so etwas wie eine amerikanische Außenpolitik gibt und ob das Wort des Außenministers für solch eine Politik verbindlich ist, falls solch eine Politik existiert. Sie fragen nach dem Unterschied zwischen der einen amerikanischen politischen Partei und der anderen und hoffen, das Rätsel zu verstehen, wenn sie die amerikanischen Parteien mit den Linken und Rechten der europäischen politischen Szene gleichsetzen. Und wenn sie sich für einen Moment zufriedengestellt fühlen, dass solch ein Verständnis möglich ist, werden sie wiederum durch die verschwommene Art der politischen Ausdrucksweise Amerikas in Verwirrung gestürzt. Von ihrem Standpunkt her sieht es so aus, als mangele es den Offiziellen Amerikas nicht nur an Klarheit, sondern auch an Aufrichtigkeit. Während des Krieges sehnten sich die Europäer danach – wenn auch unrealistischerweise –, Präsident Roosevelt wie Churchill sprechen zu hören. Doch hätte er so gesprochen, sie hätten sich gefragt: Wird seinen Worten später vom Kongress widersprochen werden, wie es historisch mit Woodrow Wilson passierte?

Soviel zur Sichtweise aus der Entfernung. Wenn sich der Europäer selbst in Amerika aufhält und wirklich an einem amerikanischen Entscheidungsprozess, sagen wir als Mitglied eines Komitees, teilnimmt, ist er nicht weniger desorientiert. Es kommt ihm so vor, als traue sich kein Mitglied des Komitees ganz, das auszusprechen, was es im Sinn hat, und dass das Komitee als Ganzes übertrieben vorsichtig ist bezüglich irgendwelcher klaren Aussagen über seine Position und Politik. Und diese im Raum stehende mysteriöse Vorsichtigkeit wird noch mysteriöser durch die Tatsache, dass Amerikaner, wenn sie nicht innerhalb irgendeines organisierten Rahmens handeln, bemerkenswert – sogar schockierend – offen in ihren Äußerungen zu sein scheinen. Gebildete und empfindsame Amerikaner werden in einem informellen Gespräch rücksichtslos über die Diskriminierung des Denkens herfallen, dem der Europäer große Wichtigkeit beimessen würde; und doch werden die gleichen Individuen akkurat die feinsten Nuancen impliziter Bedeutung in einem organisatorischen Memorandum auskosten, das absichtlich so fade wie möglich geschrieben wurde.

Um der lebendigeren Darstellung willen werden diese Paradoxien hier beschrieben, wie sie dem Fremden aus einer anderen Kultur erscheinen. Doch für die Amerikaner sind diese Phänomene natürlich nicht mysteriös, sondern entweder nicht wahrnehmbar oder »natürlich«. Manchmal mag ein Amerikaner die Notwendigkeit, seine Schlagkraft im politischen Leben zu drosseln, bedauern, manchmal mag er stolz auf seine offenen Äußerungen in informellen Kontexten sein, aber im Allgemeinen ist dies einer der Gegensätze, deren er sich selten bewusst ist; und falls er eine Diskrepanz bemerkt, kommt ihm kaum der Gedanke, irgendeine Alternative könnte vorstellbar sein. Er wird die kompromissloseren Aussagen eines europäischen Politikers als fanatisch und sicher nicht politisch weise sehen, während das europäische Unterscheidungsvermögen und die Feinfühligkeit im Umgang mit informellen Beziehungen dem Amerikaner als eine Kleinigkeit erscheint, die keinerlei Bewunderung verdient.

Wir fragen: Was sind die wirklichen Beziehungen, formal und informell, die in diesen Charakteristika der amerikanischen Kommunikation ausgedrückt und fortgesetzt werden? Im Großen und Ganzen erscheint es, dass sich die politische Szene Amerikas von der Europas in folgender Hinsicht unterscheidet: Die Politik einer amerikanischen Partei wird durch die divergenten Standpunkte ihrer eigenen Mitglieder begrenzt, während eine europäische Partei von der äußeren Existenz oppositioneller Parteien mit gegensätzlichen Ideologien kontrolliert wird. Ein europäischer Parteiführer ist sich der Unterstützung seiner Mitglieder relativ sicher. Und er ist sich der übereinstimmenden Meinung der Gruppe, die er leitet, ziemlich sicher. Soweit es seine Anhänger betrifft, kann er zu jedem Extrem bei der Formulierung der von ihnen geteilten Meinung übergehen oder zu Handlungen, die auf dieser Meinung basieren. Diejenigen, die nicht mit ihm übereinstimmen, werden nicht Mitglieder seiner Partei sein, sondern werden sich der Partei seiner Gegner angeschlossen haben. Es ist die Existenz dieser oppositionellen Partei, die seine Partei davor bewahren wird, sich zu schnell in die Richtung zu bewegen, in die ihre Ideologie weisen würde.

Die amerikanischen Parteien unterscheiden sich im Kontrast dazu nicht durch scharfe, gegensätzliche ideologische Trennlinien. Sie mögen, und häufig tun sie das auch, versuchen, einander in ideologischen Begriffen zu kritisieren, und bei gewissen Sachverhalten und zu gewissen Zeiten können die Republikanische und die Demokratische Partei so geteilt werden, dass es so aussieht, als ob der ideologische Sachverhalt in solchen Begriffen wie »links« und »rechts« zusammengefasst werden könnte. Aber jede derartige Zusammenfassung würde den Tatsachen wirklich Gewalt antun. Innerhalb jeder Partei können mindestens so große ideologische Gegensätze beobachtet werden wie zwischen ihnen.

Der Führer einer amerikanischen Partei hat das Problem, die Integration in einer Gruppe zu bewahren, die durch verschiedene Meinungen über Sachverhalte charakterisiert ist, über die er Entscheidungen fällen und Ansichten äußern muss. Wann immer er spricht, jede Äußerung ist ein Versuchsballon, und er beobachtet ständig die, die hinter ihm stehen, um zu sehen, wie weit er gehen kann. Nach konventionellen psychiatrischen Begriffen beschäftigt er sich mit »Realitätsprüfung«; in der Terminologie der Theorien, die hier vorgeschlagen werden, stellt er eine implizite Frage über seine eigene Aussage, die sich auf eine Kommunikation über Kommunikation bezieht. Er fragt: »Welche Auswirkung wird meine Äußerung auf die Beziehungen zwischen meinen Anhängern und mir haben?« Er macht also, ipso facto, implizite metakommunikative Aussagen über seine eigene Position und seinen Informationsstand: »Es fehlt mir an gewissen Informationen über meine Beziehung zu meinen Anhängern«; »Ich brauche diese Information«; »Ich werde (die mir unbekannten) Meinungen meiner Anhänger berücksichtigen«, und so weiter.

So weit zur Beschreibung des Phänomens. Es ist nun unsere Aufgabe, diese Beobachtungen in einer systematischen Weise darzustellen. Wir werden das tun, indem wir das Konzept des Systems der internen »Checks and Balances« und das System von externer oppositioneller Kontrolle einführen. Der europäische Standpunkt ließe sich angemessen durch das System der externen Kontrolle darstellen, während der amerikanische Ansatz besser im System interner Begrenzungen veranschaulicht wird. Lassen Sie uns nun die Art dieser Konzepte betrachten.

Das System interner Begrenzungen und Gleichgewichte

Lassen Sie uns eine politische Partei Amerikas oder eine amerikanische Form von Regierung betrachten, einschließlich der Legislative, Exekutive und Jurisdiktion, oder eine Wohlfahrtsorganisation oder eine amerikanische Universität. Alle diese Organisationen haben gemeinsame Merkmale, welche in einer Beschreibung konzeptualisiert werden können, die nicht auf irgendeinen spezifischen Fall passen, sondern nur die betroffenen Prinzipien veranschaulichen soll:

Die Organisation wird von einem Team geleitet, deren offizieller Repräsentant Geschäftsführer genannt werden kann. Er verfügt gewöhnlich über einen Stab von Verwaltungsassistenten, die mit all den anderen Mitgliedern und Abteilungen der Organisation Verbindung halten. Die Tätigkeiten des Geschäftsführers werden von den anderen Mitgliedern des Teams, das aus Komiteemitgliedern und technischen Ratgebern zusammengesetzt ist, geprüft. Der Geschäftsführer, die Mitglieder des Komitees und die technischen Ratgeber teilen ihre Pflichten wie folgt: Die technischen Ratgeber sind diejenigen, die den Zustand der Angelegenheiten am bewusstesten wahrnehmen; sie sind für die Sammlung von Daten, die für die Aktivitäten der Organisation relevant sind, verantwortlich; sie sind die Wissenschaftler, Techniker, Forscher und Theoretiker der Organisation. Die Komiteemitglieder, auf der anderen Seite, sind die Repräsentanten der Interessengruppen. Sie repräsentieren die konstituierenden Gruppen und haben somit die Funktion der Prüfung und Gegenkontrolle des ganzen Systems; im Großen und Ganzen fehlt es ihnen an technischem Wissen, aber sie sind im Besitz des »gesunden Menschenverstandes« der Politiker. Der Geschäftsführer hält seinerseits die Komitees im Gleichgewicht und repräsentiert die ganze Gruppe in Beziehungen zur Außenwelt. Es ist seine Aufgabe, sich der Spannungen innerhalb der Organisation bewusst zu sein, und er muss versuchen, bei Störungen, welche die Koalition zusammenbrechen lassen könnten, Abhilfe zu schaffen. In den meisten amerikanischen Organisationen ist es, wenn sie groß genug sind, üblich, ein die Außenwelt repräsentierendes Muster innerhalb der Organisation zu haben. Diese Repräsentation findet sich im Aufsichtsrat oder der Kommission der Treuhänder, welche die Bürger- oder Mitgliedschaft im Ganzen repräsentieren. Sie setzen den Interessengruppen, wie sie von den Komiteemitgliedern repräsentiert und vom Geschäftsführer personifiziert sind, Grenzen. Wenn alle Gruppen angemessen zusammenwirken, ist der Erfolg der Organisation sicher. Ist die Wechselwirkung nicht erfolgreich, muss eine neue Koalition gebildet werden, bis die Organisation sich wieder ins Gleichgewicht gebracht hat.

Der Leser wird erkennen, dass das System gegenseitiger Begrenzung auf der Wechselbeziehung kleinerer Einheiten basiert, die durch gegenseitige Zusammenarbeit eine größere Einheit bilden. Jede Einheit wirkt wie ein Beschleunigungs- oder Bremsmechanismus für das ganze System und reguliert somit das Maß oder die Richtung der Veränderung des Gesamtsystems. Das System der »Checks« basiert auf Selbstregulation und kann, aufgrund seiner zirkulären Charakteristika, relativ unabhängig von anderen Systemen funktionieren. Das größere System als solches ist nicht zuverlässig zusammengewachsen und stellt in Wirklichkeit eine Hülle für die verschiedenen Subsysteme dar. Führerschaft in solch einer Organisation ist nicht auf einen einzelnen Mann mit absoluter exekutiver Gewalt konzentriert; gewöhnlich gibt es eine Gruppe oder ein Komitee, das sich aus einer Anzahl Gleichberechtigter zusammensetzt, die als ein Aggregat mehr Macht haben als die einzelne Person an der Spitze der Organisation, die das System personifiziert. Die öffentliche Meinung schreibt diesem Aggregat Macht zu, während solch ein Mann in der Realität von der Macht abhängig ist, welche ihm die verschiedenen Gruppen gegeben haben. Die Leute mit der wirklichen Macht können unter den Komiteemitgliedern oder den technischen Ratgebern gefunden werden; oder vielleicht sind sie sogar nicht einmal offiziell mit der Organisation verbunden. Wird irgendeiner dieser Menschen zu machtvoll, besteht die äußerste Strafe für zu große Aneignung von Macht durch einen einzelnen Menschen in der Ausstoßung aus der Interessengruppe und im Ausschluss von jedem aktuellen oder zukünftigen Gewinn. Das ausgestoßene Individuum wird eine lange Zeit brauchen, um die verlorene Macht wieder aufzubauen, und die erhaltene Strafe kann als eine Maßregelung für die Nichteinhaltung der Spielregeln gesehen werden.

Die Probleme der Verwaltung werden fortwährend gestellt und wieder gelöst durch das konkurrierende Streben nach Expansion und Macht der verschiedenen Gruppen. Aber keine würde eine Übereinkunft unterschreiben, die irgendeiner Gruppe erlauben würde, Macht ohne Begrenzung hinsichtlich Zeit, Rechten und Privilegien auszuüben. Im Kampf um Macht bilden Leute mit sozialen oder persönlichen Zielen Interessengruppen und versuchen, Macht nicht in ideologischer, sondern in praktischer Form zu erlangen. Jede der Gruppen kann Helfer von anderen Gruppen oder anderen Ideologien anwerben, um Macht zu erringen. Es ist ein Charakteristikum von Systemen dieser Art, dass auf allen Ebenen den Gruppen wie auch Subgruppen die Uniformität der Meinung fehlt. Eigentlich repräsentiert jede Gruppe ein Spektrum oder eine Mannigfaltigkeit von Meinungen, und die integrierenden Faktoren sind nicht ideologisch oder sogar Angelegenheiten der weiteren Politik; stattdessen ist die Gruppe durch die Überschneidung von Zielen integriert. In solch einem System ist die Struktur der Teile eine Wiederholung der Struktur des Ganzen. Die Nation, die politische Partei und die Interessengruppen innerhalb der Partei sind gleich, insofern jede dieser Entitäten durch eine Vielfalt von Meinungen charakterisiert ist. Dieses Merkmal setzt sich in der Struktur der amerikanischen Familie und in der Persönlichkeit des amerikanischen Individuums fort.

Um die Charakteristika des Systems der internen »Checks« und »Balances« zusammenzufassen, kann man feststellen, dass

a) es aus heterogenen Elementen zusammengesetzt ist, denen gestattet ist, ihre Heterogenität zu behalten;
b) es einen zirkulären Charakter hat, in dem Veränderung, Korrektur und Selbstregulation eingeschlossen sind;
c) es versucht, in relativer Isolation von anderen Systemen zu existieren;
d) seine Integration eher in Form von geteilten Zielen erfolgt als in weitreichenden Meinungen oder Ideologien.

Das System der externen oppositionellen Kontrolle

Das System der internen Überprüfung wird besonders deutlich, wenn es mit dem System der oppositionellen Kontrolle verglichen wird. Das Letztere ist charakteristischer für die europäischen Kulturen und vielleicht für die besonderen Gebiete Amerikas, wo englische, französische und spanische Organisationsformen fortbestehen. In manchen Fällen ist in der Tat zu erwarten, dass die zwei Typen von Systemen koexistieren.

Im System der oppositionellen Kontrolle behalten eine Anzahl von Entitäten mit ungefähr gleicher Kraft ihre Getrenntheit und zügeln sich gegenseitig. Die Regulation der Dynamik des Gesamtsystems und seiner Veränderungsrate und -richtung ist von den sich gegenüberstehenden Entitäten bestimmt. In solchen Systemen werden Leitung und Verwaltung auf ganz andere Weise gehandhabt, als eine amerikanische Organisation gemanagt wird. Der europäische Führer kann sich auf die Homogenität der Gruppe, die hinter ihm steht, verlassen, und er kann sicher sein, dass diejenigen, die nicht mit der Ideologie der Partei übereinstimmen, Mitglieder einer oppositionellen Partei sein werden – nicht unwillige Anhänger, die er innerhalb seiner eigenen Partei beschwichtigen muss. Ähnlich wird die Ergebenheit der Mitglieder unterschiedlich zugrunde gelegt werden. Im England des 19. Jahrhunderts karikierte Gilbert und Sullivans *Iolanthe* diese Situation:

> Dass jeder Junge und jedes Mädchen,
> das lebend in diese Welt geboren wurde,
> entweder ein kleiner Liberaler
> oder sonst ein kleiner Konservativer ist.

Wie Gilbert es sah, war politisches Handeln durch Gefolgschaft und Status bestimmt. Politische Unterschiede zwischen Individuen waren ein Ausdruck von tiefsitzenden Neigungen der Persönlichkeit. Er hätte schwerlich solch eine Bemerkung über Republikaner und Demokraten in Amerika machen können, wo politische Arbeit eher durch das Teilen von Zielen und Gelegenheiten als durch Ideologie und Persönlichkeitsstruktur beherrscht wird.

Innerhalb eines Systems oppositioneller Kontrolle würden Homogenität und Gefolgschaft zu einer schnell fortschreitenden, fast revolutionären Organisation führen, wenn sie nicht durch andere, ähnlich strukturierte Organisationen mit unterschiedlichen und widerstreitenden Ideologien überwacht würden. Die Tatsache, dass der Führer sich auf die Homogenität der Mitglieder verlassen kann, führt viel wahrscheinlicher zum Aufbau einer einzelnen autoritären Hierarchie innerhalb der Partei. Soweit die Mitglieder sich der Gefolgschaft anvertrauen, hören sie auf, als korrektive Kräfte zu wirken. Der Führer braucht seine Helfer nicht zu beschwichtigen, und daher ist er selbst ex officio die Autorität. In den Worten von Louis XIV: *»L'état, c'est moi.«* Historisch gesprochen war die Französische Revolution ein signifikanter Bruch im System der oppositionellen Kontrolle, und Frankreich hat tatsächlich nach vielen Experimenten niemals eine stabile Situation hinsichtlich des Problems der Integration oppositioneller Kräfte erreicht.

Das Problem kann vielleicht nur gelöst werden, wenn zwei anscheinend in Konflikt stehende Bedingungen zusammentreffen: (a) In der Bevölkerung muss ein Gleichgewicht der Macht existieren; und (b) eine ausreichende Mehrheit von Macht muss im Besitz der Regierung verbleiben, sodass Entscheidungen nicht durch Uneinigkeit behindert werden. Aber diese Bedingungen sind – besonders heute – schwer anzutreffen, und es besteht immer die Gefahr, dass die Arbeit durch die Balance der Zwietracht in der Regierung lahmgelegt werden kann. Diese Lähmung tritt von Zeit zu Zeit in den Parlamenten Westeuropas auf (Weimarer Republik, England, Frankreich) und kann zu allgemeiner Unzufriedenheit und Frustration führen. Im äußersten Fall kann eine Lawine der allgemeinen Stimmung zu einer irreversiblen Veränderung führen und ein einzelnes Individuum oder eine Partei an die absolute Macht bringen. In manchen europäischen Ländern wird die Funktion, die Macht der Partei, die im Moment die Mehrheit im Parlament besitzt, rechtskräftig zu machen, einem nichtparteilichen Schiedsrichter wie dem König von England oder dem Präsidenten der Französischen Republik übertragen.

Tatsächlich gibt es drei Typen von Führern in einem System der oppositionellen Kontrolle: (a) die unparteiische Autorität, der König oder Monarch, dessen Funktion oben beschrieben wurde; (b) der Führer einer homogenen Gruppe oder Partei, dessen Autorität innerhalb der Partei selten herausgefordert wird; und (c) der Diktator, der in solch einem System aufsteigen kann, indem er eine einzelne Partei zur absoluten Macht treibt. In diesem Fall tritt der frühere Führer einer Subgruppe auf, um die Position des Monarchen in Besitz zu nehmen, ohne seine Parteizugehörigkeit aufzugeben. Die Sanktionen für Nonkonformisten sind in diesem System eher eindeutig und klar. Im Fall einer Regelverletzung geht der In-group-Status verloren, und die nichtkonforme Person wird aus dem Amt entfernt und gewöhnlich isoliert.

Diese homogenen, eng miteinander verbundenen autoritären Gruppen konkurrieren miteinander, sei es geschäftlich, politisch oder sportlich. Wann immer ein solches System abgeschafft wird, ist das Gleichgewicht der Macht gestört. Diese Tatsache wird in der politischen Rolle Deutschlands in Zentral- und Westeuropa veranschaulicht. Alle Nationen fürchteten und bekämpften Deutschland, aber anscheinend funktioniert Europa ohne es nicht ordnungsgemäß, und nun wird, wie im Jahre 1918, ein Erstarken Deutschlands von seinen früheren Feinden befürwortet.

Wenn wir nun die Charakteristiken des Systems der äußeren oppositionellen Kontrolle zusammenfassen, kommen wir zu den folgenden Schlussfolgerungen:

a) Das System besteht aus homogenen Elementen. Alle abweichenden Elemente sind eliminiert und müssen neue Gruppen bilden.
b) Das System hat eine hierarchische Struktur; Veränderung und Korrektur treten nur auf äußeren Druck hin auf oder bei internem Zerfall.
c) Das System kann nicht in Isolation existieren, sondern ist zur Kontrolle seiner Homogenität von der Existenz anderer Systeme abhängig, die sich zwar von Ersterem unterscheiden, aber selbst doch homogen sind. Dieser äußere Druck liefert die nötige Motivation zur Selbstkontrolle, führt zur Differenzierung innerhalb der zugewiesenen Grenzen und rechtfertigt die Konzentration von Macht an der Spitze der jeweiligen Einheit.

Kommunikation im System der »Checks«

Die Beschreibung des Systems der internen Prüfungen und externen Kontrollen kann als Aussage eines Kultur-Pfadfinders gesehen werden, der gewisse Informationen ordnen möchte, die er in einer umfassenden und ordentlichen Weise über Leute gesammelt hat. Die wissenschaftliche Bedeutung des Wortes »System«, die im Wesentlichen Ereignisse, die im Inneren des Beobachters liegen, betrifft, muss ergänzt werden durch eine weitere Bedeutung, die sich auf Informationen bezieht, die der untersuchten Bevölkerung eigen sind. »System«, wie es in diesem letzteren Sinn benutzt wird, betrifft den Modus der Adaptation und Kommunikation der Leute und bildet sozusagen einen Code, mit dem der Teilnehmer in die Lage versetzt wird zu kommunizieren. Solch ein Code schließt nicht nur das symbolische System einer gegebenen Kultur ein, sondern enthält Kommunikation über Kommunikation. In jeder Kultur kommunizieren die Teilnehmer nicht nur Inhalte, sondern auch Anweisungen, wie eine gegebene Botschaft zu interpretieren ist. Solche Kommunikation über Kommunikation kann von einem neutralen Beobachter wissenschaftlich in Form von Systemen beschrieben werden; die Bürger der Gemeinden, die betroffen sind, wenden dieses Wissen in der täglichen Kommunikation an, ohne sich seiner Existenz bewusst zu sein. Die doppelte Bedeutung des Systemkonzeptes, erst als explizites Wissen für den Beobachter, dann als impliziter Hinweis für den Teilnehmer, kann am Thema Autorität veranschaulicht werden.

Die Interpretation von Regierungsautorität im System der »Checks«

Lassen Sie uns einen Moment lang über die Bedingungen in Amerika vor ungefähr hundert oder zweihundert Jahren nachdenken. Ein weiter, offener Kontinent mit unbegrenzten Reichtümern in Form von Land und Rohstoffen auf der einen Seite und ungezähmter Natur und feindlichen Indianern auf der anderen Seite erforderte eine umfassende kooperative Einstellung seiner Siedler, die einander in der Grenzlandsituation nur eine kurze Zeit lang kannten. Das Beste aus einer Gruppe von Leuten zu machen, die einander brauchen und die zusammenarbeiten wollen, sich aber gegenseitig nicht trauen, kann als das grundlegende Bedürfnis begriffen werden, das dem System der »Checks« zugrunde liegt. Diese Idee wird implizit von jedem Amerikaner geteilt. Unter den Bedingungen, die vor ein paar hundert Jahren vorherrschten, waren traditionelle Autoritätspositionen ungeeignet, während gleichzeitig die Konzentration von Macht in einer Hand zur absoluten Notwendigkeit wurde, immer mit dem Verständnis, dass diese delegierte exekutive Macht zu jeder Zeit zurückgenommen werden und jemand anderem gegeben werden konnte. Die Notwendigkeit der Flexibilität, unvorhergesehenen Notfällen begegnen zu können, und das relativ schnelle Tempo der Ereignisse, das dem naiven Beobachter als Diskontinuität erschienen sein mag, begünstigte die Entstehung von sozialer Gleichberechtigung und die Erhaltung verschiedener Wege, Macht zu erringen.

Flexibilität und Wandel sind essenziell mit einem städtisch-industriellen Leben wie auch mit einem Nomadenleben verbunden, was zu einer delegierten, funktionalen Autorität führt. Autorität als Persönlichkeitsmerkmal entwickelt sich – im Kontrast dazu – dort, wo Landwirtschaft überwiegt und wo Leute in kleinen Dörfern siedeln. Hier finden wir die typischen hierarchischen und patriarchalischen Strukturen, in denen die Arbeitsteilung, die Machtverteilung und die Zuschreibung von Autorität während der gesamten Lebenszeit unverändert bestehen bleiben kann. Obwohl oberflächlich das Gleiche, ist der Spitzenmann einer amerikanischen Organisation nicht mit einem europäischen Patriarchen zu verwechseln. Der amerikanische Manager personifiziert eine Organisation und ihre mannigfaltigen und widerstreitenden Interessen, aber er hat keine wirkliche autoritäre Rolle. Die Position des amerikanischen Präsidenten ist irgendwie typisch. Während er auf der einen Seite mehr Macht als irgendeine Art von Diktator besitzt, wird er auf der anderen Seite ständig von den Kabinettsmitgliedern, dem Kongress, Gerichten und der öffentlichen Meinung überwacht. Seine Amtsdauer ist begrenzt. In Amerika vertritt der Präsident auf eine bestimmte Art die Meinung des Kabinetts und anderer Berater, welche die verschiedenen Fraktionen der machthabenden Partei repräsentieren. Es sei daran erinnert, dass jede der beiden größeren politischen Parteien Amerikas aus Individuen besteht, deren Einstellung von extrem konservativ bis zu extrem liberal rangiert. Diese heterogenen Elemente wirken bremsend und beschleunigend in jeder der beiden Parteien. Der Ausländer missversteht häufig, dass der Gegensatz zwischen der Demokratischen und der Republikanischen Partei im Wesentlichen ein nichtideologischer Wettkampf um Macht ist. Die ideologische Plattform wird vor den Wahlen ausgewählt und hat rein instrumentellen Charakter. Im Kontrollsystem wären dagegen in der einen Partei Konservative und in einer anderen Liberale zu finden. Das Kabinett würde die Meinung des Premierministers vertreten, und die Ideologien der Regierung würden die konsistente und unflexible Ansicht ihrer Führer ausdrücken.

Die Formung von Persönlichkeiten im System der »Checks«

Prämissen, die sich auf das superpersonale System der internen Prüfungen beziehen, sind in jedem Amerikaner präsent. Deshalb sind diese Prämissen ein integraler Bestandteil seiner Persönlichkeit. Das Wissen jedes Individuums über den »american way of life« enthält Hinweise, wie eine Botschaft interpretiert werden kann. Zum Beispiel wird die amerikanische Persönlichkeit dazu neigen, heterogene Elemente in ihren eigenen Verhaltensweisen zu tolerieren; sie erlaubt sich selbst den Wechsel von Meinungen, Berufen, Ehemännern oder -frauen, Wohnorten und Ähnlichem, immer im Bewusstsein der Tatsache, dass solche Handlungen zulässig sind, wenn sie das Wohlergehen innerhalb sozial anerkannter Grenzen verbessern. Solche angepassten Handlungen können unter den Überschriften von Unabhängigkeit, Selbstgenügsamkeit, Mäßigung, gemeinsamer Zusammenarbeit mit anderen und Bereitschaft zur Veränderung zusammengefasst werden. Ein Individuum, das gemäß dem vorherrschenden System handelt, wird diese Direktiven unbewusst im Sinn haben, wenn es die eingehenden und die Botschaften, die es aussendet, interpretiert. Dann ist es »gut angepasst«.

Konflikte, seien sie intrapersonal, interpersonal oder mit der Umwelt, müssen bewältigt werden. Der Amerikaner glaubt an Lösungen und Alternativen, an Kompromisse und Veränderung. Handlung und Realisierung werden hoch bewertet, und der Teil der Persönlichkeit, auf den Freud sich als »Ich« bezog, wird zum Mittelpunkt aller psychologischen Bemühungen. Die Europäer dagegen, mit ihrer mehr fatalistischen Anschauung, glauben weniger an Handlung und ziehen es vor, das Unvermeidliche zu akzeptieren, und sie beschäftigen sich deswegen mehr mit Persönlichkeitsaspekten wie dem »Es« oder dem »Über-Ich«. Der Europäer macht den Versuch, die heterogenen Elemente innerhalb seiner Persönlichkeitsstruktur zu integrieren und zu synthetisieren. Unterschiede werden akzeptiert, wenn sie zwischen Personen bestehen, aber nicht innerhalb einer Person. Differenzierung und Komplexität, die in einem Bereich der Persönlichkeit entwickelt werden, werden auf andere Bereiche, auf Kosten der Veränderungsbereitschaft, übertragen. Dieses Streben nach Ganzheit und Universalität ist beispielhaft im Ideal der humanistischen Bildung dargestellt. Vereinheitlichung scheint aber nicht ohne Zwang möglich zu sein. Kontrolle muss in einer Vielfalt von Mechanismen ausgeübt werden, welche die gehemmten Triebe unter Kontrolle halten sollen. Gleichfalls ist es dem Europäer nicht erlaubt, Meinungen, Berufe oder Wohnorte zu wechseln. Stattdessen hat sich das Individuum auf bestimmten gewohnten Geleisen zu bewegen, die von der Klasse, Kaste und dem Beruf bestimmt sind und vor denen keine Flucht möglich ist. Diese Grenzen zu überschreiten hat einen Kampf gegen alle diejenigen zur Folge, deren Territorien widerrechtlich betreten wurden, und ohne irgendeine Kompromissbereitschaft wird der Konflikt, intrapersonal wie interpersonal, gewöhnlich ziemlich ernst.

Lassen Sie uns nun diese Ereignisse großen Maßstabs mit Geschehnissen auf einer individuellen Ebene vergleichen. Wenn wir Ereignisse betrachten, die in Amerika auf einer Gruppen- oder kulturellen Ebene passieren, sprechen wir von einem politischen System der internen »Checks and Balances«. Wenn wir Ereignisse auf einer individuellen Ebene betrachten, sprechen wir von Handlung und Ich-Psychologie. »Über-Ich« und »Es« werden im individuellen System so behandelt, als seien sie Interessengruppen, die von einem Manager, dem »Ich«, beruhigt werden müssen. Das Letztere wird als das wahre Selbst wahrgenommen. Das System der externen oppositionellen Kontrolle wird dagegen auf einer intrapersonalen Ebene in der »Es«- und »Über-Ich«-Psychologie widergespiegelt. Innerhalb solch eines Systems erlebt das Individuum das »Über-Ich« als ein Element, welches das »Es« kontrolliert. Das wahre Selbst ist primär mit dem »Es« identifiziert und, zu einem geringeren Maß, mit dem »Über-Ich«. Konflikte zwischen »Über-Ich« und »Es« sind akzeptiert und werden als Essenz des Selbst gewertet. Und während Bewusstsein und Vergnügen an Konflikten die europäische Persönlichkeit charakterisieren, werden Kompromissfähigkeit und Reibungslosigkeit an der amerikanischen Persönlichkeit geschätzt.

Familienstruktur im System der »Checks«

Das System der »Checks and Balances«, das für die amerikanischen politischen Organisationen charakteristisch erscheint, hat seinen Gegenpart in der Gestaltung der interpersonalen Beziehungen innerhalb des Familienkreises. Die amerikanische Familie ist eine Einheit mit einer unklar definierten Leitung und einem Spektrum von Meinungen. Keiner der Elternteile befindet sich in der Position einer anerkannten letzten Autorität. Es geschieht des Öfteren, dass ein Elternteil im Fällen von Entscheidungen aktiver ist als der andere; oder dass ein Elternteil als das Bindeglied zwischen der Familie und dem Rest der Gemeinde wichtiger sein kann. Aber ein Elternteil, der solch eine spezielle Funktion übernimmt, ist immer noch keine letzte Autorität oder Anführer der Familieneinheit. Er oder sie ist nicht in der Position, Entscheidungen zu fällen und sicher sein zu können, dass die anderen Mitglieder diese Entscheidung akzeptieren und unterstützen. Der hervorragende Elternteil muss oft eher so handeln, als ob er eine Vielfalt von Meinungen orchestrieren würde – und er muss diese Funktion nicht stillschweigend mit einem Taktstock erfüllen, sondern wirklich in dem Orchester mitspielen und nur durch seinen Beitrag zur Gesamtabfolge des Klangs einen integrierenden Einfluss ausüben. Daraus folgt, dass der Beitrag des Möchtegernleiters viele Elemente mit den Klängen und Themen, welche die anderen produzieren, gemein haben muss, um wirkungsvoll zu sein. Wenn ein Elternteil als Leiter handelt, kann er die anderen nur beeinflussen, wenn diese ihrerseits in der Lage sind zu hören, dass ein Anteil ihrer eigenen Empfindungen in der Stimme des Leiters widerhallt; während reziprok für den Leiter die Empfindungen und Sichtweisen der Gefolgschaft in mancher Hinsicht der Resonanzboden sind, welcher die Richtung bestimmt, in die er gehen kann, und der begrenzt, wie weit er gehen kann.

Amerikaner akzeptieren kalkulierte Scherze vonseiten ihrer Leiter mit großer Toleranz. Es ist, als ob die Vermeidung von Konfrontation zu einer neuen Form von Schlauheit und von Aufrichtigkeit führt. In europäischen Augen ist der Spaßmacher einfach ein Scharlatan und ein Objekt der Geringschätzung; in amerikanischen Augen wird seine Unehrlichkeit durch die Tatsache negiert, dass jeder weiß, dass der Leiter das, was er sagen will, mit einer gewaltigen Menge von dem, was seiner Meinung nach die Leute hören wollen, verwässern muss. Keiner glaubt ihm mehr als die Hälfte, und deswegen kann er eine geliebte Figur bleiben, deren Täuschung als irgendwie wohlgemeint – sogar therapeutisch – empfunden wird. Der psychologische Status dieser Figuren ist lebendig in den enorm beliebten Kindergeschichten des »Wizard of Oz« dargestellt. Diese glorifizierte Krämerseele schenkt, sogar nachdem seine Betrügereien aufgedeckt wurden, dem Zinnmann ein Herz, der Vogelscheuche ein Gehirn und dem feigen Löwen Mut. Dorothy, der Heldin, schenkt er Vertrauen, das ihr ermöglicht, nach Kansas zurückzukehren.

In dem fortlaufenden Prozess, an dem alle zur Integration der Gruppe beitragen, ist jede offene Äußerung von Nichtübereinstimmung gefährlich, doch Amerikaner können darin »übereinstimmen, nicht übereinzustimmen«. Dieser Satz bezeichnet gewöhnlich mehr, als er sagt. Wörtlich würde er einschließen, dass jede der beiden Personen der Tatsache zustimmt, dass der andere eine Meinung hat, die sich von der des anderen unterscheidet – aber mit der Ergänzung, dass sie, wenn sie übereinstimmen, nicht übereinzustimmen, anerkennen, trotz unterschiedlicher Meinungen ein gemeinsames Ziel zu haben. Als Minimum haben sie das gemeinsame Ziel, andauerndes Argumentieren und Streiten zu vermeiden; aber eigentlich denken sie an noch positivere Ziele. Es ist der explizite oder implizite Appell an diese Ziele, der als Kitt wirkt, durch den verschiedene Meinungen zu einem System von »Checks« vereinigt werden. Amerikaner vermeiden Konfrontation und Stellungnahme und die Betonung von Unterschieden, was in vielen europäischen Ländern vorkommen würde. Die Vermeidung von Konfrontation ist verbunden mit Zweckgerichtetheit und Zukunftsorientierung; gleichzeitig führen Kompromiss und die Bereitschaft, um eines gemeinsamen Zieles willen zusammenzufinden, aus jeder möglichen Sackgasse heraus, und sie überbrücken Meinungsverschiedenheiten.

Jeder in der Familiengruppe handelt als ein Wächter der anderen Mitglieder. Rollen wechseln ständig, und deshalb ist das amerikanische Kind mit gewissen Schwierigkeiten hinsichtlich des Entwurfs seiner Identität konfrontiert. Zum Beispiel schwingen in der Stimme des Vaters Zwischentöne von Mutters Gefühlen mit; und in Mutters Stimme schwingen, wenn sie sich an das Kind wendet, Zwischentöne der Übereinstimmung mit dem Kind mit. Und doch, betrachtet man die menschliche Wirklichkeit, die alle solchen kulturellen Eigentümlichkeiten überschreitet, ist ein Kind eine separate Einheit, die in ihrer eigenen privaten Welt mit ihrem eigenen System von Zielen und Strebungen lebt. Wenn es in einer amerikanischen Familie lebt, wird es, wann immer seine Eltern sprechen, sein eigenes Verlangen hören, eingewoben in ein System, das nicht das seine ist. Seine Gelegenheiten, die Tatsachen der menschlichen Individualität zu entdecken, werden folglich unscharf, wann immer ein Elternteil die Empfindungen des anderen widerspiegelt. Selbstidentifikation entwickelt sich durch die Beobachtung, dass das Selbst anders ist als das von anderen Leuten und dass Leute sich voneinander unterscheiden. Aber das amerikanische Kind hat einen komplizierteren Weg zu beschreiten. Einerseits muss es entdecken, dass es selbst anders ist, andererseits muss es lernen, in einer Weise zu leben, in der es seine Individualität auszulöschen hat. Wenn es das nicht lernt, wird es beständig frustriert in einer Welt, die unter der Prämisse mutmaßlicher Ähnlichkeiten funktioniert.

Durch seine familiären Erfahrungen ist das amerikanische Kind angemessen, sogar übermäßig, vorbereitet für die Mitgliedschaft in einer Gruppe. Es hat sich die Prämisse einverleibt, dass die Gruppe eine moralische Zensur ausübt. Der Übergang von personalisierter elterlicher Autorität zur Unterwerfung unter eine Gruppenautorität tritt lange Zeit vor der physischen Trennung von den Eltern auf. In der amerikanischen Persönlichkeit ist die Übernahme von Selbstzensur – oder, um einen freudschen Begriff zu benutzen, die Entwicklung des »Über-Ich« – deshalb eher das Ergebnis einer integrierten Gruppenerfahrung, als dass sie auf die direkte Identifikation mit, zum Beispiel, dem Vater basiert. Das englische Kind ist, im Gegensatz dazu, besser darauf vorbereitet, den Leiter einer Gruppe als elterliches Substitut zu akzeptieren, oder, wenn es sich selbst in der Position eines Leiters mit einer Rolle befindet, in der die Augen der Gruppe auf es fokussiert sind, wird es eine elterliche Haltung der Gruppe gegenüber einnehmen.

In einer großen Mehrheit der Fälle durchläuft das amerikanische Kind eine Phase von Bandenmitgliedschaft, das heißt eine Periode, in der es teilnehmendes Mitglied einer Gruppe von Gleichaltrigen ist, die außerhalb von zu Hause existiert. Amerikanische Eltern sind sich oft dieser Gruppe sehr bewusst, die einen charakterformenden Einfluss ausübt, der ihrer eigenen Generation fremd ist und oft ihrem eigenen kulturellen Hintergrund zuwiderläuft. Mit dieser Bewertung sind sie wahrscheinlich im Irrtum: Was wirklich passiert, ist, dass das Kind in seiner Gruppenmitgliedschaft der Idee der Gruppe genau die Achtung entgegenbringt, die ihm durch seine Famillienkonstellation eingeprägt wurde. An diesem Punkt ist das Management des Exhibitionismus und des Zuschauens von Bedeutung (Bateson 1942). Die amerikanischen Eltern neigen dazu, ihre Rolle als Zuschauer dazu zu benutzen, das Kind bei seinen Leistungen und in seiner Selbstgenügsamkeit zu ermutigen, während englische Eltern den Exhibitionismus benutzen – indem sie als Modell handeln und das Kind zum Zuschauen einladen, sodass das Kind lernen kann, wie man handelt. So kommt es, dass in

Amerika Exhibitionismus mit kindlichen Themen wie Abhängigkeit und Unterwerfung verbunden wird. In England ist Exhibitionismus mit elterlichen Themen wie Dominieren und Nähren verbunden. Es wurde schon vorhin festgestellt, dass in Amerika ein potenzieller Leiter offen zeigen muss, dass er die Leitung durch seine Mitwirkung als ein Teilnehmer ausübt, sodass die Gruppe ein gewisses Maß an Kontrolle ausüben kann. Indem er sich so verhält, ist der Führer bis zu einem gewissen Grad exhibitionistisch, und durch diesen Umstand ist er in gewissem Sinn abhängig von der Billigung der Gruppe, und er unterwirft sich ihrer begrenzenden Kontrolle.

Psychiatrie in einer Welt von »Checks and Balances«

Die organisierte Psychiatrie folgt den Mustern der »Checks and Balances«, wie es im amerikanischen Leben vorherrscht. Die Berufsverbände der Psychiater, wie die American Psychiatric Association, die American Psychosomatic Society und die American Orthopsychiatric Association, sind entsprechend dem System der »Checks« organisiert, in dem die interne Heterogenität die notwendigen bremsenden und korrigierenden Mechanismen für die Organisation zur Verfügung stellt. Die Leitung und die Mitglieder der Politik machenden Komitees stellen die verschiedenen Interessensgruppen dar. Trotz der unterschiedlichen Schwerpunkte in Bezug auf die beruflichen Interessen der verschiedenen Organisationen, gibt es eine große Überschneidung der Mitgliedschaft; und die Vereinigungen konkurrieren nicht miteinander, wie es der Fall wäre, wenn das System dem Muster oppositioneller Kontrolle folgen würde. Wo die psychiatrischen Schulen und die Orthodoxien im Konflikt liegen, wie zum Beispiel im Fall der Freudianischen und Neofreudianischen Schulen, wurde das gewohnte Muster organisierter Zwietracht von Europa durch die Europäer eingeführt, die an das System der oppositionellen Kontrolle gewöhnt waren. Der graduelle Einfluss Amerikas kann nunmehr schon an der Tatsache gesehen werden, dass die verschiedenen Schulen ihre Unterschiedlichkeit verlieren und im Laufe der Jahre einschließender werden. Mit anderen Worten, sogar die verschiedenen psychiatrischen Schulen passen sich dem in Amerika vorherrschenden System an und schalten von den organisatorischen Charakteristika des Systems der Kontrolle auf ein Muster, das mehr auf der Linie des Systems der »Checks« liegt.

Das System der »Checks and Balances« kann auch in einzelnen psychiatrischen Einrichtungen gefunden werden. In den Lehrzentren der Universität, zum Beispiel, finden wir Repräsentanten der verschiedenen therapeutischen Schulen. Da sind die biologischen Psychiater, die Mentalisten, die Sozialarbeiter, die Psychologen und die Beschäftigungstherapeuten, die zusammen in einem Team arbeiten. Der Mitarbeiterstab und die Sichtweisen des Stabs sind sicherlich heterogen, und es ist die Aufgabe des Abteilungsleiters, für die Heterogenität wie für eine gut funktionierende Einheit zu sorgen.

Die Behandlung von Autorität in solch einer Lehreinheit ist bemerkenswert. Es gibt keine persönliche Autorität, sondern nur eine funktionale Autorität. Dementsprechend besitzt der Lehrer Autorität, die auf seinem besseren Wissen und seinen Fertigkeiten basiert; aber diese können ihrerseits von den Schülern infrage gestellt und es können objektive Beweise gefordert werden. Der europäische Lehrer ist dagegen gewöhnlich ein Exhibitionist, wie es alle europäischen Führer sind; er ist sicher und fern von aller Infragestellung. Der amerikanische Lehrer passt in die Rolle eines Elternteils, wie er vom Schüler überwacht wird und die ersten Schritte des Schülers beobachtet. Es ist bemerkenswert zu sehen, mit welcher Sicherheit und welchem Exhibitionismus der amerikanische Schüler diese ersten Schritte in der Ausübung einer neuerworbenen Fertigkeit unternimmt. Das Zögern, das sein europäisches Gegenstück erfassen würde, wenn es so verführe, ist offensichtlich mit der Tatsache verbunden, dass Exhibitionismus nur für die Leiter reserviert ist.

Das große amerikanische Ideal der Teamarbeit dominiert das akademische Leben und die Praxis der Krankenhäuser. Jeder wird von Kollegen, Vorgesetzten und Untergebenen herausgefordert, korrigiert und kritisiert, und wenig Unmut wird gefühlt. Die dynamische Familieneinheit mit abwechselnden Rollen und spezialisierten Pflichten, die sich den Umständen entsprechend gestalten, wo alle ein gemeinsames Ziel teilen, bereitet den Mann vom Fach auf seine Karriere vor.

Das System der »Checks« durchdringt ebenso die therapeutische Teamarbeit. Der Therapeut ist in Amerika zweifellos eine Autorität; funktionell und veränderbar lernt der Therapeut so viel von seinen Patienten, wie die Patienten von ihm lernen. Dieser Prozess wechselseitiger Korrektur ist wahrscheinlich das wirkungsvollste therapeutische Mittel. Der Doktor ist nicht nur der verstehende Elternteil, der auf die Schritte des Kindes achtgibt, sondern er erinnert den Patienten auch an die Forderungen der Gesellschaft. In diesem Sinne hilft der amerikanische Therapeut dem Patienten, in die amerikanische Szene hineinzupassen. Er handelt ganz so wie der Treuhandausschuss in einer großen Organisation. Während es das Ziel des europäischen Therapeuten ist, die Genussfähigkeit des Patienten zu steigern und seine narzisstischen Tendenzen zu ermutigen, ist es das Ziel des amerikanischen Therapeuten, den Patienten zu sozialisieren. Dies wird erreicht, indem man den Patienten dazu bringt, die Tatsache zu akzeptieren, dass die Gruppe als Zensor seiner Handlungen fungiert. Sozialisation und Anpassung sind die Schlüsselworte der amerikanischen Therapie. Unterschiede, die zwischen dem Patienten und seinen Zeitgenossen bestehen, werden durch therapeutische Bemühungen reduziert. Paradoxerweise wird das erreicht, indem man den Patienten dazu bringt, die Tatsache zu akzeptieren, dass er anders ist als andere. Nach dem Akzeptieren dieses Unterschiedes fühlt er sich nicht länger bedroht und kann stufenweise annehmen, dass er wie andere ist. In Europa ist das Umgekehrte wahr. Dort hat der Patient Angst, dass er nicht einzigartig ist, dass er nicht kreativ ist, dass er zu sehr wie alle anderen ist. In der Therapie lernt er seine Ähnlichkeiten mit anderen anzunehmen, und dieses Akzeptieren verschafft ihm dann die Motivation, seine eigenen einmaligen Züge herauszuarbeiten.

Es scheint fair zu sagen, dass das System der »Checks« das amerikanische Leben auf der politischen Ebene, der Gruppenebene und der individuellen Ebene dominiert. Das Wissen um das System der »Checks« stattet das Individuum mit den notwendigen Hinweisen aus, angemessen zu handeln und die Handlungen von anderen zu verstehen. In diesem Sinn erzeugt das Bewusstsein des Systems der »Checks« Information hinsichtlich der Kommunikation über Kommunikation – ein Feld, das für die Psychiater von primärem Interesse ist.

7. Information und Kodifikation
Ein philosophischer Ansatz

Von Gregory Bateson

Bis hierher handelte dieses Buch von menschlichen Lebewesen – im Besonderen von Amerikanern und von Psychiatern. Es wurde gezeigt, dass zwei Typen organisierter Information der psychiatrischen Theorie hinzugefügt werden müssen, um die Theorie und die Handlungsweise der Psychiater zu verstehen – nämlich ein Verstehen der kulturellen Matrix, innerhalb welcher der Psychiater tätig ist, und ein Verstehen der Natur der Interaktion zwischen Personen.

Das vorliegende und das folgende Kapitel werden versuchen, diese beiden Arten sich ergänzenden Verstehens in einer einzigen Wissenschaft zu vereinigen, sodass die Phänomene der menschlichen Kultur und der personalen Interaktion ihren Platz in einer größeren und abstrakteren Theorie der Kommunikation einnehmen werden.[1]

Um dies zu tun, wird es nötig sein, zu den ersten Prinzipien zurückzugehen und die Phänomene der Kommunikation zu diskutieren, wie sie auf sehr niedrigen Ebenen der Organisation, unter Tieren und im Funktionieren von Maschinen, vorkommen. Von diesem niedrigen Level sollten wir uns unter Hinzufügung zusätzlicher Komplexitätsstufen hocharbeiten, bis wir auf Wesenseinheiten auf einem menschlichen und kulturellen Level zu sprechen kommen. Die Gesamttheorie wird dann in Kapitel 10 zu einer Überprüfung einiger Theorien und Aussagen amerikanischer Psychiater angewandt werden.

Die Natur der Kodifikation

Zuerst ist es nötig, einige allgemeine Ideen über die Natur intrapersonaler und neurophysiologischer Prozesse aufzuzeigen – Ideen, so allgemein, dass sie unabhängig vom Theorietyp sein werden, den der Leser bevorzugen mag. Der Begriff der *Kodifikation* ist unseres Erachtens von solch allgemeiner Natur, dass er allen psychologischen Theorien gemeinsam ist, wenn auch nicht immer explizit. Ob wir organische oder geistige Konzepte bevorzugen, es ist klar, dass sich die intrapersonalen Prozesse deutlich von den Ereignissen der externalen Welt unterscheiden. Das Konzept der Kodifikation bezieht sich auf diesen Unterschied. Um eine organische Ausdrucksweise zu benutzen, könnte man sagen, dass Impulse und Schauer von Impulsen, die im neuralen Netzwerk unterwegs sind, die innere Widerspiegelung oder das innere Bild von äußeren Ereignissen sind, über die der Organismus Informationen durch seine Sinnesorgane empfängt. Oder man könnte mentalistischen Theorien folgen und sagen, dass Ideen und Aussagen (ob nun verbal oder nichtverbal) die Übersetzung oder Reflexion von externen Ereignissen sind. In beiden Theorien – der organischen und der mentalen – sind interne Ereignisse verschieden von externen, und sie sind die Reflexionen und Übersetzungen von Ereignissen in der externen Welt. Der Begriff, der von Kommunikationstechnikern für die Einsetzung des einen Typs von Ereignissen für einen anderen benutzt wird, sodass das eingesetzte Ereignis auf eine Weise für das andere stehen soll, ist *Kodifikation.*

Die grundlegenden Prinzipien, nach denen Information im Gehirn oder im Geist menschlicher Wesen kodifiziert wird, sind immer noch unbekannt, aber von den externen Charakteristika menschlicher Wesen und von dem, was die Kommunikationsingenieure uns sagen können, sind bestimmte allgemeine Regeln klar.

Erstens muss Codierung, der Natur der Sache nach, systematisch sein. Was immer für Objekte oder Ereignisse oder Ideen innerhalb des Individuums bestimmte externe Objekte oder Ereignisse repräsentieren, es muss eine systematische Beziehung zwischen dem Inneren und dem Äußeren geben, sonst wäre die Information nicht nützlich. Der Begriff des Technikers für nichtsystematische Elemente der Codierung ist »Rauschen«. Bei Anwesenheit zu vieler solch zufälliger Elemente gäbe es keine Möglichkeit zur »Decodierung« – das heißt keine Möglichkeit der Steuerung der Handlungen des Individuums im Blick auf äußere Ereignisse. (Genaugenommen gibt es natürlich keine »Decodierung«. Verschlüsselte Information, zum Beispiel in Form neuraler Impulse, kann den Organismus zu verbalen Äußerungen oder zu Handlungen führen. Aber diese Arten von Output sind wiederum Kodifizierungen oder Transformationen von neuralen Schauern. Die Information wird niemals zurück in die tatsächlichen Objekte übersetzt, auf die sie sich bezieht.)

Zweitens ist es klar, dass die Codierung so sein muss, dass Beziehungen erhalten bleiben. Während es für einen Menschen unmöglich ist, innerhalb seiner selbst einen Baum zu haben, der mit einem Baum korrespondiert, den er außerhalb wahrnimmt, ist es möglich, über innere Objekte oder Ereignisse zu verfügen, die so aufeinander bezogen sind, dass ihre Beziehungen die Beziehungen zwischen den Teilen des äußeren Baumes reflektieren. Offensichtlich geschehen in jeder Codierung tiefgreifende Transformationen – und wirklich, Codierung ist Transformation im mathematischen Sinne des Wortes. Wir können zum Beispiel erwarten festzustellen, dass in manchen Fällen räumliche Beziehungen in der externen Welt durch zeitliche geistige Prozesse repräsentiert werden: Wenn das Auge ein Objekt abtastet, wird die Form des Objektes sicherlich in eine zeitliche Sequenz von Impulsen des optischen Nervs transformiert. Und in anderen Fällen werden zeitliche Sequenzen durch räumliche Beziehungen im Gehirn repräsentiert: Eine Erinnerung an zurückliegende Sequenzen muss sicher so codiert werden. Aber wie immer die Transformationen bei der Kodifizierung auch sei, Information geht kaum verloren, es sei denn, dass Beziehungen zwischen äußeren Ereignissen systematisch übersetzt werden in andere Beziehungen zwischen den Ereignissen und geistigen Prozessen (Craik 1943; Wittgenstein 1922).

Und weiter: Techniker (Berkeley 1949) sind in der Lage, verschiedene mögliche bekannte Spielarten von Codierung zu beschreiben, die wir mit dem vergleichen können und denen wir das gegenüberstellen können, was in menschlichen Wesen zu passieren scheint. Im Allgemeinen gibt es da drei wichtige Arten, von denen alle möglicherweise in menschlichen mentalen Prozessen vorkommen. Alle drei Typen der Codierung sind auch durch verschiedene Arten elektronischer Maschinen veranschaulicht. Die mechanischen Beispiele werden zitiert, um eine deutlichere Vorstellung von dem zu geben, was mit Codierung gemeint ist.

Zum Ersten gibt es das, was die Techniker »digitale« Codierung nennen. Diese Methode wird beim normalen Schreibtischrechner benutzt, der aus ineinandergreifenden Zahnrädern gemacht ist und im wesentlichen ein Zählmechanismus ist, der die Zähne der Zahnräder zählt und wie oft sie sich in komplexer Interaktion drehen. Bei diesem Typ von Codierung unterscheidet sich der Input schon beträchtlich von den äußeren Ereignissen, über welche die Maschine »nachdenkt«. Für solche Maschinen ist es in der Tat notwendig, ein menschliches Wesen zu haben, welches die externen Ereignisse in Form ihrer arithmetischen *Beziehungen* codiert und diese Codierungen auf eine passende Weise in die Maschine eingibt, die definiert, welches Problem die Maschine lösen soll.

Zum Zweiten gibt es einen Typ Rechenmaschine, welchen die Techniker »analog« nennen. In diesen Maschinen sind externe Ereignisse, über welche die Maschine nachdenken soll, in der Maschine durch ein wiedererkennbares Modell repräsentiert. Ein Windkanal ist zum Beispiel eine denkende Maschine dieser Art. In solchen Maschinen können Veränderungen im äußeren System durch korrespondierende Veränderungen des inneren Modells repräsentiert werden, und die Ergebnisse solcher Veränderungen können beobachtet werden. Ob ein analoger Mechanismus im menschlichen Zentralnervensystem existiert, ist äußerst zweifelhaft, aber subjektiv denken wir, dass wir uns Abbilder der externen Welt formen, und diese Abbilder scheinen uns in unserem Denken zu helfen. Die Natur dieser bewussten Bilder ist aber unklar, und in jedem Fall ist es schwierig, sich die Operationen irgendeines wirklichen analogen Modells in einem System wie dem Zentralnervensystem, das keine beweglichen Teile hat, vorzustellen. Abgesehen vom Zentralnervensystem gibt es die Möglichkeit, dass der ganze bewegliche Körper als analoge Komponente benutzt wird. Es ist zum Beispiel wahrscheinlich, dass manche Leute die Gefühle von anderen durch kinästhetische Imitation nachfühlen können. In dieser Art des Denkens wäre der Körper ein experimentelles Analogon, ein Modell, das Veränderungen in anderen Personen kopiert, und die Folgerungen aus solch experimentellem Kopieren würden vom mehr digitalen Zentralnervensystem abgeleitet, das propriozeptive Hinweise empfängt. Es ist auch sicher, dass menschliche Wesen oft Teile der äußeren Welt als analoge Modelle benutzen, die ihnen dabei helfen, ihre eigenen inneren Probleme zu lösen. Tatsächlich benutzen viele Patienten den Psychotherapeuten in dieser Art.

Zum Dritten gibt es ein paar Maschinen, die imstande sind, Informationen in Einheiten zu codieren, die vergleichbar sind mit dem, was die Psychologen Gestalten nennen (McCulloch a. Pitts 1947). Beispiel einer solchen Maschine ist das kürzlich erfundene Gerät, das Gedrucktes laut vorlesen kann. Die Maschine erkennt die 26 Buchstaben und macht für jeden Buchstaben einen anderen Laut. Ferner erkennt sie diese Buchstaben trotz geringfügiger Unterschiede zwischen den verschiedenen Arten und Größen von Schrifttypen, und sie erkennt auch den gleichen Buchstaben, egal, von wo aus sein Bild auf den Bildschirm fällt. Um es zusammenzufassen: Die Maschine muss laterales oder vertikales wie auch kreisförmiges Verschieben auf einer »Retina« erlauben. Um dieses Erkennen zu erreichen, macht die Maschine etwas, das dem Wiedererkennen der Gestalten sehr vergleichbar ist; ein menschliches Wesen weiß, dass ein Quadrat ein Quadrat ist, unabhängig davon, welche Größe es haben und aus welchem Winkel es präsentiert sein mag. Das wesentliche Charakteristikum solcher Maschinen ist, dass sie formale Beziehungen zwischen Objekten oder Ereignissen der externen Welt identifizieren können und Gruppen solcher Ereignisse, die bestimmten formalen Kategorien entsprechen, klassifizieren können. Eine Botschaft, welche die Anwesenheit oder Abwesenheit eines Ereignisses beschreibt, das in eine bestimmte formale Kategorie passt, wird dann übertragen, möglicherweise durch ein einzelnes Signal innerhalb der Maschine. Diese letztgenannte Möglichkeit, eine komplexe Botschaft in ein einzelnes »Pip« zusammenzuziehen, ist der Vorteil, den Gestalt-Codierung bringt. Damit kann eine enorme Wirtschaftlichkeit der Kommunikation innerhalb der Maschine erreicht werden.

Ein grundlegender Unterschied zwischen der Codierung durch Gestalten und aufzählender digitaler Codierung lässt sich dadurch veranschaulichen, dass wir als Kontrast die Kodifizierung dagegen setzen, die in dem Typ von Maschine vorkommt, die ein Halbtonblockbild über Draht übermittelt; es ist der Codierungsprozess, den wir Television nennen. Die Maschine übersendet Milliarden von Botschaften. Jede Botschaft ist die Anwesenheit oder Abwesenheit eines »Pip«, und solche Anwesenheit oder Abwesenheit ist die Beschreibung der Anwesenheit oder Abwesenheit eines Punktes in dem original Halbtonblock. Die Maschine beschäftigt sich in keiner Weise damit, was das Bild darstellt. Andererseits sieht ein menschliches Wesen, das auf solch ein Bild schaut, dass ein Mann, ein Baum oder was immer abgebildet ist. Die Flut von Impulsen, die ihren Ursprung in der Retina hat und im optischen Nerv wandert, ist in mancher Weise der Flut von »Pips«, die durch die Maschine übermittelt wird, nicht unähnlich, aber im Gehirn trifft diese neurale Flut auf ein Netzwerk, welches in der Lage ist, formale Beziehungen innerhalb der Flut unterscheiden zu können – diese formalen Beziehungen sind tatsächlich mit denen verwandt, die im Originalbild existieren. Das menschliche Wesen ist somit fähig, weite Gebiete des Bildes in Form von Gestalten zu kategorisieren.

Die Existenz von Gestaltprozessen im menschlichen Denken scheint der Umstand zu sein, der uns denken lässt, wir wären imstande, über konkrete Objekte nachzudenken und nicht über bloße Beziehungen. Und dieser Glaube wird von unserem Sprachgebrauch weiter verstärkt, in dem Substantive und Verben immer für äußerlich wahrgenommene Gestalten stehen. Wenn aber realisiert wird, dass das Erkennen von Gestalten abhängig von den formalen Beziehungen zwischen äußeren Ereignissen ist, dann ist es klar, dass Denken in Begriffen von »Dingen« sekundär ist – ein Epiphänomen, das die tiefere Wahrheit verbirgt, dass wir immer nur in Beziehungen denken. Wir können die äußeren Beziehungen zusammenfassen, indem wir in unserem Geiste Gestalten bilden, aber es sind immer noch die Beziehungen in den afferenten neuralen Impulsen, welche die Basis für unsere Gestalten zur Verfügung stellen.

Die gleiche allgemeine Wahrheit – dass alles Wissen über externe Ereignisse von den Beziehungen zwischen ihnen abgeleitet ist – lässt sich in der Tatsache erkennen, dass ein Mensch zum Erzielen genauerer Wahrnehmung immer auf Veränderungen in der Beziehung zwischen ihm selbst und dem äußeren Objekt zurückgreifen wird. Wenn er einen rauen Flecken auf einer Oberfläche mittels Berührung untersucht, bewegt er seinen Finger über den Flecken und schafft damit eine Flut von neuralen Impulsen, mit definierter sequenzieller Struktur, von der er die statische Form und andere Merkmale des untersuchten Gegenstandes herleiten kann. Um das Gewicht eines Objektes zu beurteilen, wägen wir es in der Hand ab, und um ein gesehenes Objekt sorgfältig zu untersuchen, bewegen wir unsere Augen in solch einer Weise, dass das Objekt sich über die Fovea bewegt. In diesem Sinn sind unsere initial sensorischen Daten immer »erste Ableitungen«, Aussagen über *Unterschiede*, die zwischen externen Objekten bestehen, oder Aussagen über *Veränderungen*, die entweder in ihnen auftreten oder in unserer Beziehung zu ihnen. Objekte und Umstände, die im Verhältnis zum Beobachter absolut konstant bleiben, unverändert weder von ihrer eigenen Bewegung noch von äußeren Ereignissen, sind im Allgemeinen schwierig und vielleicht unmöglich wahrzunehmen. Was wir leicht wahrnehmen, ist Unterschied und Veränderung – und Unterschied ist eine Beziehung.

Die Gestaltpsychologen haben die Beziehungen zwischen »Figur« und »Grund« hervorgehoben, und obwohl wir uns hier nicht mit der Ausarbeitung der Gestalttheorie befassen, ist es notwendig, ein weiteres Merkmal des Figur-Grund-Phänomens zu betonen, das wir in jedem unserer Versuche, die Codierung zu verstehen, wie sie in menschlichen geistigen Prozessen auftritt, berücksichtigen müssen. In allen Figur-Grund-Phänomenen, scheint es, nutzt der Wahrnehmende die Tatsache, dass gewisse Endorgane *nicht* stimuliert sind, als Datum zur Erlangung eines größeren Verständnisses solcher Impulse, welche von den stimulierten Endorganen kommen. Wenn ein menschliches Subjekt seine Hand in eine geschlossene, beleuchtete Schachtel steckt, kann es von neuralen Impulsen der Wärme oder des Schmerzes, die von seiner Hand herrühren, sagen, dass da eine Beleuchtung ist; aber es kann nicht entscheiden, ob das Licht von einer kleinen strahlenden Quelle stammt oder eine allgemeine Beleuchtung der Schachtel ist. Mit seiner Retina kann der Mensch andererseits sofort zwischen allgemeiner Beleuchtung und einer kleinen Lichtquelle unterscheiden. Er kann das, indem er im Gehirn die Information, dass gewisse Endorgane stimuliert worden sind, mit der Information kombiniert, dass bestimmte andere *nicht* oder weniger stimuliert wurden. Ähnlich wie es oben beschrieben wurde, kann in der Übermittlung eines Halbtonblocks die *Abwesenheit* von »Pips« in der Leitung zu einem bestimmten Moment ein Signal sein, das die Abwesenheit eines Punktes auf dem Bild beschreibt. (Das mechanische System könnte leicht so eingerichtet werden, dass die Abwesenheit von einem »Pip« die Anwesenheit von einem Punkt im Bild beschreiben würde, usw.) Diese Fähigkeit des menschlichen Gehirns, die Abwesenheit gewisser afferenter Impulse zur Interpretation solcher Impulse zu nutzen, die ankommen, scheint eine primäre Voraussetzung des Figur-Grund-Phänomens zu sein. Wir können die Fähigkeit, zwischen einer allgemeinen Beleuchtung und einer kleinen Lichtquelle unterscheiden zu können, als eine grundlegende Form von Gestaltwahrnehmung sehen.

Ferner scheint es so, als schließe der Wahrnehmende im Schaffen von Gestalten eine große Menge von Impulsen, die tatsächlich auf die

Endorgane einwirken, als irrelevanten »Grund« aus. Die Konstruktion von Gestalten scheint abhängig von etwas wie Hemmung – einer partiellen Verneinung von bestimmten Impulsen –, die dem Wahrnehmenden erlaubt, solches Material, das er als »Figuren« wahrnimmt, zu beachten.

Eines der Charakteristika codierter Information folgt dem, was vorangehend, besonders in der Diskussion über die Figur-Grund-Hypothese, gesagt wurde. Es ist die Tatsache, dass Information immer *multiplikativ* ist. Jedes Informationsstück hat die Charakteristik, dass es eine positive Behauptung aufstellt und zur gleichen Zeit eine Verneinung des Gegenteils dieser Behauptung. Die einfachste Wahrnehmung, die wir uns vorstellen können, auf der beispielsweise wahrscheinlich der Tropismus der Protozoen basiert, muss dem Organismus noch sagen, dass es Licht in dieser Richtung gibt und kein Licht in der anderen Richtung. Viele Informationsstücke mögen weit komplexer sein als dies, aber die elementare Einheit der Information muss zum Schluss immer diesen doppelten Aspekt der Behauptung einer Wahrheit und der Zurückweisung eines häufig recht unbestimmten Gegenteiligen enthalten. Daraus folgt, dass sich die Skala möglicher äußerer Ereignisse, auf die sich die Information beziehen könnte, wenn wir zwei solcher »Bits« (Shannon a. Weaver 1949) von Information haben, nicht auf die Hälfte, sondern auf ein Viertel der ursprünglichen Rate reduziert; in ähnlicher Weise werden drei »Bits« von Information die mögliche Skala äußerer Ereignisse auf ein Achtel einschränken.

Die multiplikative Natur von Information wird durch das »Spiel der zwanzig Fragen« veranschaulicht. Der Fragende in diesem Spiel muss mit zwanzig Fragen das Objekt identifizieren, das der Antwortende im Sinn hat. Der Antwortende kann die Fragen nur mit »Ja« oder »Nein« beantworten. Jede beantwortete Frage segmentiert den Bereich von Objekten, die der Antwortende im Sinn haben könnte, und wenn der Fragende seine Fragen richtig plant, kann er in zwanzig Fragen unter über einer Million von Objekten bestimmen, welches dasjenige ist, das sein Gegenspieler im Sinn hat ($2^{20} = 1048576$). Der Fragende strukturiert das mögliche Universum von Objekten mit einem verzweigten System von Fragen, das wir ein »Codierungssystem« nennen würden. Schon ein sehr kurzer Versuch des Spiels wird dem Leser eine Idee davon vermitteln, welche Schwierigkeiten in der Kommunikation auftreten können, wenn zwei Personen nicht genau das gleiche Codierungssystem haben – das heißt, wenn der Beantworter die Fragen missversteht. Wenn das Spiel genau nach den Regeln gespielt wird, gibt es fast keinen Weg, solche Missverständnisse zu korrigieren: der Fragende kann schwerlich entdecken, was passiert ist.

Codierung und Wert

Kurz gesagt, was wir hier zu erörtern versuchen, ist, dass das System der Codierung und das System der Werte Aspekte des gleichen zentralen Phänomens sind. Die genauen Beziehungen zwischen den Begriffen von Wert und Information haben die Philosophen des Abendlandes für 2000 Jahre geplagt, und man sollte auch von diesem Buch keine abschließende Formulierung erwarten. Es ist aber notwendig, dass wir uns bemühen, unsere Position klarzumachen, wenn wir das Zusammenstoßen und die Übermittlung von Werten untersuchen wollen.

Wir prüfen zuerst ein paar Ähnlichkeiten, die Wert mit Codierung zu verbinden scheinen:

1. Das Wertsystem und das Codierungssystem gleichen sich darin, dass jedes ein System ist, das sich durch die gesamte Welt des Individuums verzweigt. Das Wertsystem, wie es in Form von Präferenzen organisiert ist, bildet ein Netzwerk, in dem gewisse Punkte selektiert und andere übergangen oder zurückgewiesen werden, und dieses Netzwerk umfasst alle Dinge des Lebens. Ähnlich wurde hinsichtlich des Codierungssystems gezeigt, dass alle Ereignisse und Objekte, die in Erscheinung treten, in gewissem Maße in dem komplexen System der Gestalten klassifiziert werden, welches das menschliche Codierungssystem darstellt.
2. Eine weitere Ähnlichkeit entspringt der Tatsache, dass in beiden Fällen, im Fall der Codierung und im Fall von Werten, die negierte Klasse gewöhnlich unbestimmt ist. Im Fall der Präferenz will jemand sagen, dass er dies oder jenes mag, aber er wird es häufig versäumen, die Alternativen, denen gegenüber dies oder jenes bevorzugt wird, festzulegen. Alternativ mag er sagen, dass er dies oder das nicht mag, und wird damit unterlassen auszudrücken, was er lieber mögen würde. Ähnlich vernachlässigen menschliche Wesen bei der Codierung von Information den Grund und

beobachten die Figur. Die Leute würden sagen, dass die Figur für sie eine »Bedeutung« hat; und dass das, was bevorzugt wird, oder das, was nicht gemocht wird, einen Wert gegenüber einem unbestimmten Hintergrund von Alternativen hat.

3. Es ist hinlänglich bekannt, dass das Netzwerk von Werten teilweise das Netzwerk der Wahrnehmung bestimmt. Dies wird am besten durch die Experimente von Adalbert Ames, Jr., illustriert, in denen eine Person veranlasst wird, in einer Situation zu agieren, in der sie einer optischen Illusion ausgesetzt ist – das heißt, sie nimmt eine falsche Gestalt wahr. Auch wenn sie sich der Situation bewusst ist, ist es ihr nahezu unmöglich, ihr Handeln zu korrigieren, es sei denn durch viele wiederholte Versuche. Stufenweise lernt sie, in die Form, von der sie weiß, dass sie real ist, zu korrigieren, obwohl sie zuerst nicht sehen kann, dass die Objekte diese Form haben. Wenn die Korrektur gelingt, verändert sich ihr Bild der Objekte, und sie fängt an, sie so zu sehen, wie sie wirklich sind – das heißt, sie beginnt, ein Bild zu formen, das so gestaltet ist, dass sie ihr Ziel erreicht, wenn sie diesem Bild gemäß handelt. Es ist auch klar, dass die Wahrnehmung die Werte bestimmt: Wie wir die Dinge sehen, so handeln wir. Aber gleichermaßen wird der Erfolg oder das Scheitern unserer Handlung unsere spätere Sichtweise bestimmen. Es ist ebenfalls klar, dass viel von der Veränderung in der Psychotherapie, die als eine Veränderung im Wertsystem des Patienten erscheint, subjektiv für diesen Patienten eine Veränderung der Art und Weise, die Dinge wahrzunehmen, ist. Handlung würde als der in der Mitte liegende Begriff erscheinen, in dem Wahrnehmung und Wert sich treffen.
4. Es ist wohlbekannt, dass Wunsch und Wahrnehmung teilweise übereinstimmen. Dies ist tatsächlich einer von Freuds größten Beiträgen. Nicht nur, dass jedes menschliche Wesen dazu neigt, in die äußere Welt (und in sich selbst) das hineinzusehen, was es sich wünscht, was sein sollte; aber sogar wenn es in der äußeren Welt etwas Katastrophales gesehen hat, muss es immer noch wünschen, dass seine »Information« wahr ist. Es muss entsprechend seiner Kenntnisse handeln – gut oder schlecht –, und wenn es handelt, wird es auf Frustration und Schmerz stoßen, wenn die Dinge nicht so sind, wie es »weiß«, dass sie sind. Daher muss es in manchen Fällen wünschen, dass die Dinge so sind, wie es »weiß«, dass sie sind.

5. Der vorhergehende Punkt bringt einen Gegenstand von großer theoretischer Wichtigkeit zu Sprache: das Problem der Beziehung zwischen dem Konzept »Information« und dem Konzept »negative Entropie«. Wiener (1948) hat behauptet, dass diese beiden Begriffe synonym sind. Diese Aussage kennzeichnet nach unserer Meinung den größten einzelnen Umschwung im menschlichen Denken seit den Tagen von Plato und Aristoteles, weil sie die Naturwissenschaften und die Sozialwissenschaften vereinigt und letztlich das Problem der Teleologie und der Körper-Geist-Dichtomie löst, welche das okzidentale Denken vom klassischen Athen geerbt hat. Das Konzept der Entropie und der zweite Hauptsatz der Thermodynamik, der dieses Konzept erklärt, sind allerdings in den Köpfen vieler Sozialwissenschaftler nebulös, und deswegen sind einige Erklärungen notwendig.

   a) Nach dem zweiten Hauptsatz der Thermodynamik wird jedes System von Objekten, das sich in einem Zustand befindet, von dem aus Arbeit vollzogen werden kann, dazu tendieren, diesen Zustand zu verlassen, wenn Zufallsereignisse zugelassen sind. Das klassische Beispiel ist der Fall von Gasmolekülen, die entsprechend ihrer Geschwindigkeit (d. h. Temperatur) in zwei Behälter sortiert sind. Für solch ein System, so zeigte Carnot, ist die »verfügbare Energie« eine Funktion des Temperaturunterschiedes zwischen dem Gas in den beiden Behältern. Carnot zeigte auch, dass solche verfügbare Energie – das heißt »negative Entropie« – vermindert wird, wenn entweder das System dazu gebracht wird, Arbeit zu leisten, oder wenn Zufallsereignisse wie die Vermischung der Moleküle zugelassen werden. Das System wird sich zu einem zufälligeren oder wahrscheinlicheren Zustand verändern – das heißt in Richtung »Entropie«.
   b) Es ist offensichtlich, dass Carnot und die Ingenieure im Allgemeinen ihr eigenes Wertsystem anwendeten, als sie diese Verallgemeinerungen verkündeten. Für sie war »verfügbare Energie« ein Erfordernis in den Zylindern von Dampfmaschinen.
   c) Das Wahrscheinlichkeitsgesetz gilt in allen Fällen, und es ist nicht auf die Fälle begrenzt, in denen der Temperatur gemäß geordnet wird, oder auf die Fälle, in denen physikalische Arbeit erzielt werden kann. Wenn zum Beispiel ein Päck-

chen Karten in irgendeinem von den Zuständen ist, die wir »sortiert« nennen, wird wahrscheinlich jedes Abheben diese Anordnung durcheinanderbringen.

d) Wiener zeigte auf, dass die ganze Bandbreite des Entropiephänomens zwangsläufig mit der Tatsache unseres Wissens oder Nichtwissens um den Zustand des Systems verbunden ist. Wenn keiner weiß, wie die Karten in dem Päckchen liegen, ist es in jeder Hinsicht und für alle Zwecke ein gemischtes Päckchen. In der Tat ist diese Ignoranz alles, was durch Mischen erreicht werden kann.

e) Aus all dem folgt, dass das »System«, auf das sich wirklich Aussagen über Sortieren und negative Entropie beziehen, den Sprecher einschließt, dessen Informations- und Wertsysteme somit unentwirrbar in all seine diesbezüglichen Aussagen verwickelt sind.

6. Die Beziehung zwischen Information und Wert wird noch offensichtlicher, wenn wir die Art der Fragestellung und andere Formen der Informationssuche betrachten. Wir können die Informationssuche mit der Suche nach Werten vergleichen. Bei der Suche nach Werten ist es klar, dass Folgendes passiert: Ein Mensch macht sich daran, den zweiten Hauptsatz der Thermodynamik »auszutricksen«. Er bemüht sich, in den »natürlichen« oder zufälligen Lauf von Ereignissen einzugreifen, sodass ein anderenfalls unwahrscheinliches Resultat erzielt wird. Zum Frühstück leistet er sich ein Arrangement von Speck und Eiern, nebeneinander auf einem Teller, und beim Zustandebringen dieser Unwahrscheinlichkeit wird ihm von anderen Menschen geholfen, welche die passenden Schweine auf irgendeinem entfernten Markt aussuchen und sich in das natürliche Nebeneinander von Henne und Ei einmischen. In ähnlicher Weise wird er sich bei seinem Liebeswerben bemühen, ein bestimmtes Mädchen in sich verliebt zu machen – und sie daran hindern, sich in einer zufälligen Weise zu verhalten. Kurz gesagt, im Wertesuchen erzielt er eine Koinzidenz oder Kongruenz zwischen etwas in seinem Kopf – einer Idee von dem, was ein Frühstück sein sollte – und einer wirklichen Zusammenstellung von Eiern und Speck. Er erreicht diese Übereinstimmung durch Veränderung externer Objekte und Ereignisse. Wenn er, im Kontrast dazu, Informationen sucht, versucht er wieder eine

Kongruenz zwischen »etwas in seinem Kopf« und der äußeren Welt zu erzielen, aber nun versucht er, dies zu tun, indem er das verändert, was in seinem Kopf ist.

Negative Entropie, Wert und Information sind in der Tat insoweit gleich, als das System, auf das sich diese Begriffe beziehen, aus dem Menschen plus seiner Umwelt besteht, und insoweit, als in beidem, in der Suche nach Information und in der Suche nach Werten, der Mensch versucht, eine anderenfalls unwahrscheinliche Kongruenz zwischen Ideen und Ereignissen herzustellen.

7. Vor dem Hintergrund dessen, was oben gesagt wurde, wäre es für den Leser nur natürlich, eine Frage wie die folgende zu stellen: »Wenn das Wertsystem und das System der Codierung von Information wirklich nur Aspekte des gleichen zentralen Phänomens sind, wie würden Sie dann Aussagen in Begriffen des einen in Aussagen in Begriffen des anderen übersetzen?« Nur durch eine adäquate Antwort auf diese Frage können wir wirklich klarmachen, was wir hier mit den zwei »Aspekten« des Systems meinen. Dies wollen wir nun versuchen:

Welche Kommunikation wir auch immer betrachten, sei es die Übermittlung von Impulsen in einem neuralen System oder die Übermittlung von Worten in einem Gespräch, es ist offensichtlich, dass jede übermittelte Botschaft zwei Arten von »Bedeutung« hat (Morris 1946; Shannon a. Weaver 1949). Einerseits ist die Botschaft eine Aussage oder ein Bericht über Ereignisse zu einem vorherigen Zeitpunkt, und andererseits ist sie ein Befehl – eine Ursache oder ein Reiz für Ereignisse zu einem späteren Zeitpunkt. Betrachtet man den Fall von drei Neuronen, *A*, *B* und *C*, die in Serie geschaltet sind, sodass das Feuern von *A* zum Feuern von *B* führt und das Feuern von *B* zum Feuern von *C*. Sogar in diesem äußerst einfachen Fall hat die von *B* übermittelte Botschaft zwei Arten von Bedeutung im obigen Sinn (McCulloch a. Pitts 1943). Einerseits kann sie wie ein »Bericht« davon betrachtet werden, dass *A* zu einem vorhergehenden Zeitpunkt gefeuert hat; andererseits ist es ein »Befehl« oder die Ursache für *C*s späteres Feuern. Der gleiche Sachverhalt trifft auf jede verbale Kommunikation zu, ja tatsächlich auf jede denkbare Kommunikation. Wenn *A* zu *B* spricht, werden die Worte, welche er auch immer benutzt, diese zwei Aspekte haben: Sie werden *B* etwas über *A* sagen, Information über irgendeine Wahrnehmung oder ein Wissen überbringen, das *A* hat, und sie werden die Ursache oder Basis für *B*s spätere Handlung sein. Im Fall der Sprache jedoch kann die Präsenz dieser beiden Bedeutungen durch die Syntax verhüllt sein. *A*s Worte können die Syntax eines Befehls haben, was teilweise ihre Berichtsaspekte verschleiert.

Zum Beispiel kann *A* »Halt!« sagen, und *B* kann dem Befehl gehorchen und dabei die informativen Aspekte ignorieren, das heißt die Tatsache, dass *A*s Worte auf irgendeine Wahrnehmung oder einen anderen geistigen Prozess hinweisen, für den sein Befehl ein Anzeichen ist. Oder *A*s Worte können die Syntax eines Berichtes haben, und *B* mag es gar nicht bemerken, dass dieser Bericht ihn in einer gewissen Richtung beeinflusst hat.

Dieser Doppelaspekt jeder Kommunikation ist natürlich ein Gemeinplatz psychiatrischen Interviewens und tatsächlich die Basis eines großen Teils aller Unterschiede zwischen dem Inhalt des Bewussten und des Unbewussten. Der Patient ist sich beständig nur eines Aspektes dessen bewusst, was er sagt – sei es nun der »Bericht« oder der »Befehl« –, und der Psychiater versucht fortwährend, seine Aufmerksamkeit auf den Aspekt zu lenken, den er vorzugsweise nicht wiedererkennt. Umgekehrt beeinflusst der Psychiater nicht selten und oft absichtlich den Patienten durch Bemerkungen und Interpretationen, die den Anschein eines Berichtes haben, welche aber tatsächlich Einfluss auf den Patienten ausüben. Wie dem auch sei, vom Standpunkt der vorliegenden Studie her stellen wir einfach fest, dass alle Kommunikation diese Dualität der Aspekte hat, und wir merken an, dass es wichtig bleibt zu erforschen, welcher dieser Aspekte vom selektiven Bewusstsein des Therapeuten bzw. des Patienten im gegebenen Kontext wahrgenommen wird.[2]

Kehren wir nun zurück zu der Frage der Übersetzung von Aussagen über die Codierung von Information in Aussagen über das Wertsystem, so scheint es, dass diese Übersetzung genau die gleiche Art von Schwierigkeit enthält, die sich ergibt, wenn der Berichtsaspekt der Botschaft von *A* in seinen Befehlsaspekt übersetzt werden soll. Diese Schwierigkeit kann folgendermaßen zusammenfasst werden: Die Übersetzung ist nicht möglich, ohne dass wir ein vollständiges Wissen von *B*s psychologischen Mechanismen haben. Wenn *A* sagt, dass die Katze auf der Matte sitzt, kann der Beobachter *B*s Antwort nur insoweit voraussagen, wie er *B*s psychische Gewohnheiten kennt, besonders seine Bewertung von Katzen und Matten und die Hemmungen, die ihn daran hindern, so zu handeln, wie er gern handeln würde.

In der obigen Diskussion wurde ein Irrtum zugelassen. Die Frage war, wie Aussagen über *A*s Codierungssystem in Aussagen über *A*s Wertsystem zu übersetzen sind. Aber diese Frage wurde ersetzt durch eine andere über die Vorhersage, was der Stimulus- oder Befehlsinhalt von *A*s Botschaft sein würde, wenn *B* sie empfängt. In der Analogie haben wir das integrierte Individuum, welches sowohl wahrnimmt als auch handelt, mit einer Beziehung verglichen, in die zwei Individuen verwickelt sind: Einer (*A*) nimmt Information wahr, codiert und vermittelt sie, und ein anderer (*B*), handelt aufgrund dieser Information. Jeder solche Vergleich ist eindeutig ein Trugschluss. Alle Versuche, von einem System in ein anderes zu übersetzen, werden unvermeidlich zu irgendwelchen Irrtümern dieser Art führen. Sie führen dazu, das Individuum so zu beschreiben, als wären es zwei getrennte Personen, eine wahrnehmende und eine aktiv Handelnde.

Lassen Sie uns nun versuchen, die beiden Hälften des Individuums zusammenzufügen. Wir können sagen, dass es wahrnimmt, und wir können sagen, dass es als Ergebnis der Wahrnehmung handelt; aber diese beiden Aussagen sind wirklich untrennbar. Unsere einzigen Daten über seine Codierung äußerer Ereignisse wurden von seinen Reaktionen hergeleitet (introspektive Berichte sind nur ein spezieller Fall unter anderen Reaktionen). Seine Reaktionen sind tatsächlich ein weiteres Stadium der Codierung, eine zweite komplexe Transformation, abgeleitet von den ursprünglichen Ereignissen. Zwei Schritte der Codierung oder Transformation wurden zwischen äußeren Ereignissen und der Reaktion des Individuums auf diese Ereignisse vollzogen, und der Beobachter hat nur Zugang zu dem »Produkt«(im mathematischen Sinn) der beiden sich überlagernden Schritte. Von diesem Produkt aus ist es unmöglich, irgendeine Erkenntnis über eines der beiden Stadien als getrennten Prozess zu erlangen. Wenn das zu erforschende Individuum erkennbare Fehler in seiner Reaktion auf äußere Ereignisse macht – wie Patienten es oft tun – hat der Beobachter absolut keine Mittel zu erkennen, worin der Irrtum liegt. Das Subjekt kann das Ereignis falsch »wahrgenommen« haben, oder es kann richtige Wahrnehmungen in falsche Handlung umgesetzt haben. Aber welcher von diesen Irrtümern aufgetreten ist, kann der außenstehende Beobachter nicht sagen. Die Frage ist unbeantwortbar und deswegen unrealistisch.

8. Unsere Schlussfolgerung hinsichtlich der Natur der Beziehung zwischen Codierung und Evaluation wäre daher folgende: Diese beiden Prozesse mögen getrennt voneinander vorkommen, aber in jeder wissenschaftlichen Diskussion müssen sie als ein einzelner Prozess behandelt werden. Sie müssen durch die komplexen Charakteristika der Beziehung zwischen Input (d. h. Stimulus) und Output (d. h. Reaktion) des Individuums erforscht werden.
9. Aber da gibt es noch einen Punkt: Ob es nun realistisch ist, zwei Aspekte eines einzelnen Prozesses voneinander zu trennen oder nicht, menschliche Wesen in okzidentalen Kulturen sprechen und handeln wirklich so, als wären diese Prozesse trennbar. Richtig oder falsch, die Idee, dass Wert und Codierung verschiedene Phänomene sind, modifiziert das Verhalten und die Ereignisse der Therapie. Menschliche Wesen ziehen in ihren Interaktionen in der Therapie und im täglichen Leben Rückschlüsse über des anderen Werte und Motivationen, und sie formulieren diese Schlussfolgerungen (soweit sie sie überhaupt formulieren) in Begriffen von Wert und Wahrnehmung – das heißt in Begriffen, die eine Teilung in dem voraussetzen, was entsprechend zu der vorliegenden Argumentation unter dem Titel »Kodifikation-Evaluation« eingeordnet werden sollte. In einer späteren Sektion wollen wir erörtern, dass es besonders diese Rückschlüsse sind, die für die therapeutische Veränderung entscheidend sind.
10. Zu guter Letzt muss ein Wort über das Bewusstsein gesagt werden, nicht um die alten Probleme zu lösen, die durch diese seltsame subjektive Größe präsentiert werden, sondern eher um anzugeben, wie diese Probleme mit dem konzeptuellen Schema, das hier angeboten wird, verbunden sind. Was immer die spirituelle oder mechanistische Basis dieses Phänomens sein mag, es ist sicherlich ein besonderer Fall von Codierung und reduzierender Vereinfachung von Information über bestimmte Teile des umfassenderen psychischen Lebens. Es ist natürlich wahr, dass die Präsenz von Bewusstsein eine außerordentliche Komplizierung der Psyche bedeutet, und viele speziell menschliche Probleme und Fehlanpassungen entstehen durch diese Spiegelung eines Teils der Gesamtpsyche im Bereich des Bewusstseins. Aber die Tatsache scheint dennoch klar, dass

der Inhalt des Bewusstseins eine extreme Reduktion ist, die von dem gesamten, reichhaltigen Kontinuum der psychischen Ereignisse abgeleitet ist. Jede solche Reduktion ist eine Transformation oder Codierung in dem Sinne, wie die Begriffe hier benutzt werden. Wie in allen anderen Fällen von Codierung ist die Art der Transformation selbst nicht Gegenstand der Introspektion oder willentlicher Kontrolle. Dies ist in der Tat der Punkt, den wir betonen möchten: Während das (vielleicht illusorische) Gefühl des freien Willens eng verbunden ist mit der subjektiven Erfahrung von Bewusstsein, ist der Prozess, durch den die Dinge brennpunktmäßig im Spiegel des Bewusstseins ausgewählt werden, selbst ein unbewusster Prozess, der zu keinem Zeitpunkt willentlich beeinflusst werden kann. Über die Zeit kann ein Individuum sich selbst verschiedene Arten von besonderer Wahrnehmung »antrainieren«, und es kann die Kodifikation von Ideen modifizieren, die in das Bewusstsein eintreten. Aber zu einem gegebenen Augenblick ist der Determinismus dieses Augenblicks, so scheint es, vollständig.

Viele Therapieschulen arbeiten unter der Voraussetzung, dass therapeutische Veränderung tatsächlich eine Veränderung im Bereich und Inhalt des Bewusstseins ist; daher ist das Thema für die vorliegende Studie wichtig. Für den gegenwärtigen Zweck wird das Problem solcher Veränderungen wie folgt reformuliert: Wir nehmen an, dass die Person, die »sich selbst trainiert«, sich so aufgrund vergangener Erfahrungen verhält – besonders interpersoneller Erfahrung –, welche ihre Fähigkeit und Motivation, solche Veränderungen zu unternehmen, bestimmt hat. Solche Veränderungen treten in der Therapie auf, und wir müssen daher nach den interpersonellen Ereignissen und Kontexten der Therapie fragen, welche diese Veränderungen hervorrufen und erleichtern. Kurz gesagt: Die Einführung des Bewusstseins als ein Konzept wird die Art der Fragestellung, die hier erörtert wird, nicht übermäßig modifizieren.

Selektive und fortschreitende Integration

Gewisse Charakteristika des gesamten Kodifikations-Evaluations-Prozesses werden nun in einer Weise betrachtet, dass wir Fragen über die Veränderungen in diesem Prozess stellen, die – gemäß unserer Hypothese – für Therapie wesentlich sind.

Weitgehend scheint es innerhalb des allgemeinen Bereichs der Kodifikation-Evaluation zwei Arten von Prozessen zu geben. Sie können durch die Betrachtung zweier extremer Beispiele zueinander in Kontrast gesetzt werden. Den ersten Prozess wollen wir *Entscheidung durch selektive Integration* nennen, und wir wollen ihn veranschaulichen durch die Wahl, die ein Mensch unter einer Anzahl von Objekten trifft. Um diese Wahl zu treffen, nimmt er die bestimmten Objekte wie Äpfel, Orangen, Birnen usw. zur Kenntnis, und er weiß aus zurückliegender Erfahrung, welche er mag und welche Handlungen und Befriedigungen damit verknüpft sind, die verschiedenen Sorten zu essen. Wenn sich unter ihnen eine unbekannte Frucht befindet, wird auch sie kategorisiert, als »unbekannt«, und diese Kategorie wird, durch die zurückliegende Erfahrung bestimmt, positiven oder negativen Wert haben. In diesem Prozess der selektiven Integration kategorisiert und bewertet der Mensch Alternativen entsprechend den Eindrücken, die von den Erfahrungen der Vergangenheit stammen, indem er Elemente der einzigartigen Gegenwart gleichsetzt mit und unterscheidet von anderen Elementen in seiner einzigartigen Vergangenheit.

Ein gänzlich anderer Prozess scheint, im Kontrast dazu, zum Beispiel bei einem extemporierenden Tänzer abzulaufen. Zu jeder gegebenen Bewegung innerhalb einer Sequenz von Bewegungen ereignet sich, das ist deutlich, eine Wahl, die anders ist als die Wahl einer Frucht einer bestimmten Sorte. Die Wahl des Tänzers ist zu einem viel größeren Ausmaß beeinflusst durch die aktuellen Charakteristika seiner Verhaltenssequenz und vielleicht sogar durch den gerade stattfindenden Tanz eines Partners. Diese zweite Art von Entscheidung wollen wir *Entscheidung durch fortschreitende Integration* nennen. Wir wollen das Beispiel erweitern, indem wir sagen, dass das Phänomen nicht begrenzt ist auf Aktivitäten, die schnelle physische Bewegungen betreffen, obwohl die Bewegung des Tänzers ein passendes Modell ist, um den Zustand irgendeiner Person zu charakterisieren, deren Handlungen relativ schnelle, komplexe Bewegung im »psychologischen Raum« umfassen. Es scheint, dass diese Art von fortschreitender Integration besonders charakteristisch für Handlungssequenzen ist, in denen die Handlungsteile unvollständig differenziert und kategorisiert sind und in denen die Geschwindigkeit von Entscheidungen wichtig ist.

Beide, der selektive und der fortschreitende Prozess, sind wahrscheinlich bis zu einem gewissen Grad in jeder menschlichen Entscheidung präsent. Der Mann, der sich eine Frucht auswählt, ist teilweise von den gerade ablaufenden Sequenzen seines eigenen

Metabolismus beeinflusst, ferner durch die Bevorzugung gewisser Geschmackssequenzen und durch die Verzwicktheiten gerade gezeigter Höflichkeit zwischen ihm und irgendeiner anderen anwesenden Person. Bis zu diesem Grad handelt er gemäß einer fortschreitenden Integration. Dementsprechend mag der Tänzer Handlungsalternativen (einschließlich der Alternative, mit dem Tanzen aufzuhören) ins Auge fassen, und er kann introspektiv glauben, dass er unter diesen Kategorien wählt. Im Allgemeinen scheint es, als könnten beide, das selektive und das fortschreitende Phänomen, innerhalb eines Rahmens vorkommen, der vom jeweils anderen definiert wurde: Nachdem der Mann sich entschieden hat, eine bestimmte Frucht zu essen, können die Details der Handlung des Essens innerhalb des Netzwerkes der Entscheidung progressiv bestimmt werden. Und umgekehrt ist es bei Entscheidungen, die lange Zeitspannen umfassen, für ein Individuum üblich, bei jedem Schritt selektiv zu handeln und zu entdecken, dass es stufenweise eine große Entscheidung (z. B. die Wahl eines Berufes) durch einen fortschreitenden Prozess getroffen hat.

Es ist ebenfalls klar, dass die relative Wichtigkeit dieser beiden Prozesse bei einzelnen Personen unterschiedlich ist. Manche werden versuchen, in Kontexten, in denen die Zeitrelationen eine fortschreitende Integration zu erfordern scheinen, selektiv zu handeln, während andere sich selbst von einem fortschreitenden psychologischen Elan sogar in Kontexten führen lassen werden, wo Alternativen in konventionelleren Kategorien bewertet werden könnten. Vom therapeutischen Standpunkt aus ist es wichtig, dass bestimmte Typen von Patienten Nutzen daraus ziehen, das Universum kategorisieren zu lernen, während andere lernen müssen, freier im Sinne fortschreitender Integration zu handeln.

Es scheint außerdem so, dass sich Kulturen im selben Maße unterscheiden, in dem Individuen innerhalb einer bestimmten Kultur dem einen oder anderen Modus entsprechend leben; und dass sich Kulturen in der Beziehung zwischen diesen Modi unterscheiden. In der balinesischen Kultur, zum Beispiel, in der die Charakterstruktur des Individuums eher kinästhetisch und in Gefühlen codiert zu sein scheint als gemäß der Modalitäten erogener Zonen (Bateson 1949), ist auffällig, dass Kategorien selektiver Integration notwendig sind, um jedes Individuum in die Lage zu versetzen zu bestimmen, welcher Art fortschreitender Handlungssequenz es folgen sollte. Die selektiven Kategorien der sozialen Organisation in der balinesischen Kultur sind die Hauptvoraussetzungen, innerhalb deren sich das Individuum mit sehr freier fortschreitender Integration verhalten kann. Es muss die Kaste des Individuums, mit dem es spricht, kennen, bevor es überhaupt sprechen kann. Es muss die Art des Kontextes kennen, in dem es sich selbst im Moment befindet; aber sind einmal diese Kategorien bestimmt, ist es frei in Form einer fortschreitenden Spontaneität zu handeln, um die es viele Abendländler beneiden. Okzidentale Kulturen scheinen oft einer zwanghaften Kategorisierung der Details des Verhaltens Vorschub zu leisten, während sie dem Individuum mehr Freiheit des Handelns in Form fortschreitender Integration hinsichtlich größerer Entscheidungen lassen. Diese Verallgemeinerungen können aber von Individuum zu Individuum umgekehrt oder modifiziert werden.

Verschiedenheiten der Codierung

Wie oben erwähnt, unterscheiden sich Leute in dem Maß, wie sie ihre eigenen und die Worte anderer Leute wahrnehmen und darauf als »Berichte« oder Befehle reagieren. Gleichermaßen unterscheiden sich Leute darin, ob sie selektiv oder fortschreitend operieren. Der vorliegende Abschnitt verfolgt diese beiden Aussagen über die Unterschiedlichkeit von Individuen und versucht, ein allgemeines Schema zu konstruieren, das ausreichend abstrakt ist, um die verschiedenen unter Individuen vorstellbaren Ordnungen der Gegensätze in der Codierung und Evaluation zu klassifizieren. Alle Mannigfaltigkeiten der menschlichen Kodifikation und Evaluation aufzuzählen wäre eine übermenschliche Aufgabe. Alles, was wir hier versuchen, ist, ein Gerüst von Kategorien aufzustellen, innerhalb dessen die vielen Verschiedenheiten aufeinander bezogen werden können – eine Aufgabe, die nicht über den Verstand eines Menschen hinausgehen dürfte.

Um so ein Schema aufzustellen, ist es sinnvoll, mit einem nichtmenschlichen Modell anzufangen, das zu den komplexen Kodifikationen und Evaluationen, die für den Menschen charakteristisch sind, überhaupt nicht fähig ist. Wir können uns dann unsere Vorstellungen über den Menschen bilden, indem wir das Modell bewusst und systematisch anthropomorph gestalten.

Abbildung 1 wird als solch ein Modell angeboten; es stellt das minimalste System dar, über das wir sinnvoll sprechen können.

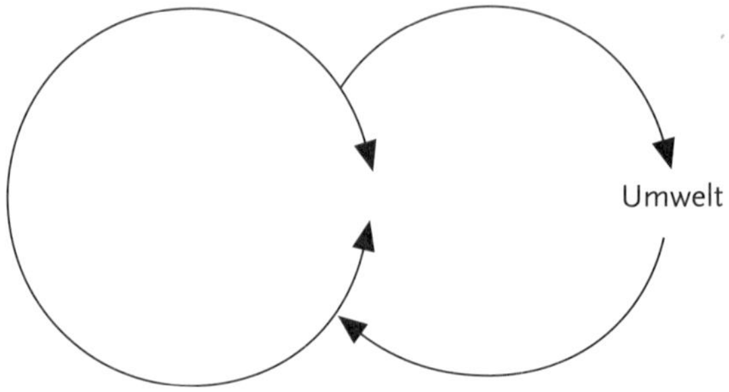

Abb. 1

Die Pfeile stellen die Kausalketten dar, und das ganze Diagramm verkörpert eine Einheit, bestehend aus einem internen selbst-korrektiven Kausalkreis, der auf eine und auf den eine Umwelt einwirkt. Der Leser, der sich ein konkreteres Bild wünscht, mag sich, wenn er will, entweder ein Protozoon in positivem Heliotropismus vorstellen oder einen Servomechanismus, der ein Ziel sucht. In jedem Fall ist es, wie immer auch das Modell verkörpert ist, sicher nicht der komplexen Codierungen und Evaluationen fähig, die für diese Studie relevant sind. Bestenfalls kann es Elemente der Umwelt unterscheiden (»Licht«, »kein Licht«, etc.), aber sicher wird es nicht fähig sein, solche Vorstellungen zu konzeptualisieren wie »Ich nehme Licht wahr«, »Ich suche Licht«, »Die Wahrnehmung von Licht ist ein Vergnügen« oder »Das Licht zwingt mich, mich darauf zuzubewegen«. In den Aktionen und Selbstkorrekturen solch einfacher tropismischer Systeme können keine evaluativen Prinzipien dieser höheren Typen wahrgenommen werden; und es sind solche Prinzipien wie diese, die wir zu klassifizieren suchen. Dann hat das Modell diesen Nutzen: Es liefert uns eine *Carte blanche* für systematisches Anthropomorphisieren.

Wir werden später versuchen, den komplexeren Fall der Interaktion zwischen zwei solchen Modellen zu betrachten, um zu veranschaulichen, welche Möglichkeiten der Kodifikation und Evaluation des Interaktionsprozesses zwischen Personen bestehen. Hier befassen wir uns, der heuristischen Einfachheit halber, zuerst mit dem Organismus gegenüber einer nichtpersonalen Umwelt und erwähnen diese Typen der Komplexität, die in diesem einfachen, aber unrealistischen Fall vorstellbar sind.

Die folgenden Typen der Kodifikation-Evaluation sprechen für sich selbst und sind entsprechend einer logischen Ordnung aufgelistet. (Wir wollen damit nicht nahelegen, dass die Evolution diesem Lauf folgte.)

1. Die Diskriminierung wahrgenommener Einheiten in dem Bogen des Gesamtkreises, den wir Umwelt nennen

Wir beziehen uns hier auf das Erkennen verschiedener Arten von Gestalten der Umwelt und auf ihre Klassifizierung und Abgrenzung (»Eichen«, »Licht« usw.). Diese Kategorisierung ist trivial, was unsere gegenwärtige Studie betrifft, weil es relativ einfach ist, in einer zwischen Personen ablaufenden Kommunikation Missverständnisse auf dieser Ebene auszubügeln, und es ist besonders leicht, das zu tun, wenn die verbale Kommunikation durch das Hinweisen auf konkrete Objekte und Ereignisse ergänzt werden kann. Zum Zwecke der Erfassung der möglichen Vielfalt von Codierung halten wir fest, dass die Gestalten, die der Organismus wahrnimmt, in allen Fällen willkürlich, aber voneinander abhängig sind. Der Organismus ist, wie der Wissenschaftler, frei, diejenigen Systeme und Entitäten in der äußeren Welt abzugrenzen, die ihm gefallen; aber wenn gewisse Entitäten unterschieden worden sind, werden spätere Unterscheidungen entsprechend dem System von Unterscheidungen folgen, dem der Organismus durch frühere Unterscheidungen verpflichtet ist. Wurden »Eichen« von »Licht« unterschieden, so ist es wahrscheinlich, dass die Unterscheidung von »Ulmen« und »Eichen« und von »blau« und »rot« folgt.

2. Die Unterteilung des Subkreislaufes, den wir Organismus nennen

Hier beziehen wir uns auf das Wiedererkennen und die Unterscheidung von Körperteilen, Sensationen, Aktionen und Ähnlichem. Mit diesem Schritt wird es möglich, Sensationen mit Teilen des Körpers zu assoziieren und vielleicht Absichten in Form lokalisierter Sensation zu konzeptualisieren – was schon eine konzeptuelle Einengung der Gesamtheit der Interaktionen zwischen dem Organismus und der Umwelt ist. Es wird mit diesem Schritt vielleicht auch möglich, Teile des Körperbildes zu falsifizieren und solch eine Falsifizierung auf andere Teile des gesamten Kreislaufes, insbesondere auf die Umwelt, zu projizieren.

3. Unterteilung des Gesamtkreislaufes in zwei Teile: das Selbst und die Umwelt

In der Ontogenese wird dieser Schritt ohne Zweifel durch die Anwesenheit von anderen, gleichartigen Organismen und durch das Erkennen, dass diese dem Selbst ähnlich sind, erleichtert. Es ist möglich, dass kein Konzept des Selbst in der Abwesenheit von solch anderen, gleichartigen Organismen entwickelt werden kann. Aber wie dem auch sei, die Differenzierung des Selbst von der Umwelt ist konzeptuell möglich ohne die Anwesenheit anderer Organismen und wird deshalb an dieser Stelle diskutiert. Solch eine Differenzierung ist – wie alle, mit denen wir uns befassen – in gewissem Sinn willkürlich; und ihre willkürliche Natur ist klar, wenn wir das vereinfachte Modell betrachten, von dem wir ausgegangen sind.

Der imaginäre Organismus ist frei, irgendwo auf diesem Diagramm eine geschlossene Linie zu ziehen und sich auf alles innerhalb dieser Linie als auf das »Selbst« zu beziehen, während alles auf der Außenseite »Umwelt« ist. Tatsächlich ist das Nützliche dieses Modells, dass es diese Freiheit betont.

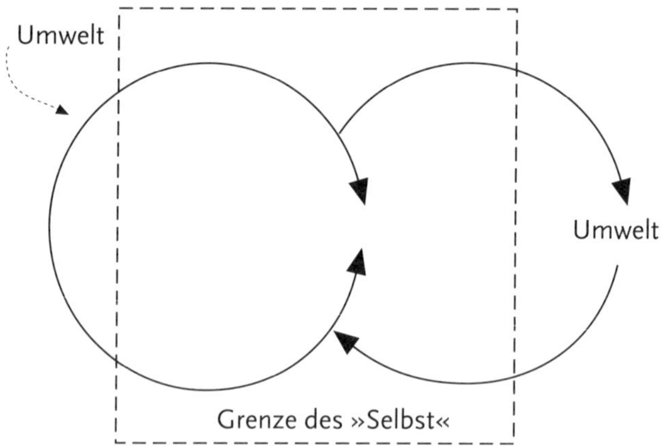

Abb. 2

Abbildung 2 stellt den Fall dar, in dem der Organismus innerhalb des Selbst verschiedene Objekte und Ereignisse außerhalb seiner Haut, aber eng mit sich verbunden, einschließt, während er gewisse Teile seines eigenen Körpers oder dessen Funktionen, deren er sich vielleicht nur dunkel bewusst ist oder die er als außerhalb seiner Kontrolle empfindet, als Teile der Umwelt bezeichnet. Es gibt da tatsächlich keinen richtigen Weg, das Selbst abzugrenzen. Scheitern der Kommunikation, Frustration und schließlich Feindseligkeit und Pathologie können folgen, wenn Organismen, die auf diesem Gebiet gegensätzliche Prämissen haben, über dieses Thema kommunizieren wollen. Ferner wird ihre Kommunikation noch schwieriger, insofern sich wahrscheinlich keiner über das, was er selbst in seinem Konzept des Selbst einschließt, voll bewußt ist. Um imstande zu sein, zu konzeptualisieren: »Ich schließe in mein Selbst dieses und jenes ein« ist schon eine viel komplexere Leistung als das einfachere: »Ich bin, und da sind Dinge, welche nicht ich sind.« Das Erkennen der Phänomene der Konzeptualisierung werden wir weiter unten diskutieren.

4. Die Konzeptualisierung von Kontrolle durch Selbst oder Umwelt

Dies ist erneut ein Schritt über die einfache Unterscheidung zwischen Selbst und Umwelt hinaus; der Organismus wird in die Lage versetzt, die Umwelt als zwingend oder sich selbst als zwingend gegenüber der Umwelt wahrzunehmen – was beides gewöhnlich falsche Vereinfachungen der Realität der Interaktion sind. Die Verschiedenheiten der Codierung schließen all jene Zuschreibungen von Aktivität und Passivität zum Selbst und zur Umwelt ein.

5. Die Konzeptualisierung getrennter Ursachebögen innerhalb des Selbst

Hier beziehen wir uns auf solche Prämissen wie »Ich bin der Kapitän meiner Seele« und der Körper-Geist-Dichotomie. All dies sind möglicherweise Ableitungen von einer Codierung, welche Teile des Organismus selbst als »zur Umwelt gehörig« identifiziert, verbunden mit Vorannahmen über die Kontrolle der Umwelt oder Kontrolle durch die Umwelt. In der Tat ist die unterstellte interne Spaltung des Individuums wahrscheinlich ein symbolisches Echo der vermuteten Beziehungen zwischen dem Selbst und der Umwelt. Oder, vice versa, Spaltungen innerhalb des Selbst können sich in Prämissen über die Beziehung zwischen dem Selbst und der Umwelt ausdrücken.

6. Multiple Ebenen der Abstraktion

Im vorigen Absatz wurde ein Schritt besonderer Art eingeführt. Es wurde vermutet, dass der Organismus für die Codierung von Beziehungen zwischen Kausalbögen innerhalb des Selbst gewisse, früher in der Codierung der Beziehung zwischen dem Selbst und der Umwelt benutzte Prämissen als ein Muster übernehmen kann. Wir bemerken nur nebenbei, dass solch ein Verfahren, das auf Analogie basiert, leicht zum Irrtum führen kann, aber nicht notwendigerweise muss. Es ist tatsächlich die Möglichkeit und die Natur solcher Schritte in der

Codierung und weniger ihre Validität, die uns beschäftigt. Fassen wir zusammen: Der Organismus nimmt Gestalt *A* und Gestalt *B* wahr und codiert aufgrund der Vermutung, dass eine Beziehung (der Ähnlichkeit oder Unähnlichkeit) zwischen *A* und *B* besteht. Dieses Verfahren umfasst, explizit oder implizit, eine höhere Abstraktionsebene als die primäre Codierung der beiden Gestalten. Die »Ähnlichkeit« oder »Unähnlichkeit« ist abstrakter als sowohl Gestalt *A* als auch Gestalt *B*. Durch Schritte dieser Art wird das Codierungssystem des Organismus mehr und mehr ausgearbeitet und kann viele Ebenen der Abstraktion umfassen, deren Wechselbeziehungen große Vielfalt zulassen.

7. Gestalten, die Zeitspannen von unterschiedlicher Dauer umfassen

Der Organismus mag eine einzelne Bewegung als eine »Handlung« ansehen, oder er kann die ganze Sequenz von Ereignissen, die beides einschließt, seine eigenen Handlungen und die Ergebnisse dieser Handlungen, als eine Einheit oder zielgerichtet oder scheiternd ansehen. Er mag sogar die Grenzen seines eigenen Lebens konzeptualisieren, und in solchen Begriffen kann er, symbolisch ausgedehnt, eine Initiationszeremonie oder sogar seine eigene therapeutische Erfahrung wie eine Art Tod oder Wiedergeburt ansehen.

8. Die Verdinglichung von Konzepten

Schließlich kann sich der Organismus seinem eigenen Codierungssystem gegenüber auf verschiedene Weise einstellen. Sobald genügend Komplexität erreicht ist, um zwei oder mehr Abstraktionsebenen zuzulassen, wird der Organismus in die Lage versetzt, Abstraktionen auf einer höheren Ebene zu behandeln, als wären sie denen auf dem niedrigeren Level äquivalent. Kurz gesagt: Der Organismus kann jedes Konzept innerhalb des großen, oben angegebenen Bereichs verdinglichen und es mit zum Beispiel kausaler oder kontrollierender Wirksamkeit ausstatten. »Moralität« (eine Abstraktion, abgeleitet von den Handlungen und Worten des Selbst und der anderen) kann als »bindend« für Handlungen des Selbst angesehen werden; der Organismus mag gegen »kulturelle Konventionen« revoltieren oder sie respektieren; er kann sogar über den Tod (eine Abstraktion, über die er der Natur der Sache nach kein subjektives Wissen haben kann) höhnisch grinsen oder nicht an ihn glauben.

Dieser kurze Überblick über die Ordnungen der Komplexität und der möglichen Vielfalt der Kodifikation wird dazu dienen, den Leser auf die Verallgemeinerung vorzubereiten, dass es für den Organismus möglich ist, viele Arten von Fehlern in seiner Codierung und Interpretation der Welt zu begehen. Im nächsten Abschnitt wird versucht, einige dieser Fehlertypen zu definieren.

Interne Kontradiktionen der Kodifikation-Evaluation

Der vorige Abschnitt erörterte den vorstellbaren Variationsbereich der Kodifikation-Evaluation; er endet aber kurz vor der Betrachtung der Diskrepanzen, die innerhalb eines solchen Systems auftreten können. Dieser Abschnitt fügt eine neue Komplexitätsebene hinzu, indem er erklärt, dass es vorstellbar ist, dass Kontradiktion (d. h. Ambivalenz) in jeder der umrissenen Kodifikationstypen auftreten kann; dass solche internen Kontradiktionen auf jeder Abstraktionsebene vorkommen können; und dass eine gegebene Kontradiktion tatsächlich zwei oder mehr solcher Ebenen betreffen kann.

Im täglichen Leben und in der psychiatrischen Erfahrung ist es häufig zu beobachten, dass eine Person ähnliche Ereignisse unter bestimmten Umständen auf die eine Weise sehen und beurteilen kann und unter anderen Umständen auf eine ganz andere Art. Der Kontrast der Umstände, der solch einen Wandel bestimmt, kann entweder intern (zum Beispiel ein Stimmungswechsel) oder extern (das, was im Krieg gebilligt und geschätzt wird, kann in Friedenszeiten mit Horror betrachtet werden) sein. Ärger tritt in dem Moment auf, in dem das Individuum den Kontext seiner Bewertung nicht gebührend berücksichtigt und zum Beispiel bestimmte Handlungen, die im Krieg angemessen sind, mit gewissen ähnlichen Handlungen in Friedenszeiten gleichsetzt. Es schafft damit für sich selbst ein Konzept oder eine Gestalt (z. B. »Gewalt«), die mit positivem und negativem Wert besetzt ist.

Wenn menschliche Wesen fähig wären, Klarheit über die Kontexte der Wahrnehmung und Bewertung zu erhalten, könnten sie vielleicht die komplexen internen und interpersonellen Konflikte vermeiden, die aus solchen Kontradiktionen resultieren. Aber das können sie nicht erreichen. Wenn es möglich wäre, niemals einen bestimmten Typ eines Ereignisses (E^1) in einer Menge von internen oder externen Umständen (C^1) mit ähnlichen Ereignissen (E^2) in anderen Mengen von Umständen (C^2 etc.) zu verwechseln, wäre alles gut. Aber dies ist unmöglich, ohne die ganze Gestaltcodierung zu opfern. Der Preis, den der Mensch für die Wirtschaftlichkeit zahlt, welche die Gestaltcodierung erlaubt, ist seine Anfälligkeit für Ambivalenz. Die große Wirtschaftlichkeit, die dieser Typ der Kodifikation erlaubt, ist alles in allem genau der Tatsache zuzuschreiben, dass sie uns gestattet, E^1 mit E^2 zu identifizieren (z. B. ein Quadrat als ein Quadrat zu erkennen, obwohl es sich in vielen verschiedenen Arten zeigt). Kodifikation in Form von Gestalten erlaubt uns, Erfahrungen zusammenzufassen, und es ist diese Zusammenfassung von Erfahrungen, die zu Ambivalenz führt.

Ferner folgt eine zweite Art interner Diskrepanz im Kodifikations-Evaluations-System aus der Tatsache, dass jede Zusammenfassung eine willkürliche Verdichtung nichtzusammengefasster Daten ist. Jedes Gestaltetikett ist eine von Menschen gemachte Kategorisierung von Ereignissen in einem Universum, das auf unendlich verschiedene Arten kategorisiert werden könnte. Sogar im Moment von Wahrnehmung oder Handlung wendet das Individuum viele solcher Etiketten auf die gegebene Menge von Ereignissen oder Objekten an. Zwangsläufig wird es Fälle geben, in denen solche überlappenden Etiketten gegensätzlichen Wert oder widersprüchliche Implikationen für die Handlung haben werden. Mit solch einer Vielfalt von Möglichkeiten interner Diskrepanz ist es vielleicht hoffnungslos, einen vollständigen Überblick über die Möglichkeiten der Ambivalenz zu versuchen. Wie dem auch sei, da bestimmte Arten mit einiger Exaktheit definiert werden können, werden sie aufgeführt:

a) Fälle von überlappender Gestaltetikettierung, bei der die Gestalten der gleichen Abstraktionsebene zugehören. Diese Fälle können als Diagramm beschrieben werden.

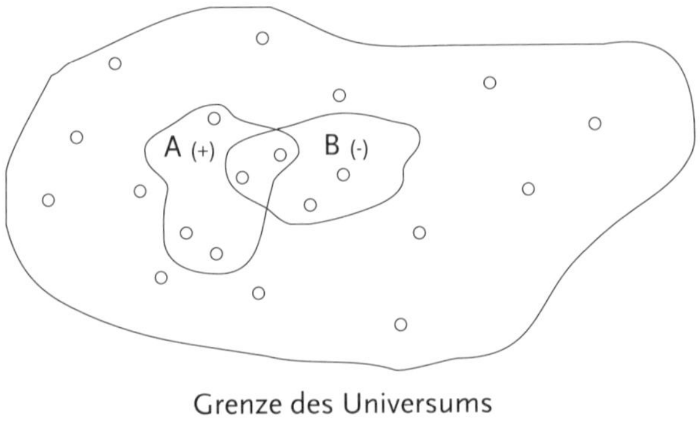

Abb. 3

Abbildung 3 stellt ein Universum von Objekten und Ereignissen dar, wie es von einem Individuum wahrgenommen wird, einschließlich dessen eigener Handlungen. Innerhalb dieses Universums nimmt das Individuum eine Teilmenge von Gegenständen wahr, die zusammen eine Gestalteinheit, *A*, bilden; es nimmt noch eine andere Teilmenge wahr, die eine weitere Gestalteinheit, *B*, bildet. Nun, wenn *A* und *B* Gegenstände gemeinsam haben, und wenn *A* positiv und *B* negativ bewertet wird, wird das Ergebnis eine Form der Ambivalenz sein. Die Gegenstände in dem Gebiet, dass sich überlappt, werden positiv bewertet, wenn sie als Teile von *A* wahrgenommen werden, und negativ, wenn sie als Teile von *B* wahrgenommen werden.

Bei dieser Art von Kontradiktion ist es wichtig festzuhalten, dass keine notwendige Tendenz der Wahrnehmung von Gestalt *A* besteht, die Wahrnehmung von *B* zu fördern und vice versa. Wir würden eher erwarten, dass die Wahrnehmung des einen die Wahrnehmung des anderen behindert. Wie auch immer, man kann sich leicht Fälle vorstellen, in denen die Wahrnehmung der einen Gestalt das Individuum zur Wahrnehmung der anderen Gestalt führen kann. Das wären Fälle, die zwischen dem ersten und dem zweiten Typ der Kontradiktion, den wir nun beschreiben, liegen.

b) Fälle, die dem berühmten russellschen Paradox vergleichbar sind (Whitehead a. Russell 1910–13). Das Paradoxon kann wie folgt dargestellt werden: Ein Mann klassifiziert Entitäten in Klassen, und jede Klasse, die er definiert, führt eine Klasse von anderen Entitäten ein, die nicht ihre Elemente sind. Er stellt fest, dass die Klasse von Elefanten nicht selbst ein Elefant ist, aber dass die Klasse von Nichtelefanten selbst ein Nichtelefant ist. Er verallgemeinert, dass manche Klassen Elemente ihrer selbst sind und andere es nicht sind. Dadurch schafft er zwei umfassendere Klassen von Klassen. Dann muss er entscheiden: Ist die Klasse der Klassen, die nicht ihre eigenen Elemente sind, ein Element ihrer selbst?

Wenn die Antwort auf diese Frage »ja« ist, folgt daraus, dass diese Klasse eine von denen sein muss, die nicht Elemente ihrer selbst sind, weil alle Elemente dieser Art sind – und deswegen muss die Antwort in Wirklichkeit »nein« lauten. Wenn andererseits die Antwort »nein« ist, dann muss die Klasse ein Element der anderen Klasse sein, deren Charakteristikum es ist, dass seine Elemente Elemente ihrer selbst sind – also muss die Antwort »ja« sein usw. Wenn die Antwort »ja« ist, dann muss sie »nein« sein, aber wenn sie »nein« ist, dann muss sie »ja« sein.

Ein weiteres Paradoxon, das im Wesentlichen die gleiche Struktur hat, wird durch einen Mann präsentiert, der sagt: »Ich lüge.« Sagt er die Wahrheit?

Ein mechanisches Modell solch eines oszillierenden oder paradoxen Systems kann für den Leser von Nutzen sein. Solch ein Modell ist die normale elektrische Klingel oder Haustürglocke. Diese Maschine besteht aus einem Elektromagneten, der auf eine Armatur wirkt (eine Leichtmetallfeder), durch die der Strom, der den Magneten aktiviert, laufen muss. Die Armatur ist so eingerichtet, dass der Stromkreis immer dann unterbrochen wird, wenn der Magnet aktiviert ist und die Feder anspannt. Der Strom wird jedoch wieder eingeschaltet durch die Entspannung der Feder, wenn der Magnet zu wirken aufhört. Wir können dieses System in logische Sätze übersetzen, wenn wir die Position, in der die Feder den Stromkreis schließt, als »ja« bezeichnen, und die Position, in der sie den Stromkreis unterbricht, als »nein« etikettieren. Die beiden folgenden Paare von Sätzen können dann aufgestellt werden:

1. Steht die Feder auf »ja«, ist der Stromkreis geschlossen, und der Elektromagnet arbeitet, deswegen muss die Feder auf »nein« gehen.
2. Aber wenn die Feder auf »nein« steht, arbeitet der Elektromagnet nicht, und die Feder muss daher auf »ja« gehen.

Somit ist »nein« eine der Implikationen von »ja« und »ja« eine der Implikationen von »nein«. Dieses Modell illustriert genau das russellsche Paradox, insofern jedes »ja« und »nein« auf zwei Abstraktionsebenen angewendet wird. In Satz 1 bezieht sich »ja« auf die Position, während »nein« sich auf den Richtungswechsel bezieht. In Satz 2 bezieht sich »nein« auf die Position, während sich »ja« auf den Richtungswechsel bezieht. Das »Nein«, auf welches »ja« eine Antwort ist, ist deswegen nicht dasselbe »Nein«, das eine Antwort auf das »Ja« ist.

Das Paradoxon, das durch die Aussage »Ich lüge« dargestellt wird, kann gleichfalls auf eine Verwechselung der Abstraktionsebenen zurückgeführt werden. Die zwei Worte, die alles sind, was wir haben, um fortzufahren, sind gleichzeitig eine Aussage (Ebene 1) und eine Aussage (Ebene 2) über die Unrichtigkeit der ersten Aussage. Die zweite Aussage hat einen höheren Abstraktionsgrad als die erste. In Russells formaler Darstellung des Paradoxons im Sinne von »Klassen von Klassen« werden die Abstraktionsebenen deutlich gemacht, und das Paradox wird nicht zugelassen.

Die Materie der Paradoxien wurde hier in einiger Ausführlichkeit erörtert, weil es unmöglich ist, weiter über Kommunikation und Kodifikation nachzudenken, ohne in Verwirrungen dieser Art zu geraten, und weil ähnliche Verwirrungen der Abstraktionsebenen in den Prämissen der menschlichen Kultur (Kapitel 8) und bei psychiatrischen Patienten üblich sind. Dies ist tatsächlich der Typ von interner Kontradiktion, den Korzybski (1941) und die Schule der allgemeinen Semantik in ihrer Therapie zu korrigieren versuchen. Ihre Behandlung besteht darin, den Patienten darin auszubilden, seine Abstraktionsebenen nicht zu verwechseln. Sie folgt tatsächlich den Leitlinien von Russells versuchter Lösung des Paradoxons, in der er die Regel festlegt, dass keine Klasse jemals als ihr eigenes Element angesehen werden sollte – denn täte man das, würde man die Abstraktionsebenen vermischen.

Wenn der Leser sich selbst der Erfahrung des Durchdenkens des russellschen Paradoxes unterzieht, wird er beobachten, dass ein Zeitelement daran beteiligt ist. Für einen Moment ist es befriedigend, die Antwort »ja« zu akzeptieren; aber er wird bemerken, dass er, wenn er die genaueren Details der Gestalt wahrnimmt, die durch diese Antwort entsteht, dazu gedrängt wird, sie zu zurückzuweisen. Dann ist für einen Moment die Antwort »nein« akzeptabel, bis ihre Implikationen wahrgenommen werden usw.

Vom psychologischen Standpunkt aus ist diese Zeitcharakteristik wichtig: Das Phänomen ist nicht das einer statischen Unentschlossenheit, sondern eines der »Oszillation« in der Zeit. Wahrscheinlich hat jeder die Erfahrung ähnlicher Sequenzen im wirklichen Leben gemacht, in denen steigende Vertrautheit mit einer Gestalt zu ihrer Zurückweisung und zur Bevorzugung einer anderen führt, die umgekehrt später inakzeptabel wird. Dies sind in der Tat kontradiktorische Systeme, in denen die vorübergehende Akzeptanz des einen Pols die Präferenz für den anderen fördert und vice versa. Der Versuch, den Konflikt zugunsten einer seiner Polaritäten zu lösen, erzeugt ipso facto eine Präferenz für den kontrastierenden Pol. Dieser Mechanismus ist deswegen von dem oben unter (a) diskutierten grundverschieden, obwohl es denkbar ist, dass die beiden Mechanismen kombiniert wirken können.

c) Eine dritte Form des augenscheinlichen inneren Widerspruchs im Kodifikations-Evaluations-System ist die der zirkulären Präferenz (McCulloch a. Pitts 1943). Wenn Möglichkeiten in Paaren angeboten werden, kann es vorkommen, dass *A* gegenüber *B* bevorzugt wird, *B* gegenüber *C*, und *C* gegenüber *A*. In solch einem System wird vermutlich eine Entscheidung unmöglich sein, wenn alle drei Möglichkeiten gleichzeitig gegeben sind. Die Daten über Präferenzsysteme dieser Art sind mager, aber das Phänomen ist von großer theoretischer Bedeutung. Dieses Phänomen soll in Versuchen über ästhetische Präferenzen auftreten – zum Beispiel, wenn Rechtecke in Paaren dargeboten werden und die Versuchsperson aufgefordert wird zu sagen, welches der beiden sie jeweils bevorzugt.

Die Mechanismen, die von zirkulärer Präferenz betroffen sind, können verschieden sein: a) Es kann sein, dass in der Gestalt »*A* plus *B*« die Bewertung eines jeden der beiden eine Funktion der Anwesenheit des anderen ist, sodass *B*, wenn es in Anwesenheit von *C* gezeigt wird und wenn die Gestalt »*B* plus *C*« gesehen wird, unterschiedlich bewertet wird und vielleicht entsprechend anderer Kriterien. b) Der Entscheidungsmechanismus mag aus vielen verschiedenen, verbundenen Untereinheiten bestehen, jede mit ihrer eigenen Präferenz. Der ganze Entscheidungsmechanismus wäre dann etwas Ähnliches wie eine wählende Bevölkerung. Es ist für solche Systeme, wenn es drei Wähler gibt (oder drei gleiche Parteien), bekannt, dass es für den Wähler, der keinen Kandidaten zur Wahl schickt, möglich ist, die Entscheidung auf denjenigen der beiden anderen Kandidaten zu lenken, den er vorzieht. c) McCulloch hat einen denkbaren Typ von neurologischem Schaltkreis entworfen, der ein ähnliches Ergebnis produziert, und zu einem verwandten Phänomen unter den alternativen Lösungen gewisser Typen von-Neumannscher Spiele führt (von Neumann a. Morgenstern 1944).

Ob es noch andere Arten interner Kontradiktionen gibt oder ob alle schließlich auf die drei oben genannten Arten zu reduzieren sind, ist unbekannt.

Einwegkommunikation: Der unbeobachtete Beobachter

Bevor wir den komplexeren Fall von zwei oder mehr Organismen in wechselseitiger Kommunikation betrachten, lohnt es sich, die Frage zu stellen, wie ein Beobachter, dessen sich der einzelne beobachtete Organismus nicht bewusst ist, Schlussfolgerungen über das Kodifikations-Evaluations-System dieses Organismus ziehen kann. Dieser Fall unfreiwilliger Ein-Weg-Kommunikation wird uns eine wichtige

Verallgemeinerung zur Verfügung stellen, die für komplexere Fälle von Belang ist.

Wenn zum Beispiel der Beobachter sieht, dass sich der Organismus in gerader Linie auf irgendein Ziel, wie etwa eine Lichtquelle, zubewegt, wird er mit dieser beschränkten Beobachtung noch nicht einmal in der Lage sein, einen Tropismus zu erkennen. Wiederholte Beobachtungen gleicher Art werden ihm immer noch nicht helfen, außer die sehr weit gefasste Hypothese zu verifizieren, dass das Zusammentreffen zwischen der Richtung der Bewegung des Organismus und der Richtung, in der das Licht lokalisiert ist, mehr als nur dem Zufall zuzuschreiben ist. Er wird nicht wissen, dass die Richtung der Bewegung von irgendeinem Prozess innerhalb des Körpers selektiert wird. Um mehr zu erfahren, muss der Beobachter entweder wiederholte Experimente ausführen, oder er muss wiederholt beobachten, dass der Organismus sich jedes Mal selbst korrigiert, wenn der Kurs von der Richtung zum Ziel abweicht. Darüber hinaus werden die Versuche des Beobachters notwendigerweise so gestaltet sein, dass sie den Organismus in einen Irrtum versetzen (z. B. wird er das Licht irgendwo außerhalb der Richtung platzieren, in welche sich der Organismus bewegt, und wird dann schauen, was der Organismus tut). Und daraus folgt, dass die Daten, die der Beobachter durch das Experiment gewinnt, von der gleichen allgemeinen Art sind wie jene, die er gewinnen würde, wenn er die Selbstkorrektur des Organismus unter verschiedenartigen Umständen beobachtet.

Aus diesen Argumenten ergibt sich die Hauptschlussfolgerung: Die Korrektur von Fehlern ist ein grundlegendes Kommunikationsmittel; und es ist tatsächlich die einzige Art von Kommunikation, die es einem unbeobachteten Beobachter gestattet, Schlussfolgerungen über das Kodifikations-Evaluations-System des beobachteten Organismus zu ziehen.

Der Sonderfall, in dem der Organismus mit sich selbst spricht, während er einige Handlungen durchführt, und von einem Beobachter belauscht wird, ist interessant, aber stößt keine der oben genannten Argumente um: a) Wenn der Beobachter mit der Sprache des Beobachteten nicht vertraut ist, wird sein einziger Weg, zu einem Verständnis zu gelangen, der sein, die verbalen Verhaltensweisen und die Handlungssequenzen des Beobachteten als ein einzelnes System stattfindender Selbstkorrektur anzusehen. Auf diese Weise wird er schließlich herausfinden, was die Worte bedeuten, und jede

Äußerung wird dadurch bedeutungsvoll, dass sie vom Beobachteten im Prozess der Selbstkorrektur selektiert worden ist. Der Beobachter wird tatsächlich die Polaritäten der Kodifikation der Sprache lernen; er wird in der Lage sein, jedem Wort positive Bedeutung zuzuschreiben, insofern das Wort eine Menge negierter Alternativen abgrenzt. b) Wenn der Beobachter die Sprache des Beobachteten bereits ganz oder teilweise kennt, wird er eher so verfahren, dass er sich selbst mit dem Beobachteten identifiziert und ihm das eigene Verständnis der benutzten Worte zuschreibt. Wenn er sich so verhält, wird er entweder etwas Neues über das Kodifikationsystem des anderen erfahren, oder er wird entdecken, dass er selbst Fehler in der Interpretation dessen, was gesagt wird, macht. Was diese Teile des Kodifikations-Evaluations-Systems des Beobachteten angeht, ist er in der Tat in der Position, die Sprache nicht zu kennen. Jedenfalls ist der Beobachter nicht in der Lage, irgendetwas über die Sprache zu lernen, es sei denn, der verbale Strom wird von Handlung begleitet und ist hinsichtlich der Handlung selbstkorrigierend.

Diese Verallgemeinerung wiederholt, was früher über die Natur der Kodifikation-Evaluation gesagt wurde. Es wurde dort festgestellt, dass in beidem, Codierung und Evaluation, das Universum in einem Netzwerk strukturiert ist. Im Fall der Kodifikation ist das Netzwerk eines, dessen Knotenpunkte die bipolaren oder multipolaren Diskriminationen der Wahrnehmung sind. Im Fall der Evaluation hat das Netzwerk Knotenpunkte, welche die Polaritäten der Präferenzen definieren. Beim Untersuchen der Fehler und Selbstkorrekturen des Organismus bekommt der Beobachter tatsächlich die nötigen Daten, um die Polaritäten dieser Netzwerke auszuarbeiten. Er wird herausfinden – wenn auch mühsam –, welche Diskriminationen der Organismus vollziehen kann, auf welche Schlüsselreize er reagiert, ob er fähig ist, irgendwelche Charakteristika seiner eigenen Handlungen wahrzunehmen, wie das Handlungssystem mit bestimmten Schlüsselreizen verbunden ist, und so weiter.

Intrapersonale Kommunikation: Der Selbstbeobachter

Eine Frage von großer praktischer und theoretischer Wichtigkeit in der psychiatrischen Welt betrifft die Begrenzungen der Selbstbeobachtung und Selbsttherapie. Eine korrespondierende Frage stellt sich Anthropologen, die sich wohl bewusst sind, dass es für einen Untersucher besonders schwierig ist, Einsicht in seine eigene Kultur zu erlangen. Es ist heute die Lehrmeinung unter Anthropologen, dass tiefe und deutliche Einsicht in die eigene Kultur nur durch die vergleichende Methode erzielt werden kann. Wie dem auch sei, es ist sicher, dass der Mensch erst spät in seiner Geschichte Bewusstsein über die eigenen kulturellen Prämissen erlangt hat und dass ihm dabei der Vergleich zwischen den Kulturen geholfen hat. Es ist natürlich, auf diesem Gebiet eine Analogie zwischen Anthropologie und Psychiatrie zu ziehen und vorzuschlagen, dass die Notwendigkeit eines vergleichenden Ansatzes in der Anthropologie vergleichbar ist mit der Notwendigkeit eines anderen menschlichen Wesens in der Therapie (des Therapeuten), das unterschiedlich zum Selbst ist, gegen dessen Hintergrund die Besonderheiten des Selbst gesehen werden können. Die Analogie kann aber nicht zu weit getrieben werden. Es ist auffällig, dass, während in der Ausbildung des Anthropologen der besonders wichtige Punkt seine Erfahrung einer völlig fremden Kultur aus erster Hand ist, der dem entsprechende Punkt in der Ausbildung eines Psychiaters seine eigene Psychoanalyse ist.

Die Meinungen darüber, was ein Individuum ohne Hilfe eines Therapeuten tun kann, um Einsicht in seine eigene Persönlichkeit zu erlangen, sind unterschiedlich. Das Problem verkompliziert sich durch die offensichtliche Tatsache, dass therapeutischer Fortschritt unter gewissen Umständen auch ohne Einsicht auftreten kann. Es ist möglich, dass ein Therapeut nötig ist, damit der Patient Einblick gewinnt, aber andere Arten von Besserung können ohne seine Gegenwart auftreten.

In der vorliegenden Studie sind die Probleme der Selbstbeobachtung als Teil der Basis relevant, von der wir ausgehen, um die interpersonale Kommunikation zu erkunden. Kurz, die Frage ist: Welches sind die Grenzen der Selbstbeobachtung als ein Prozess, durch den ein Individuum ein neues Verständnis oder Information über sein eigenes Kodifikations-Evaluations-System erlangen kann?

Das Problem ist weit verzweigt: a) Es wäre wünschenswert, das Phänomen der Selbstbeobachtung in einer Art zu beschreiben, die nicht ein Selbst innerhalb des Selbst personifizieren würde. b) Die Frage verlangt nach einer Definition dessen, was mit »neuem« Verständnis, als vom Ausarbeiten der vorher bestehenden Kontradiktionen innerhalb des Kodifikations-Evaluations-Systems des Individuums unterschieden, gemeint ist. c) Es ist eine formale Prüfung der tatsächlichen Grenzen der Selbstentdeckung, die sich aus der Tatsache ergeben, dass ein Individuum – notwendigerweise – sein eigenes Leben und seine eigenen Handlungen nur in Form seines eigenen Kodifikations-Evaluations-Systems wahrnehmen kann, notwendig. Das Individuum ist in keinem Fall imstande, die Charakteristika des Systems mit seiner Form der Wahrnehmung wahrzunehmen.

Das dritte Problem ist für die vorliegende Studie von besonderem Interesse. Wir schlagen vor, das epistemologische Problem des Bewusstseins und der Natur des Selbst innerhalb des Selbst hintenanzustellen, da es gegenwärtig außerhalb der Reichweite wissenschaftlicher Prüfung liegt. Es ist in der Tat behauptet worden, dass die subjektive Erfahrung des Bewusstseins durch innere Konflikte oder Widersprüche bestimmt wird. Solch eine Hypothese würde teilweise das Problem des Bewusstseins aus dem Feld der Epistemologie entfernen und es im Gebiet der zweiten, oben gestellten Frage platzieren – dem der Ausarbeitung vorher bestehender innerer Widersprüche. Diese zweite Frage kann umgekehrt zugunsten der dritten zurückgestellt werden, die den heuristischen Vorteil der größeren Einfachheit hat. Wenn wir der Möglichkeit der Selbstwahrnehmung in einem Organismus, der nicht durch innere Kontradiktionen komplex gemacht ist, Grenzen setzen können, sind diese Grenzen für jede Überlegung über komplexere Fälle relevant.

Wir betrachten nun die Möglichkeiten der Selbstwahrnehmung in einem konfliktfreien Organismus. Aus heuristischen Gründen betrachten wir wieder zuerst den Fall eines Organismus in einer Umwelt, bei dem die Prämissen der Kodifikation-Evaluation innerhalb des Organismus für die Umwelt, in der er lebt zutreffend und ausreichend sind. Solch ein hypothetischer Organismus wird seine Ziele immer mit Mitteln jener Art von Codierung und Selbstkorrektur erreichen, die charakteristisch für den Organismus sind, und er wird nicht nach irgendwelchen unmöglichen Zielen streben. Die Frage ist, ob der Organismus von solch einer Sequenz des automatischen Erfolges jemals einen neuen Einblick in seine eigenen automatischen Selbstkorrekturprozesse erlangen kann.

Die Antwort ist sicher klar negativ. Aus allem, was man über Lernen weiß, würde in solch einem hypothetischen Fall folgen, dass nicht nur kein neuer Einblick, sondern auch kein Lernen irgendeiner Art stattfinden wird. Der hier diskutierte hypothetische Fall ist tatsächlich genau der des abstrakten »Spielers« in einem Von-Neumann-Spiel.

Wenn es andererseits Kontradiktionen gibt – nicht innerhalb des Organismus, sondern zwischen den Prämissen des Organismus und denen, die in der Umwelt vorherrschen – dann ist die Position vollständig anders. Wir wissen als Ergebnis behavioristischer Versuche, dass in solchen Fällen ein Organismus, der früher in Form eines Ein-Prämissen-Systems zu handeln schien, nach einer Periode von Versuch und Irrtum stufenweise oder plötzlich im Sinne eines anderen, besser angepassten Systems zu handeln beginnen kann. Ferner wissen wir durch introspektive Berichte, dass solches Lernen von einem Wechsel in der bewussten Wahrnehmung der Umwelt des Organismus begleitet werden kann.

Dieses ist wieder ein Problem von Fehlern und der Berichtigung von Fehlern, wie es im vorhergehenden Abschnitt diskutiert wurde. Der Organismus ist von der Umwelt »ins Unrecht gesetzt« worden, und nun ist die Frage, welche Ordnungen neuer Information er als ein Ergebnis des Durchlaufens der ganzen Erfahrung der Frustration, der Selbstkorrektur und des Erreichens eines neuen Systems von Kodifikation und Evaluation, bei dem die Frustration reduziert wird, erhalten kann. Der »ins Unrecht gesetzte« Organismus korrigiert sich selbst nicht nur, indem er sein Handeln modifiziert, sondern – mehr oder weniger gründlich – durch die Modifizierung der grundlegenden Prozesse und Mechanismen, durch welche Handlungen mit umweltbedingten Schlüsselreizen verbunden sind. Der in dieser Sequenz korrigierte »Fehler« ist von einer ganz anderen Ordnung als der Akt der Selbstkorrektur, der den Organismus zu Beginn des Versuchs charakterisierte. Der Organismus hat jetzt sein Selbstkorrektursystem modifiziert.

Die folgenden Betrachtungen sind relevant für den Vergleich zwischen dem therapeutischen Prozess und solcher Modifikation des Systems, wie sie durch den isolierten Organismus erreicht werden kann:

1. Der Wandel im isolierten Organismus mag als »therapeutisch« betrachtet werden, insofern er eine Verbesserung in der Anpassung ist.
2. Es ist aus Experimenten bekannt, dass das Scheitern des Organismus bei der Anpassung seiner Prämissen an die Konditionen der Umwelt antitherapeutisch sein und zu einer Experimentalneurose führen kann. Das heißt, der Organismus

kann von der Tatsache des Scheiterns betroffen sein – er dürfte in diesem Sinn Information über das Scheitern haben.

3. Es ist unwahrscheinlich, dass die alten Prämissen im Laufe der Veränderung vollständig gelöscht werden. Eher überleben sie wahrscheinlich in einer modifizierten oder »verdrängten« Form. Es ist in der Tat möglich, dass der Organismus in irgendeinem Stadium des Lernprozesses – und vielleicht nachher für immer – widerstreitende Prämissen mit all den Komplikationen, die das nach sich ziehen kann, aufrechterhalten wird.
4. Es ist möglich, dass der Organismus eine neue Einsicht in die Umwelt erhalten kann, aber es ist sehr zweifelhaft, dass er einen neuen Einblick in das Selbst erlangt. Es kann ein Deuterolernen stattfinden, das heißt ein Lernen zu lernen oder ein Lernen über Lernen (siehe Kapitel 8), sodass der Organismus, wenn er zum Beispiel wieder »ins Unrecht gesetzt« wird, aufgrund des erworbenen Vertrauens in seine eigene Fähigkeit, mit solchem Missgeschick umgehen zu können, weniger ängstlich ist. Aber es ist zweifelhaft, dass dies eine Zunahme an Einsicht in das Selbst ist. Es ist in der Tat sehr fraglich, ob solch eine Zunahme möglicherweise als Ergebnis der Veränderungen auftreten kann, die hier betrachtet werden.

Vor dem Versuch nahm der Organismus seine eigenen Handlungen in gewisser Weise als von den gerade bestehenden Prämissen bestimmt wahr. Nach dem Experiment wird er sich selbst und seine Handlungen im Sinne der neuen Prämissen wahrnehmen. Aber dies ist kein Wechsel in der Ordnung der Selbstwahrnehmung, die wir Einsicht nennen würden. Der nächste Schritt – um das Selbst als eine Einheit zu sehen, das diesen Wechsel charakteristisch vollzogen hat – braucht nicht einzutreten. Ein Wechsel in den Prämissen der Kodifikation-Evaluation braucht nicht irgendwelche größere Einsicht in diese Prämissen anzuzeigen, es sei denn, das Individuum kann diese Veränderung als einen Gegensatz sehen, indem es sich selbst mit dem, was es früher war, vergleicht. In solch einem Vergleich operiert es im Wesentlichen wie zwei Personen, zwischen denen ein Gegensatz konstatiert werden kann und wo die Anwendung einer vergleichenden Methode zu größerer Einsicht führt. Er tut etwas, das mit dem vergleichbar ist, was normalerweise in einem Zwei-Personen-System auftritt.

Es erscheint also, dass immer ein Zwei-Personen-System einer bestimmten Art für Einsichtstherapie notwendig ist, aber vielleicht nicht für andere Arten des Lernens. Wir müssen also erwarten, dass diese anderen Arten des Lernens, oft selbst therapeutisch, in der Zwei-Personen-Situation auftreten, auch wenn die Anwesenheit der zweiten Person nicht notwendig sein mag.

Wir haben nun einen ausreichenden Hintergrund zur Betrachtung von Zwei-Personen Systemen.

Kommunikation zwischen zwei Personen und Metakommunikation

Der nächste Schritt ist, das auszuweiten, was in den vorausgegangenen Abschnitten über die Phänomene der Beziehung zwischen zwei oder mehr Personen – anthropomorpher Organismus – gesagt worden ist. Das primäre Problem solcher Kommunikation ist passend von Janet Baker (10 Jahre alt) folgendermaßen dargelegt worden: »Als die Menschen sich eine Sprache ausdachten, wie stellten sie es an, sie sich auszudenken, wenn da keine Worte waren, mit denen man denken konnte? Nachdem sie sich eine ausgedacht hatten, wie brachten sie andere Leute dazu, sie zu verstehen? Wenn sie von Tür zu Tür gegangen sind, um sie zu erklären, hätten die Leute gedacht, dass sie verrückt geworden sind, weil sie nicht gewusst hätten, was die Worte bedeuteten. Nachdem mit der ersten Sprache begonnen worden war, wie wurden andere gebildet? Das sind Fragen, die mich sagen lassen: ›Ich wundere mich, dass die Leute es gelernt haben zu sprechen!‹« (Bateson 1949).

Diese Aussage über das Thema zeigt ein grundlegendes Problem, zu dem die gegenwärtige Untersuchung führt; doch es muss daran erinnert werden, dass zwischen ganzen menschlichen Wesen nach der Säuglingszeit niemals ein vollständiger Mangel wechselseitigen Verstehens bestehen kann. Sicher, es mag Missverständnisse geben, und sie können so tiefgehend und dramatisch sein, dass sie total erscheinen, aber damit überhaupt Missverständnisse auftreten können, müssen tatsächlich einige gemeinsame Prämissen der Kodifikation-Evaluation vorhanden sein. Jede Person muss wenigstens ein paar Vorstellungen von sich selbst und von dem anderen haben. Sie muss zum Beispiel denken, dass sie sich beide darin ähneln, lebendig und in der Lage zu sein, Kommunikation auszusenden und zu empfangen. Ja, wenn Missverständnis wirklich zu Feindseligkeit führt, ist sofort klar, dass gemeinsame Prämissen bezüglich Zorn und Schmerz existieren müssen. Die Anfänge eines gemeinsamen Kodifikationssystems liegen latent in unserer biologischen Natur, unserer gleichen Anatomie und gleichen Erfahrung körperlichen Funktionierens und Reifens. Wenn sich zwei menschliche Wesen treffen, teilen sie unvermeidlich viele Prämissen über solche Dinge wie Gliedmaßen, Sinnesorgane, Hunger und Schmerz.

Was äußere Schlüsselreize angeht, gibt es beträchtliche Belege dafür, dass bei Vögeln, Amphibien, Fischen und wirbellosen Tieren die Mitglieder einer Spezies eine angeborene Tendenz teilen können, auf komplexe Art auf einen besonders deutlich definierten Schlüsselreiz oder eine Sequenz solcher Auslöser – einen Geruch, eine Form, eine Größe, einen Farbfleck und Ähnliches –, die von anderen Individuen stammen, zu antworten. Solch wechselseitige Antwortbereitschaft kann das Auftreten von fortgeführter Interaktion übernehmen. Bei den Stichlingen gibt es zum Beispiel solch einen Austausch von Verhaltensweisen zwischen den Geschlechtern, der zur Fortpflanzung führt. Jedes Geschlecht verfügt über eine Reihe von besonderen, differenzierten Antworten. Diese werden ausgetauscht, wobei die Antwort jedes Partners ein Stimulus für eine neue Antwort vonseiten des anderen ist, bis schließlich das Männchen die Eier, die das Weibchen gelegt hat, befruchtet und bei ihnen, in dem von ihm gebauten Nest, bleibt (Tinbergen 1942).

Im Fall von Säugetieren, und besonders bei Menschen, scheint es, dass solche vererbten Tendenzen, in einer komplexen, differenzierten Art auf hochspezielle äußere Auslöser zu antworten, entweder schwach entwickelt oder durch späteres Lernen verändert und verwischt worden sind. Die instinktmäßige Ausrüstung des Menschen wird durch kulturelle Ausformungen überlagert, aber es verbleiben noch, der Spezies gemeinsam, eine Anzahl von Tendenzen, in einer groben und diffusen Art auf gewisse grobe oder diffuse Reize zu antworten, wie laute Töne, Entzug von Unterstützung, Hitze oder Kälte, Schmerz und Ähnliches.

Ferner teilen alle menschlichen Wesen, soweit wir die Spezies heute kennen, die Vorstellung, dass Sprache und Gestik Medium der Kommunikation[3] sind, auch wenn jede Kultur ihre besonderen Varianten dieser Medien hat (Whorf 1940). Sogar innerhalb einer Kultur mag der Dichter außerordentlich andere Prämissen über den Gebrauch der Sprache haben, als sie ein Werbemann besitzt. Ein Tänzer mag eine Reihe von Vorstellungen über den kommunikativen Gebrauch von Posen haben, während der Katatone eine andere hat; und doch teilen beide die Vorstellung, dass Posen kommunikativ sind, und auf einer abstrakteren Ebene treffen sich wahrscheinlich beide Kommunikationssysteme in vielen gemeinsamen Prämissen über den Körper. Wenn die gegenübergestellten Personen in der gleichen Kultur leben, werden sie ebenso einige vage – wenn auch verzerrte – Erkenntnisse über die Punkte teilen, in denen sie sich unterscheiden.

In dieser Studie befassen wir uns besonders mit Kommunikation zwischen Personen, die ein großes Maß an gemeinsamem Vokabular haben und einen gemeinsamen Hintergrund in der kulturellen Szene Amerikas, Personen, die einen großen Teil ihres Lebens in der amerikanischen Variante der westlichen Kultur gelebt haben.

Und doch kann es wie zwischen Patienten und Therapeuten, eine tiefe Kluft der Unterschiedlichkeit in ihren Prämissen hinsichtlich solcher Dinge geben, die zuvor diskutiert worden sind. Sie mögen deutlich andere Vorstellungen von den Grenzen des Selbst haben, und jeder mag seine eigene Beziehung zu anderen menschlichen Wesen in seiner eigenen idiosynkratischen Weise sehen. Der Paranoiker mag glauben, dass die Umwelt allmächtig ist und es auf seine Vernichtung abgesehen hat, aber es ist unmöglich vorherzusagen, welche Ausdruckweise der Therapeut für seine eigene Beziehung zu seiner Umwelt erwägt. Manche Therapeuten sind willens, sich selbst als Gestalter ihres menschlichen Vis-à-vis zu sehen, und andere nicht. Es ist These dieses Buches, dass sich Therapie nur durch Kommunikation vollziehen kann und dass Kommunikation von jenen Prämissen abhängt, welche die zwei Personen gemeinsam haben, und von den Komplexitäten des Zwei-Personen-Systems.

Im interpersonalen System tauchen gewisse spezielle Charakteristika auf, die in dem hypothetischen System, das nur einen Organismus enthält, nicht signifikant vorhanden sind:

Erstens empfängt jeder Organismus Schlüsselreize, die einen anderen Grad von Komplexität haben als die von unbelebten Objekten ausgesandten. Die Botschaften, die außerhalb zwischen Organismen ausgetauscht werden, müssen in der Tat eher mit den intraorganischen Prozessen von Kodifikation und Evaluation verglichen werden als mit den Daten, die der Organismus von der unbelebten Umwelt sammelt. Die außerordentliche Komplexität der intraorganischen Codierung wurde oben erörtert, und es wurde dort festgehalten, dass diese Komplexität, soweit wir wissen, durch sehr einfache neurale Signale erreicht wird, die auf äußerst komplexen Pfaden in einem

Netzwerk von vielen Milliarden synaptischer Knoten wandern. Mithilfe dieses neuralen Netzwerkes und möglicherweise anderen Teilen des Körpers erhält der Organismus die komplexen Einheiten der internen Kommunikation, die wir Gestalten nennen. Die für unseren gegenwärtigen Zweck bedeutungsvolle Tatsache ist, dass in interpersoneller Kommunikation die einzelnen und zusammengesetzten Botschaften die gleiche Ebene erreichen, weil Worte und Posen sich schon auf komplexe Gestalten beziehen, die mit einigen von denen korrespondieren, die das interne System benutzt. Kommunikation zwischen Personen ist natürlich kläglich verarmt, verglichen mit der Reichhaltigkeit des intrapersonalen Bewusstseins, welches seinerseits jedoch eine verarmte und eingeschränkte Version des gesamten psychischen Lebens einer Person ist. Aber es ist immer noch wichtig, dass die externen Kommunikationen Codierung des internen psychischen Lebens sind und dass der Empfänger solcher Kommunikation schon ein ausgearbeitetes Produkt des psychischen Lebens einer anderen Person empfängt. Hierin unterscheidet sich die interpersonelle Kommunikation beträchtlich von aller Wahrnehmung der unbelebten Umwelt. Das wahrnehmende Individuum muss seine Daten über die unbelebte Umwelt zu passenden Einheiten synthetisieren, und es hat eine gewisse Freiheit, dies in einer idiosynkratischen Weise zu tun, wobei es beim Empfang einer sprachlichen oder anderen persönlichen Kommunikation weniger Freiheit hat, weil das Thema der Botschaft schon vom Kommunizierenden zu Gestalten (Wörter und Sätze) synthetisiert worden ist. Sogar das Verständnis der Botschaft des Empfängers ist abhängig von der Gewöhnung an die engen beschränkten Konventionen der Codierung, welche die Kultur auferlegt.

Jedes Individuum empfängt natürlich gewöhnliche Sinnesdaten über den anderen; jeder sieht und hört den anderen als eine physikalische Entität. Aber dazu empfängt jeder Verbales und anderes Symbolisches vom anderen, und jeder hat deshalb die Möglichkeit, diese beiden Arten von Daten zu einem einzigen, komplexeren Strom zu vereinigen, der den verbalen Fluss mit simultanen Beobachtungen der körperlichen Bewegung und Ähnlichem anreichert. Weiter oben wurde vermutet, dass in interpersonellen Prozessen der Körper einer analogen Funktion, ergänzend zu den mehr digitalen Prozessen des neuralen Denkens, dienen könnte. Wir stellen jetzt fest, dass die körperlichen Prozesse der anderen Personen – ihre Posen, Spannung, Erröten und Ähnliches – in der interpersonellen Kommunikation einer entsprechenden Funktion dienen. Jede Person ist in der Lage, eine multidimensionale Sichtweise ihres Vis-à-vis zu erlangen, welche den Strom von bloßen verbalen Symbolen mit einer Erkenntnis der körperlichen Prozesse im anderen anreichert, und diese sind mehr oder weniger aufgrund des gemeinsamen biologischen Hintergrundes und der kulturellen Konditionierung verständlich.

Zur Illustration ist ein seltsames Detail erwähnenswert, in dem die streng freudianische analytische Sitzung sich von der Mehrheit der Zwei-Personen-Systeme unterscheidet. Wenn der Patient auf der Couch liegt und der Therapeut auf einem Stuhl hinter dem Kopf des Patienten sitzt, hat der Analytiker einen recht guten und vielleicht ausreichenden Blick auf die Gesten und die Mimik des Patienten, doch Letzterer ist von der Sicht auf seinen Therapeuten abgeschnitten. Die Asymmetrien, die dieses Arrangement in die therapeutische Situation einführt, sind zweifellos komplex, und sie unterscheiden sich von Therapeut zu Therapeut und von Patient zu Patient. Vom Standpunkt der gegenwärtigen Diskussion aus ist bedeutungsvoll, dass der Patient nur verbale Botschaften vom Analytiker erhält, sodass er ein Maximum an Freiheit behält, sich ein Fantasiebild der affektiven Aspekte der Persönlichkeit des Analytikers zu formen. Dieses Bild mag später, wenn die Übertragung analysiert wird, überprüft werden. Zuerst versucht der Patient entsprechend seiner lebenslangen Gewohnheiten, Übertragungen auf den Analytiker vorzunehmen, um seine Worte so zurechtzuschneidern, dass sie zu dieser Person passen. Später entdeckt er vielleicht, dass ein solches Zurechtschneidern in der therapeutischen Situation schwierig ist, und er wird darauf zurückgeworfen, mit der minimalen Hilfe solch introjizierter Bilder so zu sprechen und zu handeln wie »er selbst«.

Eine weitere Charakteristik, die in dem interpersonellen System auftaucht, aber in der einfachen Beziehung zwischen Organismus und Umwelt fast nebensächlich war, ist die reale Existenz der Gruppe als einer Determinante der Handlungen und Kommunikationen der getrennten Personen. Die Beziehung zwischen Organismus und Umwelt ist schon eine Interaktion, und in solch einem dynamischen System wie einem Menschen, der ein Automobil fährt, oder einem Menschen, der geht oder tanzt, wird die Wirklichkeit des interaktiven Ganzen als eine Determinante der Funktionen der eingesetzten Teile klar erkennbar. Aber wenn es sich um Zwei-Personen-Systeme handelt, tritt eine neue Art von Integration auf. Die Bedingung für die Existenz einer bestimmenden Gruppe in diesem Sinne scheint zu sein, dass sich jeder Teilnehmer der Wahrnehmungen der anderen bewusst ist. Wenn ich weiß, dass mich die andere Person wahrnimmt, und sie weiß, dass ich sie wahrnehme, wird dieses wechselseitige Bewusstsein zum Teil all unsere Handlung und Interaktion determinieren. In dem Moment, in dem solch ein Bewusstsein hergestellt ist, bilden die andere Person und ich eine determinierende Gruppe, und die Charakteristika des ablaufenden Prozesses in dieser größeren Einheit kontrollieren in gewissem Grad beide Individuen. Hier werden wieder die miteinander geteilten kulturellen Prämissen wirksam.

Über die Evolution der »Gruppe« in diesem Sinne gibt es wenig Information; aber die Frage solch einer Evolutionsgeschichte ist der Betrachtung wert, und wenn nur, um zu betonen, dass die Gruppe, die durch ein gegenseitiges Bewusstsein der Wahrnehmung definiert ist, etwas anderes ist als Gruppen, die nur von wechselseitiger Reizbarkeit oder Antwortbereitschaft bestimmt sind. In dem schon erwähnten Fall der Stichlinge (Tinbergen 1942) gibt es eine komplexe wechselseitige Antwortbereitschaft, aber keinen Beweis, der anzeigen würde, dass sich jedes Individuum der Wahrnehmung des anderen bewusst ist. Ähnlich gibt es in der hochentwickelten Kommunikation unter Bienen, wie sie von Frisch gezeigt hat, keinen Grund zu der Annahme, dass solch ein Bewusstsein vorkommt. Wahrscheinlich trat dieser evolutionäre Schritt erstmals bei Säugetieren auf, und vielleicht erscheint er nur bei Primaten und bei eng vertrauten, vom Menschen domestizierten Tieren. Das Thema benötigt eine kritische Untersuchung.

Um zu bestimmen, ob eine Gruppe zu dieser höheren Ordnung gehört, wäre es operationell zumindest nötig zu beobachten, ob jeder Teilnehmer sein Senden von Signalen in selbstkorrigierender Weise seinem Wissen gemäß, ob die Signale voraussichtlich für andere Teilnehmer zu hören, zu sehen oder verständlich sind, modifiziert. Unter Tieren ist solch eine Selbstkorrektur sicherlich unüblich. Unter Menschen ist sie wünschenswert, aber nicht immer gegenwärtig.

Es wäre ebenfalls wichtig, bei Tieren irgendwelche Signale der folgenden Typen zu identifizieren: a) Signale, deren einzige Bedeutung darin besteht zu bestätigen, dass ein Signal von einem anderen ausgesandt wurde; b) Signale, welche die Wiederholung eines Signals fordern; c) Signale, die anzeigen, dass es nicht gelungen ist, ein Signal zu empfangen; d) Signale, die den Strom von Signalen interpunktieren, und so weiter. Bei vollständigem Bewusstsein der Wahrnehmung des anderen sollte ein Individuum aufhören, ein Signal zu wiederholen, nachdem es vom anderen Individuum empfangen und zur Kenntnis genommen worden ist. Dieser Typ der Selbstkorrektur würde das Bewusstsein wechselseitiger Wahrnehmung anzeigen. Korrespondierend würde der Mangel solcher Anpassung – bei Menschen oft zu beobachten – ein unvollständiges Bewusstsein der Wahrnehmung des anderen kennzeichnen, außer in solchen Fällen, wo irgendein Wechsel in der Bedeutung oder der Intensität durch die Wiederholung der Botschaft übermittelt wird. Letztlich kann die Motivation für vorsätzliche Täuschung schwerlich ohne das Bewußtsein der Wahrnehmung des anderen Individuums existieren, und sie dürfte wahrscheinlich auch nicht erfolgreich sein. Somit wird das Auftreten von Täuschung zum Beweis, dass die Gruppe auf dem wechselseitigen Bewusstsein der Wahrnehmung basiert.

Alle diese Kriterien für die Existenz eines wechselseitigen Bewusstseins ergeben zusammengefügt ein Bild der vollständig neuen Ordnung der Kommunikation, die mit diesem Bewusstsein auftaucht. Für diesen neuen Typ der Kommunikation wird hier der Begriff »Metakommunikation« eingeführt und als »Kommunikation über Kommunikation« definiert. Wir werden als »Metakommunikation« alle ausgetauschten Hinweise und Aussagen über a) die Codierung und b) die Beziehung zwischen Kommunizierenden beschreiben. Wir gehen davon aus, dass die Mehrheit der Sätze über Codierung implizit oder explizit auch Sätze über Beziehungen sind und vice versa, sodass keine scharfe Linie zwischen diesen beiden Arten von Metakommunikation gezogen werden kann. Außerdem erwarten wir zu finden, dass die Qualitäten und die Charakteristika der Metakommunikation zwischen Personen vom Grad und der Qualität ihres wechselseitigen Bewusstseins der Wahrnehmung des anderen abhängig ist.

Wenn wir die Existenz solchen Bewusstseins erkennen, indem wir beobachten, wie das Individuum Signale, die es aussendet, selbst korrigiert (und all die Kriterien sind wirklich nur besondere Fälle dieser Selbstkorrektur), so folgt daraus, dass eine Vielfalt von Charakteristika, die dem anderen Individuum zugeschrieben werden, für die Gestaltung und Motivierung des Verhaltens des Signalgebenden relevant geworden sind. Die Signale wurden zurechtgeschneidert, damit sie zu den Ideen des Signalgebenden über den Empfänger passen. Von diesem Punkt fortschreitend folgt verständlicherweise die Evolution einer Anzahl von menschlichen Gewohnheiten und Charakteristika – Introjektion, Identifikation, Projektion und Empathie. Es wird sogar für ein menschliches Individuum möglich, dadurch dass es die Sichtweise des Universums eines anderen Individuums richtig oder falsch versteht, Zwang auf es auszuüben.

Diese Diskussion über die Wichtigkeit interpersonellen Schlussfolgerns führt eine Serie anderer Variablen ein, die für das Zwei-Personen-System bedeutungsvoll sind und in den hypothetischen Systemen, in die nur eine Person verwickelt ist, keine Rolle spielen. Wenn das System aus zwei Personen besteht, ist es für sie möglich, dass sie in den Charakteristika ihrer Codierung entweder ähnlich oder unähnlich sind. Sie können in der Art, wie sie das Universum wahrnehmen und ihrer Wahrnehmung gemäß handeln, ähnlich sein, oder sie können in dieser Hinsicht unterschiedlich sein. Die neue Variable, die wir festhalten wollen, ist dann die Feststellung der Ähnlichkeit oder Unähnlichkeit zwischen den zwei Personen.

Eine neue und andere Variable, die nur auftaucht, wenn zwei Personen kommunizieren, gibt an, ob die Prämissen der beiden Personen widerstreiten oder nicht. Es ist durchaus möglich, dass zwei Personen sich sehr ähnlich sind, dass aber genau die Punkte, in denen sie einander ähneln, eine Ursache wechselseitigen Konfliktes sind. Wenn sie zum Beispiel in ihren expansiven Zielen gleich sind, können diese Ziele sehr wohl übereinstimmen, und Rivalität oder Neid können sich entwickeln. In der Tat ist es Erziehern wohl bekannt, dass das Einsetzen einer konkurrierenden Beziehung zwischen Personen eine der wirkungsvollsten Methoden ist, die Teilnehmer zu einer Ähnlichkeit oder Konformität ihrer Wahrnehmung und Bewertung des gemeinsamen Universums, in dem sie leben, zu trainieren. Formeller ausgedrückt: Dies sind Fälle, in denen *A*s Ausdruck der Beziehung zwischen *A*s Selbst und Teilen der Umwelt oberflächlich der gleiche ist wie *B*s Ausdruck der Beziehung zwischen den gleichen Teilen der Umwelt und *B*s Selbst. Beide können sagen: »Es gehört mir.« Solche Ausdrucksweisen sind in Wirklichkeit verschieden, weil die zwei Selbst nicht übereinstimmen.

Umgekehrt, wenn die zwei Personen offensichtlich verschiedene Beschreibungen des Universums haben, müssen sie nicht unbedingt miteinander im Konflikt liegen. Für die Formulierungen ist es möglich, dass sie komplementär sind, sodass sich ein »Passen« ergibt (Ruesch a. Prestwood 1950a) und die beiden Individuen in der Lage sind, in einer asymmetrischen Beziehung zu kooperieren. Dies geschieht zum Beispiel in erfolgreichen Beziehungen zwischen Personen gegensätzlichen Geschlechts. Und bemerkenswerterweise ist es in solchen Fällen für die Personen nicht einmal notwendig, des anderen Universum zu verstehen, obwohl es wichtig sein kann, dass sie die Tatsache des Unterschiedes erkennen. Nach dieser Erkenntnis können die Bemühung, zu verstehen, ein Scheitern der Kommunikation zur Folge haben. Wie dem auch sei, diese Fragen lassen sich schwerlich getrennt von der Rolle der kulturellen Matrix, die im nächsten Kapitel untersucht wird, betrachten.

8. Konventionen der Kommunikation

Wo Validität vom Glauben abhängt

Von Gregory Bateson

Im vorigen Kapitel wurde, beginnend bei Irritierbarkeit und Anpassungshandlung auf der allereinfachsten Ebene und fortschreitend über das Phänomen der Codierung zum Phänomen des wechselseitigen Bewusstseins der Wahrnehmung, eine Theorie der Kommunikation konstruiert. Mit diesem letzten Element beginnt die Theorie, menschliche Beziehungen zu beschreiben.

Im vorliegenden Kapitel müssen wir uns den mehr menschlichen Aspekten widmen. Statt über Stichlinge und abstrakte Wesen zu sprechen, werden wir beginnen, über Geschöpfe zu reden, die, wenigstens schematisch, Menschen ähnlich sind. Der besondere Schritt zum Menschsein, den wir in diesem Kapitel machen, besteht darin, die Idee zu prüfen, dass der Mensch gemäß solcher Lehrsätze lebt, deren Validität davon abhängt, dass er an sie glaubt.

Zwei Sorten von Sätzen dieser Art wurden im vorigen Kapitel erwähnt. Erstens, die Aussagen über Codierung. Eine Aussage wie »Das Wort ›Katze‹ steht für ein bestimmtes kleines Säugetier« ist weder wahr noch falsch. Ihre Wahrheit hängt von dem Einvernehmen zwischen den Sprechern, dass dies wahr sei, ab. Im Sinne solchen Einverständnisses verstehen sie einander, oder sie werden, wo ein Nichteinverständnis auftritt, einander mit Missverstehen begegnen. Und diese Aussage über das Wort »Katze« ist nur eine einer ausgedehnten Kategorie von Aussagen über Codierung; eine Kategorie, welche den ganzen Weg von den Konventionen der lokalen Phonetik, hinauf durch die Konventionen des Vokabulars zu den Konventionen der Syntax reicht; und die gleiche Kategorie umfasst die Konventionen über Zeiteinteilung, Tonhöhe, Empathie und Ton der Stimme und allen anderen Modalitäten verbaler und nonverbaler Kommunikation, da alle Kommunikation Codierung betrifft und dies die Konventionen der Codierung sind.

Zusätzlich enthielt das vorige Kapitel Aussagen über Metakommunikation. Diese Kategorie von Aussagen ist eine umfassendere

Gattung, innerhalb deren die Aussagen über Codierung als eine Subkategorie enthalten sind. Wenn *A* mit *B* kommuniziert, kann der bloße Akt des Kommunizierens die implizite Aussage »Wir kommunizieren« befördern. Tatsächlich kann das die wichtigste Botschaft sein, die gesendet oder empfangen wird. Die Witzeleien der amerikanischen Adoleszenten und die sanfteren, aber nicht weniger stilisierten Gespräche der Erwachsenen beschäftigen sich nur beiläufig mit dem Geben und Nehmen objektiver Information; meistens entstehen die Gespräche der Mußestunden, weil die Menschen das Bedürfnis haben, sich zu vergewissern, dass sie miteinander in Verbindung stehen. Sie können Fragen stellen, die sich oberflächlich auf unpersönliche Angelegenheiten zu beziehen scheinen – »Wird es regnen?« – »Was steht in den heutigen Kriegsberichten?« – doch das Interesse des Sprechers ist auf die Tatsache der Kommunikation mit einem anderen Lebewesen fokussiert. Mit verhältnismäßig Fremden »machen wir Konversation«, statt die Botschaft zu akzeptieren, die im Schweigen implizit wäre – die Botschaft »Wir kommunizieren *nicht*.« Diese Botschaft scheint Angst zu provozieren, weil sie Zurückweisung implizieren würde; vielleicht auch weil die Botschaft selbst explosiv paradox ist. Wenn zwei Personen diese Botschaft austauschen, kommunizieren sie dann?

Viele Arten von Spielen sind in dieser Beziehung von Interesse. Eine implizite Botschaft, die an einem Bridgetisch oder auf dem Tennisplatz ausgetauscht wird, ist das bestätigte Einverständnis zwischen den Spielern hinsichtlich der Regeln und Ziele. Durch die Teilnahme am Spiel bestätigen sie die Tatsache der Kommunikation, und durch den Wettkampf bestätigen sie die Tatsache geteilter Wertprämissen.

Ähnlich ist jeder Ausdruck von Höflichkeit zwischen Personen, jede Modulation der Stimme, die Respekt oder Verachtung, Herablassung oder Abhängigkeit zeigt, eine Aussage über die Beziehung zwischen zwei Personen. Solche Botschaften werden vom Strom der verbalen Kommunikation getragen, und alle diese Botschaften und ihre Codierung bestimmen solche Aspekte wie Rolle und Status, deren Wahrheit und Stabilität vom impliziten oder expliziten Einverständnis zwischen den Personen abhängt, dass die Beziehung ist wie angegeben. Außerdem sind alle Hinweise, die Status und Rolle definieren, metakommunikativ, da der Empfänger einer jeden Botschaft in seiner

Interpretation der Botschaft und in seinen sich daraus ergebenden Handlungen von seiner Sicht der relativen Rollen und dem Status zwischen ihm selbst und dem Sprecher geleitet wird.

Es scheint also, dass es innerhalb der größeren Gattung metakommunikativer Sätze möglich ist, wenigstens zwei Subkategorien zu erkennen – Sätze über Codierung und Sätze über interpersonelle Beziehungen. Es ist aber sicher, dass diese Subkategorien sich häufig überlappen und dass eine sehr kleine Veränderung der Betonung oder Interpretation dazu führt, dass eine gegebene Aussage von einer Subkategorie in die andere zu wechseln scheint. Dieser sich verändernde Charakter ist zwei Umständen zuzuschreiben: a) dass auch Aussagen über Beziehungen codiert sein müssen und b) dass jede Aussage in einer gegebenen Codierung eine implizite Bestätigung dieser Kodifikation ist und deshalb in bestimmtem Grad metakommunikativ ist. (Wenn ich sage »Ich sehe die Katze«, bestätige ich implizit, dass das Wort »Katze« für das steht, was ich sehe.) Die wechselnde Beziehung zwischen Sätzen über die Codierung und den Sätzen über menschliche Beziehungen können durch folgendes Beispiel illustriert werden: Die Aussage »Ein Polizist trägt einen Gummiknüppel als Zeichen von Autorität« enthält beides, die Aussage über einen Status und die Aussage, wie dieser Status kodifiziert ist. Das gleiche Beispiel kann dazu dienen zu betonen, dass alle interpersonellen Handlungen in gewissem Maße Botschaften sind. Wenn der Polizist seinen Gummiknüppel benutzt, macht er seinen Status in einer bestimmten Beziehung einem bestimmten Übeltäter gegenüber geltend.

Das Ziel des vorliegenden Kapitels ist die Überprüfung dieser ganzen Materie von Lehrsätzen und impliziten Prämissen, deren Validität auf Glauben beruht.

Zuerst ist es notwendig, kurz das Auftreten von Prämissen dieser Ordnung im menschlichen Leben zu überblicken. Allgemein gesagt: Es wird behauptet, dass Sätze und Prämissen dieser Art über den gesamten Bereich des Lebens verstreut sind. Sie sind implizit in den Phänomenen des Lernens, sie kehren wieder in den Phänomenen der Charakterbildung, und schließlich bestimmen sie die Phänomene menschlicher Beziehungen und sogar des religiösen Glaubens.

Diesem Thema nähern wir uns am besten, wenn wir bei den Lernexperimenten beginnen (Hilgard a. Marquis 1940). Sogar bei einfachen Lernexperimenten, wie denen über das mechanische Lernen, hat Hull gezeigt, dass ein Phänomen auftaucht, welches von einem höheren Komplexitätsniveau ist als jene, die gewöhnlich von psychologischen Experimentatoren diskutiert werden (Hull et al. 1940). Man findet, dass ein Individuum, welches lernt, Nonsens-Silben mechanisch zu wiederholen, nicht nur lernt, die Nonsenssilben einer bestimmten Serie zu wiederholen, sondern auch geschickter darin wird, Nonsenssilben zu lernen. Wird ihm eine zweite Serie von Nonsenssilben präsentiert, wird es die zweite Serie schneller lernen, als es die erste gelernt hat. Ähnlich wird es die dritte Serie schneller lernen als die zweite und so weiter, bis zu einer asymptotischen Grenze der Fähigkeit des Lernens von Nonsenssilben.

Der Begriff »*Deutero-Lernen*« (Bateson 1942b) ist geprägt worden, um diese höhere Ordnung des Lernens zu beschreiben, und dieses Wort kann als Synonym für »Lernen zu lernen« angesehen werden.

Wenn wir nun die verschiedenen Arten von Lernexperimenten betrachten, stellen wir fest, dass es möglich ist, die mannigfaltigen Arten der Experimente entsprechend einem formalen Schema zu ordnen (Hilgard a. Marquis 1940). Da gibt es die schon erwähnten mechanischen Experimente; und es gibt die pawlowschen Versuche, in denen die Handlungen des Versuchsobjektes keinen Einfluss auf das Auftreten oder den Zeitpunkt der Belohnung oder der Strafe haben; da gibt es die instrumentellen Belohnungsexperimente, in denen das Subjekt durch die Verrichtung einer bestimmten Handlung festlegt, wann die Belohnung gegeben werden soll; es gibt die instrumentellen Vermeidungsexperimente, in denen das Subjekt durch seine eigene Handlung das Auftreten eines strafenden Ereignisses verhütet; und es gibt Fluchtexperimente, Labyrinthexperimente und so weiter. Kurz gesagt, es gibt eine Reihe von Arten der Zeitsequenzen und eine Reihe von verschiedenen Rollen, die dem Versuchssubjekt zugeteilt werden können. Die Zeitsequenzen und Rollen unterscheiden sich von einer Art des Versuches zur anderen.

Wir stellen jetzt folgende Hypothese auf, für welche eine experimentelle Verifikation bisher noch nicht verfügbar ist[1]: Wenn das menschliche Subjekt die Fähigkeit, Lernen zu lernen, in mechanischen Versuchen zeigt, dann ist es wahrscheinlich, dass das Phänomen des Lernens-zu-lernen weitverbreiteter auftreten wird und dass es, wie wir vermuten, in allen Arten von Lernexperimenten gegenwärtig ist. Das Versuchssubjekt, zum Beispiel, das Erfahrungen in einer Reihe von instrumentellen Kontexten gesammelt hat, zeigt wahrscheinlich zusätzliche Geschicklichkeit darin, mit anderen instrumentellen Kontexten umzugehen. Tatsächlich wird es wahrscheinlich ein Phänomen von Deutero-Lernen für jede Art von Lernexperimenten geben: Das Versuchsobjekt lernt mit dem besonderen Typ des folgenden Kontexts umzugehen, mit dem es wiederholt Erfahrungen gemacht hat.

Wenn das so ist, können wir mit der Frage fortfahren: Welche Art von Welt wird das Subjekt mit wiederholter Erfahrung in instrumentellen Kontexten bewohnen? Wie wird es die Welt, in der es lebt, wahrnehmen und interpretieren? Das Subjekt wird zweifellos erwarten, dass die Welt aus Kontexten gemacht ist, die zu instrumentellen Antworten passen. Die Schwelle des Wiedererkennens solcher Kontexte wird niedriger sein. Ähnlich können wir hinsichtlich des pawlowschen Versuchsobjekts jetzt feststellen, dass es lernen wird, eine Welt zu erwarten, in der es keine Kontrolle hat über das Gute oder Böse, das ihm widerfahren kann. Es wird versuchen zu erfahren, wann es kommen wird, und es kann angemessene Vorkehrungen auf der Ebene der Eingeweide treffen, die seinen Körper für Nahrung oder Schmerz bereit machen. Es kann, sozusagen, nach Omen Ausschau halten, die ihm sagen, wann das Unheil kommen wird; aber es wird ihm nicht so vorkommen, als könne es irgendetwas gegen das Unheil tun, außer innerhalb seines Körpers. Das Subjekt mit der wiederholten Erfahrung instrumenteller Vermeidung wird eine andere Orientierung zur Welt haben als das Subjekt mit der wiederholten Erfahrung instrumenteller Belohnung. Das Erstere sucht Strafvermeidung, das Letztere sucht positiven Gewinn. Und so weiter.

Damit bewegt sich die Diskussion des Phänomens des Lernens von der Art der Frage, die psychologische Experimentatoren stellen – »Unter welchen Umständen wird das Subjekt lernen, dieses oder jenes zu tun?« –, zu einer Frage auf höherer Ebene, die sich mit den Umständen befasst, welche die »Charakterstruktur« des Tieres verändern. Das pawlowsche experimentelle Subjekt wird, wie es war, ein Prototyp für eine bestimmte Spezies von Fatalismus. Das Subjekt der instrumentellen Experimente wird ein Prototyp für – wenn Sie so wollen – gewisse Themen der amerikanischen Charakterstruktur, und so weiter. Wir prägen tatsächlich die Anfänge einer Reihe von formalen Kategorien zur Beschreibung von Charakterstrukturen, und diese Beschreibungen stammen nicht von dem, was das Subjekt in dem alten, einfachen Sinne des Wortes »lernen« gelernt hat, sondern von dem *Kontext*, in dem sich das einfache Lernen ereignete.

Dies ist die Ebene auf, der Lernversuche für die Psychiatrie relevant werden, und die Hypothesen des Deutero-Lernens bilden eine Brücke zwischen einfacher Psychologie und psychiatrischer Theorie. Der Psychiater befasst sich nicht mit der Frage, ob der Patient in der Lage ist zu schreiben, eine Schreibmaschine zu benutzen, Klavier zu spielen, zu gehen oder irgendetwas anderes zu tun; doch er beschäftigt sich mit der Frage des Kontextes, in dem der Patient lernt, zum Beispiel Schreibmaschine zu schreiben oder seinen Sphinkter zu kontrollieren. Wenn der Patient seine Lektionen in einem Kontext von Strafandrohung lernt, kann diese Tatsache Licht auf die Charakterstruktur des Patienten werfen und nicht allein auf die Tatsache, dass er die angemessenen Handlungen gelernt hat.

Nun fragen wir: Welcher Ordnung gehören die bewussten oder unbewussten Glaubenssätze an, die das Subjekt des instrumentellen Experiments leiten? – Sätze, die wir an seiner Stelle grob folgendermaßen verbalisieren können: »Die Welt ist aus Kontexten zusammengesetzt, in denen ich instrumentell handeln kann.« Wenn wir diese Aussage betrachten, ist sofort offensichtlich, dass alle instrumentellen Subjekte innerhalb bestimmter Grenzen eine Welt erfahren werden, in der ihre Glaubenssätze augenscheinlich verifiziert werden. Als instrumenteller Organismus wird das Subjekt der Welt auf instrumentelle Weise begegnen. Es wird nach solchen Kontexten suchen und auf solche Kontexte antworten, die entsprechend strukturiert sind, und es wird daher seinen eigenen Glauben, dass die Welt eine instrumentelle Welt ist, verstärken. Ein Fatalist oder pawlowsches Subjekt, das glaubt, dass es nichts zum Vermeiden oder Erhalten von Strafe tun kann, wird sich so in der Welt verhalten, dass seine Prämissen über die Natur der Welt sich als Wahrheit herausstellen werden. Diese Sätze über die Welt, in der wir leben, sind in der Tat nicht in einem einfachen objektiven Sinne wahr oder falsch. Sie sind eher wahr, wenn wir an sie glauben und auf ihrer Basis handeln, und eher falsch, wenn wir nicht an sie glauben. Ihre Validität ist eine Funktion unseres Glaubens.

Der Psychiater ist mit Phänomenen dieser Art sehr vertraut. Der Paranoide kreiert durch sein Handeln selbst jene Beziehungen zu menschlichen Wesen, die dann tatsächlich seine paranoiden Prämissen über die Natur menschlicher Wesen verstärken. Wenn er jedem Menschen misstraut und aufgrund seines Misstrauens handelt, wird er feststellen, dass Menschen bemerkenswert vertrauensunwürdig sind. Und die gleichen Überlegungen sind auf eine ganze Menge abwegiger Prämissen anzuwenden.

Wir halten fest, dass die Prämissen, auf denen die Charakterstruktur beruht, eng mit dem Kontext verbunden sind, in dem das Lernen stattfindet,[2] und ferner, dass die Prämissen der Charakterstruktur Aussagen des allgemeinen Typs sind, den wir in diesem Kapitel diskutieren – namentlich diejenigen, deren Validität vom Glauben des Subjektes an sie abhängig ist.

Wir fahren jetzt fort, menschliche Beziehungen zu diskutieren. Um sich diesen formal anzunähern, während wir weiter die Verbindung zu den psychologischen, aus den Lernversuchen abgeleiteten Hypothesen halten, ist es günstig, von Lernexperimenten so zu denken, als bestünden sie nicht aus einer Versuchsperson in einer unbelebten Umwelt, sondern als ein Zwei-Personen-System, in dem das Subjekt einem anderen Organismus von Angesicht zu Angesicht gegenübersteht. Da wir das Versuchsobjekt in den vorhergehenden Abschnitten personifiziert haben, fahren wir jetzt fort, den Experimentator zu personifizieren. Wenn einfach festgestellt wird, dass der Experimentator ein Organismus ist, nehmen wir wahr, dass er sich selbst auch in einen Kontext des Lernens gestellt hat, komplexer als der des Versuchsobjektes. Der Kontext des pawlowschen Versuchsobjektes ist einer, in dem es zuerst den konditionierten Reiz wahrnimmt (zum Beispiel ein Klingeln) und dann eine gewisse Zeitspanne wartet, möglicherweise mit vermehrtem Speichelfluss, und schließlich die Verstärkung erhält (z. B. Fleischpulver). Wenn wir nun diese ganze Serie von Ereignissen vom Standpunkt des Experimentators beschreiben, definieren wir damit ein komplementäres Muster: Der Experimentator handelt zuerst, um ein Signal zu geben (das Klingeln), dann bleibt er für eine festgesetzte Zeitperiode passiv, während das Tier auf die eine oder andere Weise unter seiner Beobachtung reagiert; und zum Schluss erteilt er, unabhängig von den Reaktionen des Tieres, die Verstärkung. Schaut man diese beiden Seiten der Interaktion gleichzeitig an, erhält man Paradigmen für solche Phänomene wie Dominanz und Unterwerfung, Abhängigkeit und Hilfsbereitschaft und dergleichen. Jeder dieser vormals unscharfen Begriffe kann nun genau in Form bestimmter, durch

Deutero-Lernen erworbener Prämissen definiert werden, erlernt in den Lernkontexten der menschlichen Interaktion. Diese schärferen Definitionen werden eine Zahl von Interaktionsarten unterscheiden, die vorher vermischt waren: Zum Beispiel unterscheidet sich die »Dominanz« des pawlowschen Versuchsleiters klar von der »Dominanz« des instrumentellen, belohnenden Versuchsleiters.

Um dies zu veranschaulichen, bietet es sich an, die Interaktion zwischen zwei Personen, *A* und *B*, zu betrachten und die Handlungen dieser beiden Personen durch *a* bzw. *b* darzustellen. Mit diesem Symbolismus ist es möglich, die unscharfe Aussage »*A* ist abhängig von *B*« durch folgende, präzisere Aussage zu ersetzen: »Durch seine frühere Erfahrung in der Interaktion hat *A* eine deutero-gelernte Prämisse, die ihn veranlasst zu erwarten, dass in der Interaktion mit *B* häufige Sequenzen des Typs

$$a' \; b \; a''$$

vorkommen werden; dabei ist *a*' ein Signal der Schwäche oder der Bedürftigkeit, *b* ist *B*s Helfen oder Beistand leistende Antwort, und *a*'' ist *A*s Akzeptanz oder Anerkennung dieser Hilfe.«

Dieses Bemühen um genaue Beschreibung mag dem Leser als ein Gemeinplatz erscheinen, aber beim Studium solcher Paradigmen für Abhängigkeit, Hilfsbereitschaft, Dominanz, Unterwerfung und dergleichen tauchen ein paar seltsame Paradoxien auf: Je klarer die Paradigmen definiert sind, um so offensichtlicher wird, dass die Personen, welche die Interaktion betrifft, tatsächlich eine merkwürdige Freiheit haben, den Interaktionssequenzen ihre eigenen Interpretationen aufzuerlegen. Es ist diese Freiheit und ihre deterministische Begrenzung durch alte, deutero-gelernte Prämissen, die es dem Individuum möglich macht, die Interaktionssequenzen in seiner eigenen, idiosynkratischen Art wahrzunehmen und so Verstärkung für seine deutero-gelernten Prämissen zu finden.

Ein Beispiel ist notwendig. Das Paradigma für die Aussage »*A* dominiert *B* instrumentell« wird sein

$$a' \; b \; a'',$$

wobei *a*' der Befehl *A*s ist, der *B* sagt, was zu tun ist, und möglicherweise die bedingte Verstärkung definiert; *b* ist *B*s gehorsame Handlung, und *a''* ist *A*s Anwendung der Verstärkung. Das Paradigma für *A*s Dominanz ähnelt nun offensichtlich dem vorher gegebenen Paradigma für *A*s Abhängigkeit; beide haben die Form *a' b a''*. Es erhebt sich deshalb die Frage, ob »instrumentelle Dominanz« wirklich unterschiedlich zu »Abhängigkeit« ist, oder ob die Teilnehmer in einer bestimmten Interaktion eine Freiheit der Interpretation haben, sodass *a' b a''* für manche Individuen als Dominanz erscheinen mag, während es für andere als Abhängigkeit erscheint. Die Antwort ist, dass es sicherlich viele Augenblicke gibt, in denen *a'* sowohl als Bitte um Hilfe als auch als Befehl betrachtet werden kann. Ähnlich kann *b* oft entweder als helfende Handlung betrachtet werden oder als Akt des Gehorsams; und *a''* kann, wenn es eine akzeptierende Aussage, ein »Danke« ist, entweder als herablassende Anerkennung oder als angemessene Antwort eines Abhängigen gesehen werden. Es liegt jeweils an *A* und *B*, ihre eigenen Interpretationen der Ereignisse zu gewichten, um zu bestimmen, ob *A* dominant oder abhängig war. Schließlich ist es wichtig festzuhalten, dass *A* und *B* in ihren Wahrnehmungen auf dieser Ebene keiner Übereinstimmung bedürfen.

Der Fall von Jeeves in den Geschichten von Wodehouse stellt ein konkreteres Beispiel zur Verfügung. Jeeves ist der Butler fortgeschrittenen Alters und Bertie Wooster sein Herr, ein Taugenichts. Die Frage, die uns hier beschäftigt, ist, ob Wooster abhängig ist von Jeeves (als ein junger Mann von einem älteren), oder ob er Jeeves dominiert (wie ein Herr den Diener). Sind die Befehle von Bertie an den Diener Feststellungen der Schwäche oder Kommandos? Bertie seinerseits ist frei, sich selbst als Herrn anzusehen; doch Jeeves hat die Freiheit, von seiner Seite aus die Würde seiner eigenen Position zu betonen, indem er sich selbst als jemand sieht, der Bertie Beistand leistet.

Somit hängt die Definition einer Beziehung nicht bloß von dem Skelett der Ereignisse ab, die eine Interaktion ausmachen, sondern auch von der Art und Weise, wie die betroffenen Individuen solche Ereignisse sehen und interpretieren. Dieses Sehen oder Interpretieren kann als Anwendung einer Reihe von Sätzen über die Welt oder das Selbst angesehen werden, deren Validität vom Glauben des Subjektes an sie abhängt. Die Individuen sind zum Teil frei, ihre Welt entsprechend den Prämissen ihrer jeweiligen Charakterstruktur zu interpretieren, und ihre Freiheit, dies zu tun, wird noch gesteigert durch das Phänomen der selektiven Wahrnehmung und durch die Tatsache, dass das wahrnehmende Individuum eine Rolle in der Gestaltung der angemessenen Handlungssequenzen spielt, indem es seine eigenen Handlungen zu der Sequenz beisteuert.

In dieselbe Kategorie der Deutero-Definitionen der Beziehung und der Prämissen der Charakterbildung gehören viele der Prämissen jeder gegebenen Kultur. Bei der Diskussion der Unterschiede zwischen England und Amerika (Kap. 6) wurde vorgeschlagen, ein grundlegender Unterschied könne aus der Tatsache abgeleitet werden, dass das Kind in Amerika seinen Eltern gegenüber, die eine Zuschauerrolle einnehmen, Leistung und Unabhängigkeit zeigt, während das Kind in England den Eltern gegenüber, die ihm als Modell zeigen, wie man handelt, vorwiegend die Zuschauerrolle übernimmt. Diese amerikanische Prämisse, dass die Zuschauerrolle von anderen Charakteristika der Elternschaft wie Hilfeleistung und Dominanz begleitet wird, ist weder wahr noch falsch. Es ist eine Konvention der Beziehung, welche die Charakterstruktur formt und ihre einzige Validität dem unbewussten oder gewohnten Einverständnis derer verdankt, die an der Beziehung teilnehmen.

Ähnlich reflektieren die Werte der amerikanischen Kultur – puritanische Moral, Erfolg, Veränderung, Gleichheit und Geselligkeit –, die ausführlich diskutiert worden sind (Kap. 4) Prämissen dieser allgemeinen Ordnung. Der Wert, der auf Moral, Erfolg usw. gelegt wird, wird ständig durch das Auftreten von Handlungen und Kommunikationen verstärkt, in denen abstraktere Sätze über Werte implizit sind. Diese Wertsätze sind somit metakommunikativ, und ihre Validität hängt vom Auftreten der konkreteren Handlungen und Worte ab, die sich aus der Akzeptanz der Werte durch die Amerikaner ergeben. Der Mechanismus, durch den solche Wertsätze in einer Kultur verbreitet werden, ist zirkulär (Bateson 1936, 1943).

Unter den kulturell definierten Prämissen der menschlichen Beziehung schließen wir die Prämissen ein, welche die Familienkonstellation definieren, und alle Prämissen von Rolle und Status, Klasse und Kaste, welche den Prozess der Interaktion definieren. Und in Ergänzung zu all diesen müssen wir die Konventionen des internationalen und interkulturellen (Bateson 1935) Verhaltens einschließen – sogar die öden und hassenswerten Konventionen, die zu Krieg führen und in internationaler Kriegführung enden. Nicht nur die Prämissen reibungsloser interpersoneller Beziehung, sondern auch die Prämissen von Feindschaft werden vom Strom der objektiveren Kommunikation und Handlung getragen; und was auf Personen zutrifft, ist ebenso auf internationale Beziehungen anzuwenden, wo sich der graduelle Zusammenbruch eines Modus vivendi langsam auf einer metakommunikativen Ebene dokumentiert. Dieser Zusammenbruch führt letzten Endes zum bitteren Einvernehmen über den Gebrauch von Gewalt. Dieses Einvernehmen hat aber noch den gleichen Grad von Irrealität oder Realität – die gleiche Abstraktionsstufe –, die für alle diese Wahrheiten charakteristisch ist, deren Validität eine Funktion des Glaubens des Menschen an sie ist. Wenn von zwei Nationen jede zu dem Glauben an die Feindlichkeit der anderen kommt, ist diese Feindlichkeit in dem Maße real, wie jeder diesem Glauben gemäß handelt. Aber es ist irreal – und deshalb gibt es immer etwas Hoffnung in internationalen Angelegenheiten –, insofern es vorstellbar ist, dass dieser Glaube rückgängig gemacht werden kann. »Dideldi und Dideldum *vereinbarten*, sich zu streiten.«

Dieser Überblick über Sätze, deren Validität vom Glauben abhängt, hat nun innerhalb der allgemeinen Gruppe der Metakommunikation folgende Typen eingeschlossen: erstens die Sätze der Kodifikation, zweitens die Sätze der Charakterbildung und drittens die Sätze der menschlichen Beziehung in kulturellen Systemen. Der Überblick wird natürlich fortgesetzt durch die Überprüfung der Prämissen der weitergehenden symbolischen Aktivität des Menschen in den Bereichen von Spiel, Kunst und Religion. Es ist jedoch sinnvoll, hier aufzuhören, um die Auswirkung des gegenwärtigen philosophischen Denkens auf das bisher Gesagte zu betrachten.

Im vorigen Kapitel wurde unter der Überschrift *Kontradiktionen der Codierung* festgestellt, dass immer die Gefahr besteht, dass sich die Gedankengänge eines Individuums verwickeln und Paradoxien des allgemeinen Typs produzieren, die in der Aussage »Ich lüge« oder in Russells formalerem Problem der »Klasse von Klassen, die nicht Mitglieder ihrer selbst sind« implizit sind. Wir stehen nun der besonderen Schwierigkeit gegenüber, dass die Diskussion der Metakommunikation uns sicher in Paradoxien dieser Art führen wird. Die Konstruktion von solchen Paradoxien hängt davon ab, dass eine bestimmte Äußerung gleichzeitig eine Aussage über sich selbst ist. Nehmen wir als Beispiel die Paradoxie, die durch den Mann dargestellt wird, der sagt: »Ich lüge.« Wir sind in einer Paradoxie gefangen, weil er eine Aussage und eine Aussage über diese Aussage macht, wobei die zweite von einem anderen Abstraktionsniveau ist als die erste. Die Paradoxie ergibt sich aus dem Zusammenspiel dieser beiden Abstraktionsebenen.

Wenn wir metakommunikative Sätze erörtern, versetzen wir uns selbst sofort in diese Position, weil metakommunikative Aussagen auf einer anderen Abstraktionsebene liegen als die einfachen Objektaussagen über den Strom, von dem sie transportiert werden.

Eine beträchtliche Menge von Untersuchungen hat sich in den letzten zwanzig Jahren mit dem Versuch beschäftigt, diese Schwierigkeiten, die in den Zwanzigern in den Vordergrund traten, zu entwirren. Man hoffte damals (Weyl 1944), dass die gesamte Mathematik und Logik in sich geschlossen gemacht und ohne Rückgriff auf »evidente« Sätze vereint werden könnte. Whitehead und Russell arbeiteten in den *Principia Mathematica* (1910–13) daran, solch eine Einheit von Mathematik und Logik zu erstellen. Man stellte aber fest, dass jeder derartige Versuch mit der Frage verknüpft ist: »Was ist wirklich mit den ›evidenten‹ Axiomen gemeint, auf denen jedes mathematische System ruht?« Die Aussagen, die diese Axiome definieren und die ihnen eine logische Grundlage geben, müssen immer Aussagen einer anderen Abstraktionsstufe von Axiomen sein, da Letztere in den Theoremen enthalten sind, auf denen sie aufgebaut sind.

Die Aussagen, welche die Axiome erklären, sind, verglichen mit den Axiomen selbst, in der Tat metakommunikativ, und die Letzteren sind metakommunikativ verglichen mit den Theoremen. Der Status der Axiome wird deshalb zweideutig, weil sie auf zwei Abstraktionsebenen benutzt werden: der einen relativ metakommunikativen und der anderen relativ »objektiven«. Das ganze System der Aussagen wird daher mit der elektrischen Klingel vergleichbar (s. S. 222), die zwischen der »Ja«- und der »Nein«-Position oszillieren muss.

Seit den Tagen der *Principia Mathematica* ist die Sache sogar noch schwieriger und für die Fragen, mit denen wir uns hier auseinandersetzen werden, noch relevanter geworden. Gödel (1931) hat nun mit rigorosem Beweis demonstriert, dass kein System von Aussagen in sich selbst in dem Sinne geschlossen sein kann, dass es seine eigenen Axiome erklärt und sich nicht selbst widerspricht. Es müssen sich immer – gerade als Ergebnis der Natur von Kommunikation und Metakommunikation – Kontradiktionen des russellschen Typs einschleichen. Diese Aussage Gödels – und es gibt augenblicklich offensichtlich keinen Grund, seinen Beweis anzuzweifeln (Weyl 1944) – bedeutet tatsächlich, dass Psychologie und das Studium der menschlichen Kommunikation niemals hoffen können, ein in sich geschlossenes kohärentes System zu bilden, das widerspruchsfrei ist.

Kurz gesagt, wir haben der Tatsache ins Auge zu sehen, dass Widersprüche im Gegenstandsbereich unserer Untersuchung auftreten, wenn wir es gleichzeitig mit beidem zu tun haben, Kommunikation über Objekte und Metakommunikation.

In der Praxis bedeutet das, dass wir akzeptieren und erwarten müssen, in den großen kreativen Feldern der menschlichen Kommunikation – Spiel, Kunst, Religion, Epistemologie und psychiatrische Theorie – Paradoxien des allgemeinen Typs zu finden, die in der Aussage »Ich lüge« enthalten sind.

Wir sind jetzt in der Lage, die Natur des Spiels, der Kunst und der Religion zu prüfen. Wir sind gewarnt.

Im Spiel ist das Element des »Ich lüge« klar zu erkennen. Die Teilnehmer eines Spiels setzen die Regeln dieses Spiels als Fiktionen ein; sie stellen als eine Fiktion (und als fluktuierende Fiktion noch dazu) die Konvention auf, dass die Spieler einander feindlich gegenüberstehen oder miteinander konkurrieren, und sie setzen fiktive Codierungsmittel ein, um festzulegen, wie Gewinnen und Verlieren symbolisiert werden. Wie wir sagen: »Es ist nur ein Spiel!«

In der Kunst ist die Materie unklarer, wird aber deutlicher, wenn wir den Unterschied zwischen Kunst und Propaganda betrachten (Collingwood 1938). Der Propagandist beschäftigt sich damit, sein Publikum zu überzeugen, was er sagt, sei wahrer als vom Menschen geschaffene Konventionen. Sein Anliegen ist, sein Auditorium zu überreden, die propagierte Botschaft sei eine objektive Aussage und nicht eine metakommunikative Botschaft. Es ist natürlich wahr, dass viele propagandistische Formen, Filme, Theaterstücke und Ähnliches, den äußerlichen Anschein ehrlicher Fiktion erwecken; aber in der propagierten Form liegt die Betonung immer auf der Idee, dass diese Fiktion in gewissem Sinne objektive Wahrheit ist. Die Geschichte wird als »typisch« dargestellt, und daher wird das Publikum gedrängt, so zu reagieren, als ob das Spiel eine Aussage über die Realität wäre. Der Künstler, andererseits, kann, im Gegensatz zum Propagandisten, ehrlich sagen: »Das ist meine Schöpfung«, oder: »So reagiere ich auf einen Teil meiner Welt«, und diese Aussage enthält die Möglichkeiten der Paradoxie, die in der Aussage »Ich lüge« vorkommen. Die Wahrheiten, die der Künstler ausdrückt, enthalten offen und ehrlich die Kombination von Metakommunikativem und Objektivem. Dies ist vielleicht die größte formale Unterscheidung zwischen Kunst und Propaganda.

Ruskins »wahre« und »falsche« Grotesken illustrieren denselben Punkt. Im Fall der »wahren« Groteske präsentiert der Künstler ehrlich eine Kreation der menschlichen Fantasie, ein Bild, entweder traditionell oder im eigenen geistigen Leben erschaffen, weder wahr noch falsch, aber menschlich. In der »falschen« Groteske versucht der Künstler, sein Auditorium zumindest für einen Moment zu überzeugen, dass diese Kreation eine Realität und wahr in einem objektiven Sinne ist; und die Falschheit der falschen Groteske besteht genau darin – dass keine Kreation menschlicher Fantasie über diese Stufe der Wahrheit verfügt –, ihre einzige Wahrheit ist, dass sie wirklich eine Kreation ist – die Kreation eines aufrichtigen Geistes.

Im Bereich der Religion ist das Problem, objektive, propagandistische und künstlerische Elemente zu unterscheiden und sie mit der allgemeinen Kategorie der Sätze zu verbinden, deren Validität eine Funktion unseres Glaubens an sie ist, äußerst komplex. Gegensätzliche Meinungen über den Grad der objektiven Wahrheit oder des »Symbolismus«, die in religiösen Aussagen enthalten sind, waren denn auch über Jahrhunderte eine Quelle des Streites. Die religiösen Eiferer des Christentums neigten zu notorischer Überbetonung der Position, dass ihre Mythologien und sogar Parabeln als objektive, historische Wahrheiten angesehen werden sollten, während Religionsgegner zum ebenso dummen gegensätzlichen Extrem neigten, jedem religiösen Dokument, dem sie einen objektiven Zweifel entgegenbringen konnten, sogar jede metakommunikative oder relative Wahrheit abzusprechen.

Jede Religion hat ihre zentralen religiösen Aussagen. Im Christentum, zum Beispiel, haben wir Aussagen, welche die Allmacht Gottes erklären und die Beziehung von Gottvater und Heiligensohn zur Menschheit. Wir befassen uns hier nicht mit der Bewertung dieser Aussagen auf einer objektiven oder historischen Ebene. Es muss aber festgestellt werden, dass sie, was immer der Grad der objektiven Wahrheit ihrer Aussagen sei, implizit in ihrer Poesie eine große Anzahl von Behauptungen des Typs, den wir hier erörtern, transportieren. Wir fragen nicht, ob da ein Vater im Himmel *ist*; wir stellen nur fest, dass die Worte »Unser Vater, der Du bist im Himmel« in Ergänzung zu ihrer objektiven Wahrheit oder Unwahrheit implizit den Glaubenssatz über die Brüderlichkeit der Menschen in sich tragen, und wir weisen darauf hin, dass diese impliziten Sätze in die Kategorie gehören, die uns hier beschäftigt: Soweit die Menschen aufgrund der ihnen zugeschriebenen Brüderlichkeit glauben und handeln können, wird diese Prämisse ihre wechselseitige Beziehung bestimmen; und sofern sie nicht glauben und ihrem Unglauben gemäß handeln, wird implizit die gegensätzliche Position wahr.

Die vorhergehenden Abschnitte werfen Fragen auf, die jetzt noch nicht beantwortet werden können – besonders die Frage nach den Grenzen der Deutero-Wahrheit. Wir legen dar, dass die Validität eines Deutero-Satzes *eine Funktion von Glauben* ist, und es ist klar genug, dass es in vielen Fällen einen Spielraum von Werten für die Variablen »Validität« und »Glauben« gibt, in dem eine Zunahme des Glaubens von einer Zunahme der Validität begleitet wird. Aber das ist weit davon entfernt zu sagen, dass die Beziehung zwischen diesen Variablen linear ist oder dass totaler Glaube von totaler Validität begleitet wird. Tatsächlich ist es wahrscheinlich, dass totale Validität – wenn überhaupt – nur in speziellen Fällen erreicht werden kann. Üblicherweise (z. B. im Fall der Brüderlichkeit der Menschen) können wir erwarten, dass die Validität des Satzes ein Maximum erlangt, jenseits dessen künftige Verstärkung des Glaubens zu frustrierenden Erfahrungen für die Gläubigen führt, von denen dann einige die Validität des Glaubenssatzes anzweifeln. Weitere Komplikationen folgen, wenn die Meinung der Bevölkerung geteilt ist und es wahrscheinlich ist, dass jene besondere Art des Konfliktes auftritt, die Collingwood als »eristisch« beschrieben hat – das heißt ein Konflikt über eine Variable, die sich ohne Einmischung auf einem mittleren Wert, der zwischen den Werten liegt, für welche die beiden Seiten kämpfen, einpendeln würde.

Das Auftreten solcher Deutero-Sätze im Gefüge jedes religiösen Systems kann nur erwähnt werden. Es muss aber festgestellt werden, dass Wahrheiten der hier diskutierten Art in jeder religiösen Kommunikation implizit sind, ob sie nun Mythologie oder Ritual sind, und dass diese Sätze nicht nur die ethischen Implikationen der Religion für das menschliche Handeln enthalten, sondern auch die Theorien, die jede einzelne Religion benutzt, um die Beziehung zwischen Menschheit und Universum zu erklären. Religion (Benedict 1934) ist das große Lagerhaus solcher deutero-gelernter Sätze, die man mit Worten wie Fatalismus, Instrumentalismus, Passivität, Ergebung, freier Wille,

Bestimmung, Verantwortung, Schuld, Annehmen des Universums oder Revolte dagegen usw. zusammenfassen kann.

Religion ist tatsächlich, wie Wissenschaft, Philosophie und Kunst, eines der Massenmedien, die unsere Epistemologie bestimmen: unsere Theorien über die Natur der Realität, in der wir leben, und unsere Theorien über die Natur unseres Wissens von dieser Realität.

Das führt uns zur Schlussfolgerung dieses Kapitels. Im nächsten Kapitel wird die Epistemologie, die in einer Kollektion psychiatrischer Aussagen implizit ist, geprüft. Im Gegensatz dazu bilden das vorhergehende Kapitel und die gegenwärtige Diskussion der Deutero-Sätze zusammen eine Aussage über die Epistemologie der Autoren. Dies ist die Definition unseres Standpunktes, von dem aus wir die psychiatrischen Aussagen studieren werden. Diese Aussage über die Position der Autoren muss mit einer merkwürdigen, negativen Bemerkung beschlossen werden. Wie zuvor gesagt, scheint es, dass alle Versuche, auf verschiedenen Abstraktionsebenen ein kohärentes Gebäude von Aussagen zu errichten, immer in Paradox und Widerspruch enden müssen. Es ist offensichtlich, dass Aussagen über die Theorie des Wissens äußerst abstrakt sind und Mitglieder der Klasse von Sätzen sind, deren Validität zum Teil vom Glauben abhängig ist. Dies dürfte darauf hinweisen, dass die gerade ablaufenden Prozesse des Wissens (wie die vorhergehend erörterten Lernprozesse) sicher von der Theorie über die Natur des Wissens, die der Wissende hat, modifiziert werden. Wenn das so ist, muss es eine Grenze geben, welche die Epistemologie nicht überschreiten kann – eine Grenze, an der unser Versuch, die Widersprüche von Erfahrung und Kommunikation zu lösen, scheitern wird.

Zu der Zeit, in der wir dies schreiben, ist das letzte Wort, das zur Beschreibung der epistemologischen Position der Autoren hinzugefügt werden muss, das Zugeständnis, dass wir erwarten, dass unsere eigene Position, wie die aller anderen, am Ende entweder unvollständig oder sich selbst widersprechend sein wird.

9. Psychiatrisches Denken
Ein epistemologischer Ansatz

Von Gregory Bateson

Traditionell bedeutet »Epistemologie« die Theorie des Wissens – das Studium der Natur des Wissens; und der Zweig der Philosophie, der um dieses Wort herumgewachsen ist, ist eng mit der Ontologie verwoben, dem Studium der Natur des Seins. Tatsächlich definiert Descartes' berühmtes *»cogito ergo sum«* – »Ich denke, also bin ich« – einen Treffpunkt dieser beiden Arten philosophischer Untersuchung.

Im vorigen Kapitel wurde ein Versuch unternommen, die epistemologische Position der Autoren darzulegen, und im Laufe der Darlegung wurde die eigentliche Bedeutung des Wortes »Epistemologie« gegenüber der Konvention abgewandelt. Es wurde argumentiert, dass die Erforschung des Wissens, oder wie wir es nennen: der »Information«, nicht zu trennen ist vom Studium der Kommunikation, der Kodifikation, von Zweck und Werten. Wir haben somit das Studium der Epistemologie in Richtung auf die Einbeziehung einer spezifischen Reihe äußerer Phänomene modifiziert, und wir haben zur gleichen Zeit das Thema durch unsere Handhabung ein Stück weit umgelenkt von philosophischen Abstraktionen hin zur wissenschaftlichen Verallgemeinerung.

Im vorliegenden Kapitel benutzen wir das Wort »Epistemologie« in diesem letzteren Sinn, und wir versuchen, die Epistemologie zu beschreiben, die das zeitgenössische amerikanische psychiatrische Denken und seine Ausdrucksweise leitet.

Nun hat für eine große Anzahl der Psychiater der heutigen Zeit »Epistemologie« nicht diese mehr wissenschaftliche und weniger philosophische Bedeutung. Wenn sie das Wort überhaupt benutzen, tun sie es in einem engeren und konventionelleren Sinn von »Theorie des Wissens«. Deshalb ist es unsere Aufgabe, die Prämissen zu beschreiben, von denen aus Psychiater denken und sprechen, – und dies, so gut wir können und im Rahmen unserer eigenen epistemologischen Prämissen.

An einer früheren Stelle dieses Buches argumentierten wir, dass es nur dort, wo es einen Unterschied zwischen zwei in Kontakt stehenden Personen gibt, für diese Personen möglich ist, ein neues Verständnis, ein neues Bewusstsein der vorher unbewussten Prämissen, die ihren eigenen Kommunikationsgewohnheiten zugrunde liegen, zu erlangen. Wir glauben, dass das Gleiche für Epistemologien zutrifft: Wenn *A* die Epistemologie von *B* untersuchen möchte, kann er das nur tun, wenn seine eigene Epistemologie sich von der *B*s in solchem Maße unterscheidet, dass er zu einem Bewusstsein seiner eigenen und *B*s Prämissen geführt wird. Und sogar mit der Hilfe von Unterschied und Kontrast wird die Aufgabe immer noch schwierig sein: Das vorliegende Kapitel kann nur ein roher, vorläufiger Versuch einer so gut wie unmöglichen Aufgabe sein.

Unsere Materie ist also befrachtet mit emotionalen Ladungen und kontroversen Implikationen. Diese müssen wir klar vor Augen haben, wenn Kommunikation stattfinden soll. Schließlich ist eine Epistemologie so etwas wie eine wissenschaftliche Theorie oder eine Hypothese. Wie jede andere Theorie kann sie ein Fokus der Kontroverse sein, in der die Seite, die gewinnt, wahrscheinlich bestimmte Gefühle von Überlegenheit aufgrund des Gewinnens verbindet. Aber eine Epistemologie ist auch darin wie eine wissenschaftliche Theorie, dass sie niemals richtig ist. Im besten Fall, und wie gut sie auch immer passen mag, ist sie eine Arbeitshypothese, die künftiger Korrektur und Veränderung ausgesetzt ist. Der Wissenschaftler kann sein Bestes geben, aber er kann, der Natur der Sache nach, niemals eine Theorie zustande bringen, die nicht widerlegt wird. Das letzte Wort werden immer die unentdeckten Tatsachen und die fortlaufenden Veränderungen des wissenschaftlichen Denkens haben – niemals der Wissenschaftler.

Es gibt eine weitere Schwierigkeit für die vorliegende Studie: Zum Zeitpunkt des Schreibens sind wir Autoren an einer bestimmten epistemologischen Position angelangt; aber von dieser einzelnen Position aus, um deren Kohärenz wir uns bemüht haben, haben wir eine unermessliche Mannigfaltigkeit von Positionen ins Auge zu fassen – eine Mischung von Kohärenz und Inkohärenz. Unter den heutigen Psychiatern denken manche gewohnheitsmäßig in strengen aristotelischen Begriffen, das heißt in einer Epistemologie, die im klassischen Athen begründet wurde; andere versuchen, streng in einer Epistemologie zu denken, die mehr mit der von Wiener oder der von Korzybski zu vergleichen ist; und wieder andere – und das ist die Mehrheit – kümmern sich nicht um Fragen der Epistemologie, und in ihren Äußerungen finden wir implizit eine komplexe Mischung epistemologischer Prämissen, welche aus allen Stadien des okzidentalen Denkens der letzten zweitausend Jahre abgeleitet sind.

Wir – alle – erreichen keine Exaktheit. Beim Schreiben können wir uns manchmal Zeit nehmen, um die Ungenauigkeit des Denkens zu überprüfen, aber beim Sprechen fast nie. Es ist im Gespräch äußerst schwer zu sagen, was man meint, und man spricht selten konsistent im Sinne einer einzelnen Epistemologie. Diese vergleichsweise Ungenauigkeit des gesprochenen Wortes wird deshalb erwähnt, weil die in dieser Untersuchung benutzten Daten zum größten Teil die von Psychiatern in informellen Gesprächen gesprochenen Worte sind. Was sie sagten, war häufig nicht ihre wohlabgewogene Äußerung; sie sprachen, wie sie es nicht tun würden, wenn sie einen formalen Kontext verfassen würden. Ich weiß, dass ich persönlich, wenn ich in ein Gespräch verwickelt bin oder auch Vorlesungen halte, mich ständig von der im vorigen Kapitel dargelegten Epistemologie entferne. Und tatsächlich war dieses Kapitel selbst schwer ohne ständiges Abweichen in andere Denkarten zu schreiben, und es kann immer noch solche Abweichungen enthalten. Ich weiß, dass ich für viele locker gesprochene Sätze, die ich in Gesprächen mit wissenschaftlichen Kollegen geäußert habe, gerne nicht wissenschaftlich verantwortlich gemacht werden möchte. Aber ich weiß auch, dass eine andere Person, wenn sie die Aufgabe hätte, meine Art des Denkens zu studieren, gut daran täte, meine locker gesprochenen Worte zu untersuchen statt meine Schriften.

Aus diesen Gründen ist der Leser aufgerufen, sich an Folgendes zu erinnern: Die meisten in diesem Kapitel aufgeführten Äußerungen von Psychiatern sind nicht ihre ernsten, abgewogenen wissenschaftlichen Erklärungen, sondern sie sind eher Halme im Wind, die anzeigen, wie der Sprecher denkt – häufig tastend, zwischen einer wissenschaftlichen Erklärung und einer anderen. Außerdem sind die Beispiele Muster des Sprechens, und obwohl die Form, die Syntax und die Metaphern der Sprache zweifellos einen Zwang auf die Art ausüben, wie der Sprecher denkt (Lee 1950; Whorf 1940), gibt es keine Eins-zu-eins-Relation zwischen Denken und Sprechen. Es kann oft passieren, dass ein Sprecher, wenn er könnte, mehr im Sinne einer flexibleren und anspruchsvolleren Epistemologie sprechen würde, sich selbst jedoch durch die sprachliche Form, die in seiner Kultur und Epoche geläufig ist, begrenzt findet. In diesem Kapitel werden wir aber diese mögliche Diskrepanz zwischen Denken und Sprechen ignorieren, vielleicht mit einer gewissen Ungerechtigkeit den Sprechern gegenüber. Unser Ziel ist es ja, gerade diese besonderen Grenzen des psychiatrischen Denkens zu beschreiben, die für die Subkultur der Psychiater dieser Epoche charakteristisch sind. Im folgenden Kapitel wird ein Versuch unternommen werden, Trends im psychiatrischen Denken zu diskutieren, und in diesem Zusammenhang wird die Diskrepanz zwischen den sich entfaltenden Ideen von morgen und der Sprache von heute erörtert. Für den Rest hoffen wir, dass die Sprecher sich nicht dadurch verletzt fühlen, dass sie als menschliche Wesen zitiert werden, eher Geschöpfe einer Epoche und Irrtümern unterworfen, als dass sie präzise eine strenge Theorie äußern.

Der Plan der Darstellung ist folgender:

Wir werden zuerst eine Reihe von Beschreibungen diskutieren, eine nach der anderen, wie sie in den Aussagen von Psychiatern üblicherweise wiederkehren – ihre Annahmen über Pathologie, Realität, Substanz, Energie, Quantifizierung und die reflexive Natur ihrer Wissenschaft. Wenn man diese Punkte getrennt behandelt, wird man sie natürlich verfälschen, weil die Epistemologie eines Menschen nicht aus trennbaren Gegenständen gemacht ist: Sie ist ein einheitliches, komplexes System, das seinem Denken und Sprechen innewohnt. Diese Verfälschung des getrennten Umgehens mit diesen Themen ist aber notwendig, um den Gegenstand unserer Diskussion auf handhabbare Einheiten zu reduzieren. Diese Behandlung separater Themen wird es allerdings für den Leser schwierig machen, die progressive Veränderung und den Wandel des psychiatrischen Denkens einzuschätzen: Die Dimension der Zeit wird fehlen. Um diese fehlende Dimension zu ergänzen, wird das folgende Kapitel ein Essay über die Trends der gegenwärtigen psychiatrischen Epistemologie sein.

Wir fahren nun damit fort, fünf epistemologische Begriffe zu diskutieren, einen nach dem anderen, als wären sie separate Themen.

Pathologie

Die Psychiatrie ist aus dem Studium der Pathologie erwachsen, und die Sichtweise, welche zeitgenössische Psychiater von dieser Wissenschaft der Pathologie haben, wird gut durch eine Aussage von einem von ihnen veranschaulicht. Er teilt die Geschichte der Psychiatrie in drei Perioden ein, die beschreibende, die epithetische und die thematische, und er beschreibt diese Perioden wie folgt:

> »In der Periode der *beschreibenden* Psychiatrie bezog man sich gewöhnlich auf den Psychiater als auf einen ›Irrenarzt‹, das heißt eine Person, die an seltsamem Verhalten interessiert ist ... Das *attribuierende* Stadium der Psychiatrie ... als der Psychiater an bestimmten Typen von Personen interessiert war – ›introvertiert‹, ›zurückgezogen‹, ›schizoid‹ und so weiter. Dieses sind adjektivische Kategorien, und die emotionale Einstellung (des Psychiaters) macht diese Adjektive zu Attributen. Die *thematische* Psychiatrie stellt ein späteres Stadium dar. Es ist das Studium der Themen oder Sachverhalte, die für den Patienten wichtig sind, sowohl innerhalb der Periode der Krankheit als auch in der prämorbiden Periode. Diese drei Ebenen (die deskriptive, die attribuierende und die thematische) sind heute alle drei angemessen und notwendig. Es mag eine Geringschätzung der beschreibenden und attribuierenden geben, aber alle drei Ebenen sind immer noch notwendig.«

Vielleicht als Überbleibsel der beschreibenden und der attribuierenden Periode ist die Terminologie der Psychiatrie im Ganzen reich an Wörtern, die das Unerwünschte und Abnorme beschreiben, und verarmt in Bezug auf Wörter, die das Erwünschte und Gesunde beschreiben. Die Tendenz zur Spezialisierung auf das Abnorme wird auf verschiedene Arten modifiziert; doch im Moment diskutieren wir nur die Tatsache, dass der Schwerpunkt beim Unnormalen liegt; und wir stellen fest, dass sogar innerhalb des Fachbereichs der Psychiatrie die Praktiker und Therapeuten oft bedauern, dass ihre Wissenschaft eine Wissenschaft des Abnormen ist. Sie drängen einander, das Normale zu untersuchen.

Die psychiatrische Betonung des Abnormen wird jedem in dramatischer Weise offenbar, der in einer der Nachbarwissenschaften wie Psychologie und Anthropologie arbeitet. Wir in den benachbarten Wissenschaften suchen bei den Psychiatern nach Begriffen und Ideen, die in unseren Feldern angewandt werden können. In der Anthropologie besteht zum Beispiel die Tendenz, Begriffe der psychiatrischen

Diagnostik zur Beschreibung von Menschen in anderen Kulturen auszuborgen. Die Deutschen werden als »paranoid« beschrieben, für die japanische Kultur wird eine anale Betonung diagnostiziert, die balinesische Kultur ist irgendwie mit »Schizophrenie« verbunden, und so weiter.

Mag das alles sein, wie es ist, für einen Moment wollen wir die Auswirkungen auf andere Wissenschaften unbeachtet lassen und uns mit den Gründen beschäftigen, warum die Sprache der Psychiatrie das Abnorme betonen sollte, sowie mit deren Implikationen. Erstens ist da die Tatsache der Therapie: Der Patient ist anders – oder er fühlt selbst anders – als die restliche Bevölkerung. Er kommt, um diesen Unterschied zu modifizieren oder um in die Lage versetzt zu werden, ihn zu akzeptieren. Doch dies allein würde nicht ausreichen, die Charakteristik zu bestimmen, die wir erörtern. Wenn es zum Beispiel wirksam wäre, mit dem Patienten über Normalität zu sprechen, hätte die Sprache der Psychiatrie sicherlich eine reiche Terminologie für diese Art der erzieherischen Therapie entwickelt. Dass sie das nicht getan hat, ist auf verschiedene Umstände zurückzuführen – nicht bloß auf die Unmöglichkeit, »es dem Patienten zu sagen«, sondern auch auf den Glauben eines Teils der Psychiater, dass der gesunde Zustand, zu dem der Patient *A* sich hinbewegen mag, für ihn einzigartig ist und dass jeder der Patienten *B*, *C* und *D* seine eigenen einzigartigen Möglichkeiten des Wachstums und der Entwicklung haben wird. Sprache kann nur mit wiederkehrenden Phänomenen umgehen, sie kann niemals das Einzigartige, und besonders die einzigartige persönliche Entwicklung und das komplexe Wachstum, was noch in der Zukunft liegt, spezifizieren. Es scheint so, dass die Phänomene der Pathologie tatsächlich einfacher und allgemeiner sind und häufiger wiederkehren als die von Normalität und Gesundheit.

Darüber hinaus müssen Organismen, entsprechend der allgemeinen, im vorigen Kapitel dargestellten Theorie, als selbstkorrigierende Einheiten angesehen werden. Wenn diese Hypothese richtig ist, dann sind die Informationen, die ein Organismus hauptsächlich braucht, Daten über seine Irrtümer und über diejenigen Bedingungen in der äußeren Welt, die Überleben gefährden oder Unbehagen verursachen. Welchen Bereich des Lebens wir uns auch immer anschauen, wir finden ein reiches Vokabular zur Beschreibung von Gelüsten, Unzufriedenheiten, Unbehagen und Ähnlichem, und es ist ergiebig für die Beschreibung eines Instrumentariums, mit dem diese Bedingungen zu korrigieren sind. Aber in allen Lebensbereichen ist das Vokabular im ganzen arm an Wörtern, die den Zustand von Entspannung, Befriedigung und niedrigem Druck in der externen Welt beschreiben. Wir können in einer ungeheueren Mannigfaltigkeit sagen, dass uns heiß oder kalt ist, doch um zu sagen, dass die Temperatur unseres Körpers gerade richtig ist, haben wir nur ein paar Worte. Ich erinnere mich lebhaft an das angenehme Gefühl eines Kulturschocks, der die Entdeckung begleitete, dass die balinesische Sprache ein Wort enthält, *tis*, für den Zustand der Körpertemperatur, der gerade richtig ist, für das Weder-heiß-noch-kalt-Fühlen, das Gefühl von sanfter Entspannung, das dem Geschlechtsverkehr folgt (Bateson a. Mead 1942).

Eine ähnliche Spezialisierung in der Analyse des Unerwünschten kann ebenso – um ein weiteres Beispiel zu zitieren – im Feld der Ästhetik erkannt werden. Der Kunstkritiker ist weit mehr in der Lage zu sagen, was mit einem Bild oder einem Musikstück nicht stimmt, als dass er imstande ist, Anerkennung auszudrücken. Tatsächlich verfällt er oft in Undeutlichkeit und Widersprüchlichkeit, wenn er zu sagen versucht, was er bewundert oder woran er Gefallen findet.

Es ist wahr, dass menschliche Wesen, außer dass sie selbstkorrektiv sind und Unangenehmes und Schmerzhaftes vermeiden, auch auf der Suche nach Vergnügen sind. Die Stellung von Vergnügen im psychiatrischen Denken wird später diskutiert werden. Für den Augenblick beobachten wir, dass Psychiatrie überwiegend mit der Wahrnehmung und Beschreibung des Abnormen und Unerwünschten beschäftigt ist und dass das technische Vokabular fast gänzlich auf die pathologischen Aspekte fokussiert ist. Viele Psychiater beenden tatsächlich ihre Ausbildung, ohne mit einigen der fundamentalsten Ideen in der verwandten, aber nicht normativen Wissenschaft der Psychologie vertraut zu werden.

Das Denken der Psychiater über Pathologie wird darüber hinaus noch komplexer und sogar paradoxer durch zwei Trends: a) die Tendenz, die Realität der »klinischen Entitäten« anzuzweifeln, und b) das Beharren darauf, dass die Symptome des Patienten Anzeichen von Leben und Gesundheit sind, weil sie seine spontanen Bemühungen, sich selbst zu heilen darstellen. Die Symptome sind Versuche selbstkorrigierender Veränderung, auch dann, wenn solche Selbstkorrektur untauglich sein mag.

Drei Zitate von Psychiatern sollen zur Illustration dieser Verschiebung der Betonung weg von den klinischen Entitäten hin zur Fokussierung auf »Abwehr«-Mechanismen dienen:

Ein freudscher Analytiker sagt:

> »Freuds Nosologie ist armselig, und Hysterie erscheint (zum Beispiel) nicht als eine Entität. Stattdessen befasst sich Freud damit, Etiologie zuzuschreiben. Die offenen (Symptome), die du festlegen kannst, sind kein Kriterium, aber es ist ›Hysterie‹, wenn die Symptome von in der frühen Kindheit unterdrückten sexuellen Impulsen herrühren und wenn die Abwehr somatische Funktionen in symbolischer Form einbezieht.«

Und bei anderer Gelegenheit behauptet der gleiche Sprecher:

> »Es gibt nicht so ein Ding wie *eine* geistige Krankheit. Es gibt nur Mechanismen neurotischer oder psychotischer Natur. Normalität schließt alle möglichen neurotischen und psychotischen Mechanismen ein. Wenn keiner von ihnen überwiegt und alle der Kontrolle des Individuums unterliegen, ist es ›normal‹.«

Ein anderer Freudianer legt dar:

> »Neurose ist der Ausdruck einer Tendenz, die Erfahrung zu wiederholen und den Reiz durch Wiederholung zu beherrschen.« Und: »Wenn das Kind in der Lage ist, die Umstände zu akzeptieren und traumatische Ereignisse durch Wiederholung zu bewältigen, dann ist es normal.«

Ähnlich verschiebt ein Jungianer das Interesse von der klinischen Entität weg, doch wo die Freudianer Etiologie betonen, legt er das Gewicht auf die Prognose. Er beschreibt das Erstinterview und sagt:

> »Ich schaue auf die psychiatrischen (nicht die typologischen) Aspekte des Falles – aber ich sehe sie nicht als eine Diagnose, eher als Prognose. Es ist keine Fallgeschichte, sondern ein Gespräch; und aufgrund seiner Bedürfnisse sehe ich, ob ich denke, dass ich helfen kann.«

Die Materie wird sogar noch komplexer, wenn den Konzepten der Pathologie eine soziologische oder kulturelle Dimension hinzugefügt wird. Bei der Diskussion des Problems der Delinquenz behauptet zum Beispiel ein freudscher Analytiker:

> »Ich würde nicht mit der Person beginnen, die ›etwas falsch macht‹, sondern mit den Personen, die definieren, was ein Fehler ist. Wir sollten fragen: ›Warum nennt *wer* es ein Verbrechen?‹«

Diese Diskussion der Psychiatrie als einer Wissenschaft der Pathologie zeigt deutlich das Ergebnis der Bemühung, die Epistemologie der Psychiatrie mit jener der Autoren zu vergleichen. Was oben gesagt worden ist, lässt sich dahingehend zusammenfassen, dass eine Charakteristik der Psychiatrie, welche die Psychiater selbst erkennen und manchmal bejammern, eine zu sein scheint, die von der epistemologischen Position der Autoren aus erwartet werden muss: Wenn die eigentliche Natur des Kommunikationsprozesses so ist, dass er in der Hauptsache mit Selbstkorrektur beschäftigt sein muss, und wenn es außerdem in der Natur dieses Prozesses liegt, dass nur sich wiederholende Phänomene diskutiert werden können, und wenn Phänomene der Abnormität einfacher sind und sich eher wiederholen als die einzigartigen, komplexen und verschiedenartigen Phänomene der Gesundheit – dann war die Position, die sich in der Psychiatrie entwickelt hat, zu erwarten.

Die einzig unerwartete Sache ist der vergleichsweise Mangel an Terminologie und klar formulierten Angaben, wie mit dem Instrumentarium der Therapie umzugehen ist. Den Psychiatern mangelt es an Worten, um die Durchführung ihrer Aufgaben zu beschreiben. Sehr wenig ist getan worden, um die Tricks und Rezepte der Therapie zu spezifizieren. Es ist tatsächlich eine weitverbreitete Klage junger psychiatrischer Assistenzärzte und anderer, die sich in diesem Beruf ausbilden, dass ihre Lehrer ihnen nicht sagen können, was zu tun ist.

Zusammengefasst: Psychiatrie ist eine Wissenschaft, deren Operationen wenig ausformuliert sind und deren theoretischer Fokus auf die Diagnose von Abnormität und die Analyse der normalen Dynamik unter anomalen Umständen gerichtet ist. Die Dynamik normaler Umstände und die Methoden, therapeutische Prozesse einzuleiten, sind vergleichsweise wenig untersucht. Es sei allerdings erwähnt, dass es Ausnahmen von dieser verallgemeinernden Behauptung gibt.

Hinsichtlich der genauen Spezifizierung der Therapiemethoden ist bemerkenswert, dass die bedeutendsten Versuche in dieser Richtung in jenen Schulen und Zweigen der Psychotherapie stattfinden, wo der Therapieprozess als der Arbeit des Ingenieurs verwandt betrachtet wird. Der allgemeine Mangel an Terminologie und Rezepten zur Definition psychotherapeutischer Verfahren resultiert teilweise, wie zuvor erwähnt, aus dem Mangel einer präzisen Definition von Therapiezielen. Aber die Vorstellung, dass die Ziele des Lebens und Gesundheit nicht genau bestimmt werden können, ist selbst eine epistemologische Prämisse. Es ist sicher eine Idee, die historisch besonders mit dem europäischen Ursprung der führenden Schulen des psychiatrischen Denkens verbunden ist.

Amerika ist bekanntlich das Land des »Know-how«. Die amerikanische Kultur betont – fast als wäre es eine Sache des religiösen Dogmas – die Vorstellung, dass Ziele genau bestimmt werden können und dass die Mittel, um solche Ziele zu erreichen, dann in deutlicher Klarheit geplant werden können. Im Allgemeinen glauben dies Europäer kaum; ihre Ziele beziehen sich eher auf alltägliche Normalität als auf bestimmte Leistungen.

Kultureller Kontakt zwischen Amerika und Europa führt zu seltsamen Mischungen und Kontrasten. Ein in Europa geborener Psychiater sagt: »Es gibt eine Art *Opportunismus der Gesundheit*. Nach der Therapie fährt der Patient fort, diesen Opportunismus als einen Test dessen, was er tun will, zu benutzen, einen Test der Werte.« Doch als Antwort auf die Worte *»Opportunismus der Gesundheit«* zeigt ein in Amerika geborener Freudianer eine saure Miene und sagt, der Satz erinnere ihn an den Titel eines kürzlich erschienenen Buches über William Blake: *»Die Politik der Vision«*.

Es mag zur möglichen Klärung dieses Problems des kulturellen Kontaktes beitragen, dem amerikanischen Leser zuliebe die Bemerkung eines Engländers über den Unterschied zwischen den Worten »britisch« und »englisch« anzufügen: Im Vereinigten Königreich gibt es viele kulturelle Systeme – das englische, irische, schottische, walisische und viele kleinere regionale Systeme. Sie werden politisch unter dem allgemeinen Begriff »britisch« zusammengefasst. Aufgrund dieses politischen Aspektes und weil die lokalen Kompliziertheiten der Muster verwischt sind, wenn sie alle zusammen klassifiziert werden, nimmt man den Begriff »britisch«, um einen geistigen Bezugsrahmen zu benennen, der auf spezifischere Ziele orientiert ist, während die regionalen Begriffe Sichtweisen der Welt beschreiben, die nicht diesen chauvinistischen und expansionistischen Beigeschmack haben. Es scheint, als wäre kultureller Kontakt – ob in Großbritannien oder im amerikanischen »Schmelztiegel« – ein Phänomen, das menschliche Wesen hin zu spezifischer Zielorientierung und weg von der reicheren gewohnheitsmäßigen Teilnahme an der Aufrechterhaltung komplizierter Muster beeinflusst. Damit beschreibt der Begriff »britisch« diese äußere Maske des britischen Subjektes, in welcher es als Produkt des kulturellen Kontaktes erscheint; aber unter der Haut jedes »Briten« – sogar des eingefleischtesten – steckt ein Engländer oder ein Ire oder ein Schotte oder ein Yorkshireman, dessen intimere Werte die Kniffligkeiten seiner eigenen regionalen Kultur sind. In diesem Sinne ist das ganze Problem der Zielorientiertheit der amerikanischen Psychiatrie verbunden mit dem Konflikt zwischen dem zielorientierten Menschen mit Kulturkontakt auf der einen Seite und dem kulturell unberührten, musterorientierten Menschen auf der anderen Seite.

Wenn wir zur psychiatrischen Szene zurückkehren, bemerken wir, dass unter jenen Varianten des psychiatrischen Verfahrens, die in Amerika entwickelt wurden, die größten Anstrengungen gemacht wurden, die Therapiemethoden genau zu spezifizieren. Beispiele dafür sind in der »nichtdirektiven« Therapie von Rogers zu sehen, in der Narkosynthese, in den Hypnosetechniken von Milton Erickson, Brenman und Gill, und so weiter. Und die vielleicht neueste Entwicklung, Dianetik (Hubbard 1950), sollte in diesem Zusammenhang als eine Art Therapie erwähnt werden, die von einem Elektronikingenieur entworfen wurde, der den ausdrücklichen Versuch macht, Ingenieurs-»Know-how« in psychiatrische Verfahren einzuführen.

In all diesen Entwicklungen beobachten wir amerikanische Kulturmuster, die auf Systeme überwiegend europäischen Ursprungs treffen. Tatsächlich können wir hier einen tiefen Konflikt der Werte und Epistemologie finden – ein Konflikt zwischen der Weltsicht, in der von den endgültigen Werten angenommen wird, dass sie komplex und unbestimmbar sind, und einer anderen Weltsicht, die annimmt, dass die endgültigen menschlichen Werte in jedem bestimmten Moment in Form genau definierter Ziele bestimmt werden können. Das Ergebnis dieses Konfliktes liegt noch in der Zukunft, aber es ist möglich, den Konflikt mit den gegenwärtigen Trends in der Epistemologie der Psychiatrie zu verknüpfen.

Realität

Wir können die Diskussion der Wirklichkeit einleiten, indem wir uns auf die Worte eines freudianischen Vortragenden beziehen, der auf eine aus dem Auditorium gestellte Frage antwortete. Er sagte: »Ja. Tatsächlich wollte ich noch darauf kommen. In der Tat, ... Ich muss alles, was ich sagte, noch einmal modifizieren.« Das Konzept »Wirklichkeit« ist schlüpfrig, weil Wahrheit immer relativ auf den Kontext bezogen ist, und der Kontext immer von den Fragen bestimmt wird, die wir über Ereignisse stellen.

Das Konzept der Wirklichkeit hat zwangsläufig ein doppeltes Gesicht, sodass jede Bezugnahme auf »Realität« zweideutig ist. Wir können uns nie ganz klar darüber sein, ob wir uns auf die Welt beziehen, wie sie *ist*, oder auf die Welt, wie wir sie *sehen*. Diese Zweideutigkeit beeinflusst das theoretische Denken in Psychologie und Psychiatrie und betrifft auch die impliziten oder expliziten ethischen und moralischen Regeln in der Therapie. Der einzige Weg, etwas Klarheit in philosophischen und psychologischen Aussagen zu erhalten, ist, sich der unvermeidlichen Zweideutigkeit bewusst zu sein. Und doch ist es immer noch schwer oder unmöglich, sich eine wissenschaftliche Psychiatrie vorzustellen, die sich nicht am Ende auf ein Konzept von Wirklichkeit berufen würde.

Grob gesagt gibt es fünf gebräuchliche Verwendungen des Wortes »Realität« im psychiatrischen Sprachgebrauch:

A) Das Wort »Realität« wird benutzt, um die äußere Welt zu beschreiben, wie sie durch die Sinne wahrgenommen wird. Benutzt er das Wort in diesem Sinne, nimmt der Sprecher die Einfachheit und Glaubwürdigkeit von Sinnesdaten an, und er verschleiert die Tatsache, dass diese Daten auf eine Art gedeutet werden müssen, die mit seinen eigenen Interpretationen und denen anderer Leute übereinstimmt. In diesem Sinne ist das Wort »Realität« solchen Wörtern wie »Fantasie« auf der einen Seite und »Projektion« auf der anderen Seite gegenübergestellt – wobei sich »Fantasie« auf Produkte des inneren Stroms des psychischen Lebens bezieht und »Projektion« sich auf Ergebnisse der idiosynkratischen Wahrnehmung bezieht, besonders wenn die Idiosynkrasie nicht erkannt wird.

Die folgenden Zitate von Psychiatern illustrieren diesen Gebrauch des Begriffs:

> Ein Jungianer: »Realität impliziert minimale Projektion.«
>
> Ein Freudianer: »Das einzige Ziel der Analyse ist die Klärung dessen, was der Patient wahrnimmt – eine Veränderung in seiner Wahrnehmung.«
>
> Ein weiterer Psychiater: »Die Wahrnehmung von Dingen draußen kann falsch sein. Oder die Handlungen können falsch sein. Oder die Gefühle können falsch wahrgenommen werden.«

B) Das Wort »Realität« wird von Psychiatern in einer Weise benutzt, die oberflächlich genau das Gegenteil von der oben beschriebenen

Weise zu sein scheint. Vielleicht als Ergebnis der Ausbreitung relativistischer Denkgewohnheiten (zum Beispiel solcher Theorien wie der »kulturellen Relativität«, nach der die Interpretation gleicher Ereignisse wahrscheinlich von einer Kultur zur anderen verschieden ist) beginnen Psychiater, von jedem Individuum und seiner eigenen einzigartigen »Realität«, seiner »privaten Welt« zu sprechen.

> Ein Jungianer: »Wenn ich ein Licht anschaue, nehme ich an, dass die Helligkeit in mir selbst ist – dass ich sie auf die Lampe projiziere.«

> Ein anderer Jungianer (der von einer Patientin mit großen kreativen Fähigkeiten spricht, der eine wichtige künstlerische Arbeit angeboten wurde): »Sie sagte: ›Aber das hat nichts mit mir zu tun. Ich weiß nicht, warum mir diese Dinge passieren.‹ Es ist gerade so, als hätte sie zu all dem keine Verbindung. So macht sie natürlich mit gar nichts von dem weiter. Sie tut alle diese Dinge, aber es ist irgendwo keine Realität; sodass es, um sich anzupassen, ihr Problem ist, von Neuem zu entdecken, was in menschlichen Beziehungen passiert. Ihre Mythologien sind allesamt platonische Ideen, zum Beispiel von dem, was Freundschaft oder Liebe sein könnte.«

C) Das Wort »Realität« wird in einer dritten Weise benutzt, die in gewissem Grad den Gegensatz zwischen der ersten und der zweiten auflöst. Wenn ein Mensch seine eigene idiosynkratische Sichtweise seiner selbst und der Welt, in der er lebt, hat, kann diese Tatsache als ein Teil der »Realität« angesehen werden. Er kann sich bewusst werden, dass er diese idiosynkratische Sichtweise hat. Mit diesem Bewusstsein ist er ipso facto im Besitz von mehr Information und deshalb in einer günstigeren Position, um in der Welt angepasst oder zweckgerichtet zu handeln. Er kann gewissermaßen in seine einzigartige Realität transzendieren und im Sinne einer eine Stufe abstrakteren Realität operieren. Er kann seine privaten Sichtweisen »berichtigen«, oder er kann den Umstand »berücksichtigen«, dass andere die Welt nicht so sehen, wie er es tut.

Durch das Akzeptieren der Eigentümlichkeiten seiner eigenen geistigen Prozesse erlangt ein Mensch die Freiheit, diese Eigentümlichkeiten zu korrigieren. Darauf beziehen wir uns als auf die *Anpassungs*-Theorie der Therapie – die Theorie, dass die besonderen Gewohnheiten der speziellen Interpretation eines Menschen niemals oder nicht sofort im therapeutischen Prozess aufgegeben werden, sondern dass sie mit der Ergänzung um neue psychische Gewohnheiten weiter bestehen. Er kann die ergänzende Gewohnheit entwickeln, jede Folgerung, zu der er gelangt, zu nehmen und einem weiteren Berechnungsprozess zu unterziehen, der seine bekannten, gewohnheitsmäßigen Fehler berichtigt.

Um ein Beispiel aus meiner persönlichen Erfahrung zu zitieren: Ich mache manchmal die Erfahrung der Desorientiertheit, wenn ich von der Untergrundbahn hoch auf die Straße komme. Ich habe das intuitive Gefühl, dass ich mich nach Norden wende, wenn ich mich tatsächlich nach Süden wende. Wenn ich mich diesem Gefühl entsprechend bewege, bemerke ich bald an den Straßennummern, dass ich mich in die entgegengesetzte Richtung bewege, als ich beabsichtige. Das intuitive Gefühl bleibt unverändert, aber ich habe jetzt Kenntnis von dem, was ich tue, und weiß, dass ich nur das Gegenteil von dem tun muss, was mein Gefühl mir sagt, um in meine Richtung zu gelangen. Dieser intellektuellen Prämisse, die gegen meine Intuition läuft, zu gehorchen, ruft etwas Angst hervor, aber nach ein paar Minuten des Sicheinlassens merke ich, dass die Intuition sich selbst korrigiert hat.

Analog erscheint es gemäß der Anpassungstheorie, dass es, wenn Patient und Therapeut in Übereinstimmung mit ihr handeln, zu tieferen Veränderungen in der Wahrnehmung des Letzteren kommen kann – vielleicht durch eine Tendenz des Geistes, seine eigenen Wege der Berechnung durch eine Aufhebung von beidem, der anfänglichen Gewohnheit der Verzerrung und der späteren Gewohnheit der Korrektur, zu ökonomisieren und abzukürzen (Zipf 1949).

Um dieses Konzept der Realität zu veranschaulichen, zitieren wir:

> Einen Jungianer: »Um zu erfahren, zu welchem Typ du gehörst, solltest du dir eine Art von Freiheit geben – eine Kraft, nicht länger vollständig an diesen Typ gebunden zu sein.«
>
> Einen Freudianer: »Diagnose … ein Sehen durch die Symptome auf die wahre Natur der Krankheit … Es gehört in den Aufgabenbereich und zur Verpflichtung des Arztes zu diagnostizieren. Der Patient kommt hauptsächlich wegen einer Diagnose zum Doktor … Wenn die Diagnose gestellt ist, ist der Doktor relativ inaktiv … Heilung hängt vom Willen des Patienten ab, den Forderungen der Realität, wie sie in der Diagnose angegeben sind, gerecht zu werden.«

D) Das Wort »Realität« wird in einem vierten Sinn benutzt, der nur indirekt ist und unabsichtlich mit den ersten dreien verbunden ist. Dieser Sinn tritt häufig in der Redewendung »vom Realitätsprinzip« auf, ein »Prinzip«, welches häufig dem »Lustprinzip« gegenübergestellt wird, was dem Wort »Realität« einen bestimmten, wertenden Beigeschmack von Disziplin oder Unlust gibt. Hier löst sich der Begriff »Realität« vom Bezug zu dem, was existiert oder was wahrgenommen wird, und verweist auf eine Welt von Werten. Die Verbindung zwischen den ersten drei Gebrauchsweisen und diesem vierten hat vielleicht mit dem Punkt zu tun, der im vorigen Kapitel betont wurde: dass in der Epistemologie des Verfassers Wahrnehmung und Evaluation eng überlappende Konzepte sind.

Ferner scheinen das »Realitätsprinzip« und das »Lustprinzip« mit einer Zeitperspektive verbunden zu sein. Ein Freudianer fasst die Materie ganz einfach in folgende Worte:

> »Die Psyche ist geboren, wenn das Kind fähig wird, Entladungen herauszuschieben oder zu hemmen, wenn das Baby lernt zu warten – oder zu warten beginnt–, wenn es erkennt, dass Vorbereitungen getroffen werden, um seine Spannungen zu entlasten.«

Dieselbe Annahme, dass »Realität« eher mit einer längeren Zeitperspektive verbunden ist als mit sofortiger Lust, zeigt implizit die folgende Aussage eines Freudianers, der die Qualifikationen diskutierte, die für einen Analytiker notwendig sind. Er sagte, dass der Kandidat

> »in der Lage sein sollte, an einer Aufgabe als an einem Problem zu arbeiten, und fähig sein sollte, auf die Befriedigungen, die zwischen zwei beliebigen Leuten schnell verfügbar sind, zu verzichten.«

Ähnlich wird eine bestimmte Aktion von Psychiatern wahrscheinlich als von (vorlogischer) »Lust« motiviert etikettiert werden oder von »Realität«, je nachdem, ob sie zu sofortiger oder aufgeschobener Befriedigung führt. Aber diese Beziehung ist zurzeit unklar und konventionell nicht in dieser offenen Form formuliert.

Trotz allem, Motivation kann genauso gut aus dem Wunsch zu überleben entspringen wie aus Lust-Schmerz; und Überlebensmotivationen sind im »Realitätsprinzip« eingeschlossen, und sie sind vielleicht der ganze Kern dieses Prinzips. Die Überschneidung von »Überleben« und »aufgeschobener Befriedigung« ist leicht zu verstehen, da der Mensch, der plant, Befriedigung aufzuschieben, notwendigerweise auch planen muss, länger zu überleben, um zu genießen, worauf er wartet.

Schließlich folgt die Überschneidung zwischen diesen »Realitäts«-Motivationen und dem Gebrauch des Begriffs »Realität«, um sich auf ein wahrgenommenes Universum zu beziehen, aus dem Umstand, dass derjenige, der in einer menschlichen Gemeinschaft länger überleben will und aufgeschobene Ziele erreichen will, einer gewissen Notwendigkeit unterliegt, das menschliche Universum entweder so wahrzunehmen, wie es seine Mitmenschen wahrnehmen, oder zu wissen, wie seine eigenen Wahrnehmungen sich von ihren unterscheiden.

E. Das Wort »Realität« wird als Gegensatz zu solchen Worten wie »Magie« benutzt, und hier gibt es eine beträchtliche Verwirrung, die teilweise durch eine pragmatische statt einer objektiven oder epistemologischen Definition von »Realität« verursacht wird.

> Ein Jungianer erklärt: »Realität ist, was geht – aber das reicht nicht. Es ist nicht gut genug. Denn auf lange Sicht geht nichts außer Realität.«

Der Ärger entsteht durch die unzweifelhafte Tatsache, dass Magie gewisse Wirkungen hat, besonders auf den, der sie praktiziert; und deswegen kann Magie nicht als ein Element in einem egozentrischen Universum verworfen oder ignoriert werden. Und doch erhob der Wert, den Freud dem rationalen Ich gab, diese Entität auf einen Gipfel, von dem aus manchmal alle »Magie« im menschlichen Leben als irreal erscheint. Die folgenden Auszüge aus einer Diskussion dieser Materie zwischen mehreren Freudianern soll als Illustration dienen:

> Erster Freudianer: »Quacksalber ermutigen bewusst magisches Denken. Wir müssen zwischen rationaler Behandlung, welche die Aufgabe eines Analytikers ist, und bloßem magischen Heilen unterscheiden.«
>
> Zweiter Freudianer: »Es ist wahr, dass die Leichtgläubigkeit des Patienten von Quacksalbern genutzt wird. Aber *Glauben* ist normal und notwendig – ein Gefühl, geliebt zu werden, und eine Erwartung, dass diese Liebe ein Bedürfnis befriedigen wird … Der Psychoanalytiker arbeitet nicht rational, sondern magisch. Glauben ist eine unvermeidbare Komponente der menschlichen Natur und sollte genutzt werden.«
>
> Dritter Freudianer: »Können wir Magie verurteilen? … Wie viel wissen wir über den Effekt der Psyche auf den Organismus?«
>
> Zweiter Freudianer: »Liebe ist eine vorrealistische und vorlogische Funktion – sie basiert nicht auf egozentrischem Denken.«
>
> Erster Freudianer: »Es ist eine Forderung der *Realität*, dass Liebe in der Welt existiert.«

Die Meinung des Verfassers über diese Themen wurde im vorhergehenden Kapitel umrissen. Ich glaube, dass manche der Schwierigkeiten verschwinden, wenn wir sagen, dass Glauben ein Akzeptieren von Deutero-Sätzen ist, deren Gültigkeit *wirklich* dadurch gesteigert wird, dass wir sie akzeptieren.

Substanzen in der Psychiatrie

Eine der interessantesten Verwicklungen im westlichen Denken ist das, was um die Worte »Form« und »Substanz« gewachsen ist. Diese Verwirrung kehrt als ein Element in der psychiatrischen Theorie wieder. In der Denklinie, die ausgehend von Aristoteles über Thomas von Aquin bis zum heutigen Tage verläuft, ist »Substanz« traditionell etwas, dem Eigenschaften innewohnen – das, was »unter« den Eigenschaften »steht« oder sie unterstützt. Wenn wir sagen »die Zitronen sind gelb«, ist daher implizit, dass »Gelbheit« existiert. Die Gelbheit ist daher irgendwie von der »Substanz« der Zitrone trennbar, mit der sie jedoch irgendwie verbunden ist. Entsprechend dieser Argumentation wird Substanz nicht so betrachtet, als hätte sie selbst Eigenschaften (nicht einmal die Qualität der Substanzialität). Daher ist es für jemanden, der an die Transsubstantiation im Sakrament der Messe glaubt, nicht störend, dass der Inhalt des Kelchs nach der Wandlung in Blut nicht die physikalischen und chemischen Attribute von Blut zeigt. Dem orthodoxen Glauben entsprechend verwandelt sich nur die Substanz, nicht die Eigenschaften.

Im vorliegenden Kontext werden diese alten Streitfragen nicht gelöst werden, aber es ist nötig, die Position zu bezeichnen, welche die Autoren einnehmen, und von ihr aus zu diskutieren, wie die traditionellen Kontroversen im modernen psychiatrischen Denken implizit sind.

Beeinflusst von dem Denken Whiteheads (1927), würden wir die Paradoxien von »Form« und »Substanz« wahrscheinlich als Abkömmlinge der Subjekt-Prädikat-Beziehung ansehen. Übersetzen wir diese Sichtweise Whiteheads in die Terminologie der Kommunikationstheorie, würden wir sagen, dass die Subjekt-Prädikat-Beziehung eine Prämisse oder Regel der indoeuropäischen sprachlichen Kodifikation ist.[1] Wir würden argumentieren, dass die Feststellung solch einer Prämisse oder Kodifikationsregel keine Information über die Beziehung zwischen der »Gelbheit« und der »Substanz« der

Zitrone liefert, sondern eher über die Beziehung zwischen Sprecher und Zitrone.

Von diesem Standpunkt aus würden wir den ganzen Kreis von Form-und-Substanz-Paradoxien als ein Ergebnis der Verwirrung der Abstraktionsebenen ansehen. Eine Aussage über eine Kodifikationsregel liegt auf der einen Abstraktionsebene, und eine Aussage über die Zitrone auf einer anderen. Aus der sprachlichen Form Rückschlüsse über die Beziehung zwischen der Zitrone und ihrer Gelbheit zu ziehen bedeutet, die Abstraktionsebenen zu vermischen. Wenn wir in der Sprache Attribute von der Substanz trennen, ist das kein Anzeichen dafür, dass irgendwelche derartigen Trennungen »wirklich« auftreten.

Wenden wir uns nun den Psychiatern zu, so stellen wir fest, dass Freud den Problemen der »Substanz« begegnete, und als Denker des 19. Jahrhunderts folgte er natürlich der traditionellen Richtung des aristotelisch-thomistischen Denkens. Im heutigen Amerika ist diese Denkrichtung weniger modern und wird vielleicht für die jüngere Generation unverständlich werden. Der Verfasser war bei einer Gelegenheit anwesend, als eine Anzahl junger amerikanischer Psychiater an einem Vortrag über die Geschichte der freudschen Ideen, gehalten von einem mitteleuropäischen Gelehrten, teilnahm. Der Vortragende befasste sich mit der Geschichte des Konzeptes der »Libido«. Er zeigte etwa wie folgt auf, dass dieses Konzept von Freud aus der Untersuchung individueller Lebensgeschichten abgeleitet wurde: Bei einem erwachsenen Individuum kommen verschiedene Aktivitäten, wie politische, berufliche, soziale, sexuelle und so weiter, vor. Diese Aktivitäten können zurückverfolgt werden, und es kann gezeigt werden, dass diese heutigen Aktivitäten andere frühere Aktivitäten ersetzt haben oder sich aus ihnen entwickelt haben. In dieser Weise ist es möglich, eine Art Stammbaum der Aktivitäten, der bis in die Kindheit zurückgeht, zu verfolgen. Der Vortragende führte aus, dass der Begriff »Sexualität«, wie er bei Freud benutzt wird, sich kollektiv auf alle diese Aktivitäten eines Individuums bezieht, die in diesem Sinne auf das Daumenlutschen des Kindes zurückzuführen sind.

Freud sah, dass da eine Veränderung war, dass die Aktivitäten im Laufe des Lebens von anderen abgelöst wurden, und er fühlte, dass es nötig war, etwas als fortlaufend zu postulieren, um über Veränderungen sprechen zu können. Wir sagen, dass Lackmuspapier sich von blau zu rot verändert, und um über diese Veränderung sprechen zu können, finden wir es nötig, uns auf etwas Substanzielles zu beziehen – das Papier oder die Färbung –, das während der Veränderung fortbesteht oder, wie wir sagen, sie »durchläuft«; etwas, das selbst weder rot noch blau ist, aber in dem der Wechsel von rot zu blau auftritt. Ähnlich postulierte Freud die »Libido«, um etwas Substanzielles zu haben, das die Veränderungen, die er im psychosexuellen Leben beobachtete, durchmacht.

In dieser Denkweise folgte Freud offensichtlich passiv der aristotelisch-thomistischen Gewohnheit. Interessant ist, dass das Publikum der jungen amerikanischen Psychiater verwirrt war. Es ist richtig, dass unsere Sprache immer noch die gewohnte Trennung des Subjektes vom Prädikat, der Substanz vom Attribut weiter trägt, aber trotz dieser fortbestehenden sprachlichen Gewohnheit ist anscheinend das anspruchsvolle Denken, das hinter Freuds frühen Postulaten der Libido liegt, zum Teil veraltet.

Solch ein Verlust an Anspruch ist sicher zu bedauern. Die Theorie der Substanz half, insgesamt betrachtet, die Regeln der Kodifikation klar zu halten, indem sie die Tatsache betonte, dass jede Zuschreibung der Form oder Eigenschaft *nur* eine Zuschreibung war. Ohne gleichwertige Regeln unterlaufen Sprechern ständig semantische Fehler, und sie enden nicht selten mit einem vollständigen Misstrauen gegenüber der Sprache.

Ein paar Beispiele werden das verdeutlichen:

> Ein Freudianer: »Die verallgemeinerte Metapher tötet immer. Ein Kongress, zum Beispiel, ist eine ungeheuer interessante Institution, aber wenn er auf die Sorte von Begriffen reduziert wird, die ein Anthropologe benutzen mag, auf die schematische Wiederholung der amerikanischen Familienstruktur, zum Beispiel, verliert er jedes Interesse.«

> Ein Jungianer: »Ich nehme das nicht systematisch in Angriff (eine Fallgeschichte aufnehmen). Viel mehr kommt stufenweise. Es ist wie der Charakter in einem Roman, der nach und nach lebendig wird. Andernfalls ist er *nur* ein Typ.«

> Ein Freudianer: »Die Genauigkeit des Berichtes tötet die Fantasie. Ich würde es vorziehen, sie hätten einen imaginativen Bericht von dem, was ich sagte.«

> Ein Freudianer: »Je mehr Erfahrungen ich in der Psychiatrie habe, desto mehr bin ich davon überzeugt, dass es unmöglich ist, zu verbalisieren, was ich tue.«

Tatsächlich widmen Psychiater – und besonders die begabteren und fantasievolleren des Berufsstandes – nicht wenig ihrer Zeit der Klage, dass »Buchstaben töten«; und die Entwicklung ihrer Wissenschaft wird nicht wenig durch ihren Unwillen verzögert aufzuschreiben, was in der Therapie geschieht. Dieser ganze Protest gegen das geschriebene Wort, so erscheint es dem Verfasser, ist mit Fehlern der Codierung verbunden und besonders mit dem Irrtum, der die codierte Botschaft mit dem gleichsetzt, worauf sie sich bezieht. Wenn wir, in Korzybskis Formulierung, die »Landkarte« mit der »Landschaft« verwechseln, dann hat der Kartograf wirklich für uns das Land getötet: Er hat unsere Imagination zerstört und uns an seine kleinen Symbole auf dem Papier gebunden, sodass wir die Landschaft niemals wiedersehen werden. Wenn wir glauben, dass die komplexe Institution »Kongress« ein von einem Anthropologen gezeichnetes Schema *ist*, dann sollten wir natürlich allen solchen Schemata misstrauen. Wenn jedoch die Regeln der Kodifikation klar beibehalten werden und das Schema als das angesehen wird, was es ist, nämlich ein Versuch, eine Idee im Kopf eines Anthropologen extern zu codieren, dann ist kein Schaden angerichtet.

Es scheint, dass es verschiedene mögliche Positionen gibt, die wir einnehmen können: Die klassische Position ist die, die Freud einnahm, der »Substanz« von seinen Attributen trennte und sie als einen Kunstgriff der Codierung stehen ließ. Die zweite ist die Position, die von jenen eingenommen wird, welche die Landkarte mit der Landschaft verwechseln und in all den Täuschungen falscher Konkretheit landen: Sie behandeln die Libido als kausale Entität statt als sprachlichen Kunstgriff. Die dritte ist die Position jener, die gegen das ganze Herstellen von Landkarten und gegen alle Präzisierungsversuche protestieren, weil sie die Irrtümer der zweiten Position zurückweisen müssen. Als Letztes gibt es da eine mögliche Position, in der die Mittel der Codierung, wie die Trennung von Substanz und Attribut, einfach als Mittel der Codierung wieder akzeptiert werden.

Energie und Quantifizierung

Dieses Thema kann durch eine Reihe von Zitaten eingeleitet werden, die allesamt von freudianischen Analytikern stammen.

> »›Energie‹, das war ein Pseudobegriff. Er (Freud) dachte, es wäre eine Art von Energie, aber es könnte ebenso ein räumliches Arrangement im Körper sein.«

> »Freud hat auch einen ökonomischen Gesichtspunkt, wenn er die Tendenz definiert, das Maß der Erregung auf einem Minimum zu halten ... Plötzliches Ansteigen muss schmerzhaft sein.«

> »Unterdrücktes Material ... ist in der Psyche wie ein fremder Körper und drängt auf Entladung ... es kann in abgeleiteten Formen zum Ausdruck kommen.«

> »Vom neurophysiologischen Gesichtspunkt aus ist eine Neurose Ausdruck des Strebens eines unterdrückten Reizes, zur Entladung zu kommen. Es ist ein Energieeinbruch in der Mauer zwischen Bewusstsein und dem Unbewussten.«

Freud und seine Anhänger haben um das Konzept der »Energie« herum Theorien konstruiert, die sie selbst mit den Theorien der Ökonomie des 19. Jahrhunderts verglichen haben. Die Grundlagen der Psychoanalyse wurden in der gleichen wissenschaftlichen Periode gelegt wie die Theorien der klassischen Ökonomie, und beide reflektieren gleichermaßen die Physik der Mitte des vorigen Jahrhunderts. In dieser Periode dominierte das Gesetz der Erhaltung der Energie (der erste Hauptsatz der Thermodynamik), 1840 von Mayer und 1845 von Joule formuliert, die orthodoxe Denkrichtung. Für die gegenwärtige Diskussion ist es nicht relevant, danach zu fragen, wie viel die physikalischen Theorien dieser Zeit mit der Gestaltung entweder der Ökonomie oder der Psychonanalyse zu tun hatten. Wir halten nur fest, dass in allen drei Feldern ähnliche Trends auftraten und auch dass verwandte Denkrichtungen in der gleichen Periode die Biologie dominierten und sie zur Theorie der natürlichen Selektion führten und zu Vorstellungen, dass das Männliche überwiegend katabolisch, das Weibliche hingegen anabolisch sei.

Es ist ebenfalls wichtig, dass der ganze Zug des Denkens, der mit dem zweiten Hauptsatz der Thermodynamik (Carnot 1824; Clausius 1850; Maxwell 1831–1879; Gibbs 1876; Wiener 1948) verbunden ist, von den Psychiatern so sehr ignoriert wird, dass ihnen, während das Wort »Energie« täglich über ihre Lippen kommt, das Wort »Entropie« nahezu unbekannt ist. Wenn sie vielleicht Freuds alternativen Begriff eines »räumlichen Arrangements«, das in dem ersten Zitat oben erwähnt wurde, gefolgt wären, wäre der gegenwärtige Zustand der Theorie kohärenter.

Es ist aber nicht die Aufgabe dieser Übersicht, die freudschen Theorien zu kritisieren. Dies wurde schon von Kubie (1947), selbst ein freudianischer Praktiker, getan. Vielmehr nehmen wir zwei Aufgaben in Angriff: Zum Ersten versuchen wir, klarzumachen, wie das freudsche System von Energiesätzen mit der hier vorgeschlagenen allgemeinen Kommunikationstheorie verbunden ist, und zum Zweiten versuchen wir, die Deutero-Implikationen der freudschen Theorien zu verstehen. Wenn man davon ausgeht, dass die Freudianer und viele andere Psychiater im 20. Jahrhundert noch immer in dieser Weise denken (Glover 1947), wie beeinflusst dies ihre therapeutischen Operationen und sozialen Werte?

Die freudschen Energie-Theorien bestehen inhaltlich aus vier Haupttypen:

a) Psychische Energie ist verbunden, aber nicht synonym, mit solchen Konzepten wie Motivation, Trieb, Zielstrebigkeit, Wunsch, Liebe, Hass und Ähnlichem. Die exakte Natur der Beziehung zwischen psychischer Energie und Motivation ist unklar, aber es scheint, dass psychische Energie eine »Substanz« (im engen Sinn) ist, deren phänomenaler Aspekt die Motivation ist. Psychische Energie hat ihre Quellen in den tiefen triebhaften Systemen der Persönlichkeit.
b) Psychische Energie ist unzerstörbar.
c) Psychische Energie ist in ihren Transformationen vielgestaltig; Wunsch oder Hass, die nicht in Handlung umgesetzt wurden, werden vorhersagbar ihren phänomenalen Ausdruck auf irgendeine andere Weise finden.
d) Psychische Energie ist in ihrer Menge begrenzt, und die gesamte verfügbare Energie eines bestimmten Organismus ist von der gleichen Größenordnung wie die Quantität, die vom Organismus für die Motivation der mannigfaltigen Aktivitäten des Lebens gebraucht wird. Wenn zum Beispiel viel Energie für einen psychischen Konflikt verschwendet wird, wird der Organismus dabei erschöpft.

Historisch wussten Freud und die Philosophen des 19. Jahrhunderts von keinem physikalischen Modell, von dem sie eine präzise Formulierung der Natur der Zielstrebigkeit ableiten konnten. Sie verpassten es, die formale Analogie zwischen den selbstkorrigierenden Charakteristika des internen Milieus (damals von Claude Bernard beschrieben) und den selbstkorrigierenden Phänomenen des angepassten Verhaltens und der Zielgerichtetheit wahrzunehmen. Es waren in der Tat die ungelösten Probleme der Teleologie, welche die große historische Kluft zwischen den Naturwissenschaften und den Humanwissenschaften bestimmten. Es scheint, dass Freuds Energietheorien ein Versuch waren, diese Kluft zu überbrücken, indem er das Konzept der Energie aus der Physik entlehnte und es teilweise mit Motivation gleichsetzte. (Die Theorie der natürlichen Selektion war ein weiterer Versuch der gleichen Art.)

Heute gibt es viele physikalische und biologische Modelle, die selbstkorrigierende Charakteristika zeigen – erwähnenswert die Servomechanismen (Rosenblueth et al. 1943), die ökologischen (Hutchinson 1948) und die homöostatischen Systeme (Cannon 1932) –, und wir wissen eine ganze Menge über die Arbeitsweise und die Begrenzungen von Modellen dieser Art (Schrödinger 1946). Das gesamte Problem der Telelogie hat sich deshalb verändert. Heute ist klar, dass eine Brücke zwischen den Natur- und Humanwissenschaften wohl eher aus dem Konzept der Entropie und dem zweiten Hauptsatz der Thermodynamik abzuleiten ist, als von Energie und dem ersten Hauptsatz der Thermodynamik (Wiener 1948). Die gegenwärtige Diskussion fokussiert deshalb auf den Gegensatz zwischen einem System von Theorien und Handlungen, die von der Erhaltung der Energie abgeleitet sind, und einem System, das von Erwägungen zur Entropie abgeleitet ist.

Wir beginnen mit zwei Arten des Gegensatzes:

Erstens: Physikalische Energie ist unzerstörbar. Negative Entropie (oder Ordnung) kann und wird beständig von zielgerichteten Entitäten erschaffen und durch sie – oder durch »zufällige« eindringende Ereignisse – zerstört.

Zweitens: Energie ist eine »Substanz«, deren Quantität und Art unabhängig vom Ziel oder Geisteszustand eines jeden Organismus ist – in einem bestimmten physikalischen System ist ungeachtet unserer Wünsche oder Information eben gerade so viel Energie vorhanden. Negative Entropie ist dagegen eine Quantität, die mit Information synonym ist und deshalb zumindest teilweise von dem Geisteszustand bestimmt wird, in dem sich ein menschliches Wesen oder eine zielorientierte Entität befindet. Entropie ist eine Aussage über die Beziehung zwischen einer zielorientierten Entität und einer Menge von Objekten und Ereignissen.

Diese beiden Unterschiede vereinigen sich zu einem tiefgehenden Kontrast zwischen jenen Philosophien, die allein Energie betonen, und denen, die das Gewicht auf Entropie in Ergänzung zu Energie legen. Dieser Gegensatz kann grob dargelegt werden, indem wir sagen, dass unser Bild der Situation des Menschen der einer Billardkugel, dem Prototyp des fatalistischen Materialismus des 19. Jahrhunderts, gleicht, wenn wir uns streng darauf beschränken, ihn nur in Konzepten der

Erhaltung von Energie zu sehen. Wenn wir aber der Erhaltung der Energie – denn der Mensch gehorcht dem ersten Hauptsatz – die Idee der Entropie hinzufügen, wird unser Bild vom Menschen ein maxwellscher Dämon, der fähig ist, innerhalb weiter Grenzen die Karten zu mischen und dem Universum, in dem er lebt, seine Ordnung aufzudrängen – diese Ordnung, die seine Definition negativer Entropie ist. Es ist vorstellbar, dass eine solcher Mensch die Isotope des Urans klassifizieren könnte, um Energiequellen zu kontrollieren, die weit über die seines eigenen Metabolismus hinausgehen, oder dass er Bilder malen und Töne einer Musik zu seiner eigenen Freude komponieren könnte. Er ist, das ist richtig, immer noch begrenzt in dem, was er tun kann. Er kann kein Perpetuum mobile konstruieren, und er ist wahrscheinlich nicht in der Lage, die Bank von Monte Carlo zu sprengen. Aber innerhalb der Grenzen, die ihm von seiner eigenen Ignoranz (beim Spielen steigert er freiwillig seine eigene Ignoranz durchs Kartenmischen), von der Erhaltung der Energie und der Materie und von der Tatsache, dass er nur beschränkte Macht hat, seine eigenen Wünsche und Ziele zu verändern, gesetzt sind, hat der Mensch in diesem zweiten Bild Freiheiten und Fehler eines menschlichen Lebewesens. Er ist nicht passiv, sondern er hat Teil an seinem eigenen Universum.

Das Billardkugel-Bild ist allerdings keine gerechte Darstellung der freudschen Lebensphilosophie. Mit anderen Worten: Die freudschen Theorien beschränken sich nicht nur darauf, den Menschen nach den Konzepten der Erhaltung der Energie zu sehen – und warum sollten sie?

Eigentlich gibt es mindestens drei Gedankenlinien, die das unerträglich beschränkte Bild einer Billardkugel in etwas verwandeln könnten, das ansatzweise einem menschlichen Bild entspricht.

Erstens: Psychische Energie ist verbunden oder gleichgesetzt mit Motivation, und deshalb werden angemessenere Vorstellungen für die Erörterung von Entropie und Zweck unter dem Deckmantel dieser falschen Benennung eingeführt.

Zweitens: Das Konzept der Energietransformation, aus der Physik entlehnt, ist zu unscharf, um die Idee zu vermitteln, der Mensch könnte bei seinem Umtausch von Energie verhandeln.

Drittens: Eine Reihe von Entelechien (d. h. interne, mythische, zweckorientierte Entitäten oder maxwellsche Dämonen) – das Es, das Ich und das Über-Ich (und der Animus und die Anima der jungschen Theorie) – werden in das theoretische System eingeführt und mehr oder weniger personifiziert.

Von diesen drei Methoden der Humanisierung des Bildes führen die ersten beiden leicht in die Irre; dennoch sind die Gründe für die Humanisierung des theoretischen Bildes des Menschen weiterhin gute Gründe.

Die einzige Metapsychologie, die legitim aus dem, was Freud über die Physik des 19. Jahrhunderts wusste, hätte konstruiert werden können, wäre für den menschlichen Geist völlig destruktiv gewesen, und was Freud produzierte, war zwar wissenschaftlich wackelig, aber zumindest weniger destruktiv.

Obwohl Freud seltsamerweise wiederholt für die Einführung von Entelechien in sein theoretisches System kritisiert worden ist, scheint dies heute eine relativ gute Lösung des Zweckproblems gewesen zu sein, das damals nicht endgültig lösbar war. Freuds Lösung war in dem Sinne gut, als es heute ziemlich leicht ist, diese Entelechien in modernere Konzepte zu übersetzen. Dass der Körper zahlreiche, voneinander abhängige selbstkorrigierende Kreisläufe enthält, wissen wir jetzt, und wir kennen die allgemeine Natur dieser Kreisläufe. Es ist daher leicht, sich anstelle solcher Entitäten wie Es, Ich und Über-Ich andere, komplexere, selbstmaximierende und selbstkorrigierende Netzwerke vorzustellen. Mit Freuds Energie-Metaphern ist aber nichts anzufangen, es sei denn eine totale Rekonstruktion der Theorie, die wiederum bei Erörterungen der Entropie beginnt.

Hier beschäftigen wir uns jedenfalls nur mit den Implikationen der Energie-Theorien für die Epistemologie. Wir fragen nur, wie diese Theorien, ob sie nun richtig oder falsch sind, zur Gestaltung des Menschenbildes des Psychiaters beigetragen haben.

Eine wörtliche Aussage eines orthodoxen Freudianers soll illustrieren, was eine allgemeine Haltung zu sein scheint. Der Redner stellte ein Kriterium auf, um zwischen »magischem Heilen« und »rationaler Behandlung« zu unterscheiden, und er leitete diesen Maßstab von folgendem Lehrsatz ab, den er als grundlegendes Postulat behandelte: »Du kannst kein Ziel ohne einen angemessenen Aufwand an Energie erreichen.«

Solch ein Postulat bestimmt eine ganze Lebensanschauung und ist es wert, sorgfältig auf seine Deutero-Implikationen überprüft zu werden. Beginnen wir mit Folgendem: Das Postulat ist eine Aussage über einen Preis, mit allen möglichen moralischen und wirtschaftlichen Beiklängen dieses Konzeptes, welche die Bedeutungen von

Sparsamkeit und Verschwendung einschließen und die Vorstellung, dass der Aufwand an Energie an sich nicht angenehm ist. Von der Vorstellung des messbaren Preises ist es außerdem für den Theoretiker unvermeidlich, zu einer grotesken gegenseitigen Quantifizierung nicht nur von »Energie«, sondern auch des Werts der Ziele, die durch den angemessenen Aufwand zu erreichen sind, fortzuschreiten. Damit gelangen wir zu einer Lebensphilosophie und einem Maßstab für Gesundheit, die von messbarer »Produktivität« statt von »Kreativität« abgeleitet wird. Wir schließen mit einem Bild vom wirtschaftlichen Menschen, in seiner rohesten Art.

Es ist auch erwähnenswert, dass die Theoretiker, beginnend mit der Quantifizierung und Ökonomie von »Energie«, naturgemäß fortschreiten, andere damit verbundene Entitäten zu quantifizieren. Zum Beispiel: »Der Patient muss erst positive Übertragung entwickeln. Diese positive Übertragung wird stufenweise von den Operationen des Analytikers aufgebraucht.«

Man mag geltend machen, dass diese quantitativen Bilder wahr und unvermeidlich sind. Und wir können nur antworten, dass wir glauben, dass es Deutero-Bilder sind, deren Gültigkeit größtenteils eine Funktion des Glaubens des Menschen an sie ist; und dass solch ein Glaube nicht notwendig ist, kann durch andere Zitate demonstriert werden. Da gibt es zum Beispiel das französische Sprichwort »*Pour faire des omelettes, il faut casser des oeufs*« (»Du kannst kein Omelett machen, ohne Eier zu zerschlagen«). Dies ist in seinen Implikationen ganz anders als das Postulat des Psychoanalytikers und sehr viel enger mit Entropieerwägungen verbunden. Das französische Sprichwort impliziert, dass Muster zerstört werden, damit andere Muster geschaffen werden können; und in dem Moment, in dem Preis in Form von Mustern dieser Art dargestellt wird, kann man rohe quantitative Bedeutungen von Wert aus dem Fenster werfen. Der Mensch muss immer noch Entscheidungen treffen, und *A* zu wählen, bedeutet oft, *B* zu zerstören oder zu verlieren – aber in einer Welt von Mustern kann es keinen gemeinsamen Nenner geben, kein einfaches Wertmaß. Da kann es keine psychische Ökonomie parallel zu den kommerziellen ökonomischen Theorien des 19. Jahrhunderts geben.

Was die Allgemeingültigkeit solcher Theorien der psychischen Ökonomie angeht, würden wir zustimmen, dass solche Sichtweisen der Welt Menschen durch die soziale Matrix, in der sie leben, auferlegt werden können, und dass sie wenigstens teilweise deuterolernen, ihre Welt in dieser Form zu sehen. Dies ist aber kein Grund zu glauben, dass die Theorien mehr als eine Deutero-Validität haben. Es ist nicht wahrscheinlich, dass der Mensch sich darin von anderen Tieren unterscheidet und solch ein grob vereinfachtes System geistiger Werte hat.

Schließlich ist es notwendig, Folgendes zu ergänzen: Obwohl die Energie-Theorien solch eine zentrale Position in der Theorie der Freudianer einnehmen, dass sie sich auf sie als Postulate berufen, gibt es eine ganze Menge mehr peripherer Themen, über welche die meisten Orthodoxen bereit sind, in Begriffen zu sprechen, welche Entropie-Ideen einschließen. Im selben Vortrag über »magisches Heilen« und »rationale Behandlung«, aus dem der vorhergehende Satz über Energie zitiert wurde, diskutierte der Vortragende die Wirkungen der Diagnose. Seine Worte sind es wert, wiederholt zu werden:

> »Diagnose ... ein Sehen durch die Symptome hindurch auf die reale Natur der Krankheit ... Es ist das Gebiet und die Pflicht des Arztes zu diagnostizieren ... Es ist in erster Linie wegen der Diagnose, dass der Patient zum Doktor kommt, und wenn erst die Diagnose gestellt ist, wird der Doktor relativ inaktiv ... Heilung ist abhängig vom Willen des Patienten, den Anforderungen der Realität, so wie in der Diagnose dargelegt, zu begegnen.«

Hierin, wie in jeder Aussage über Therapie durch Einsicht, gibt es die Prämisse, dass die Effektivität der Therapie nicht von Energie, Kräften oder Ähnlichem herrührt, sondern von Kommunikation. Das, was kommuniziert wird, wird »Diagnose« genannt, und dieser Begriff schließt zweifellos eine große Mannigfaltigkeit von Informationen auf vielen Abstraktionsebenen ein, besonders Information über das, was wir hier die Systeme der Kodifikation des Patienten und des Therapeuten nennen. Somit wird von der Therapie gesagt, dass sie zum Teil von der Steigerung der Information (d. h. der negativen Entropie) abhängt.

Somit kann die freudsche Position – und die Position nicht-freudianischer Therapeuten wurde von den Freudianern stark beeinflusst – zusammengefasst werden als eine Mischung aus Formulierungen über Energie, die bewusst aus der Physik des 19. Jahrhunderts abgeleitet wurden, und Formulierungen, in denen die Entropie-Ideen implizit sind, obwohl sie nicht bewusst vom zweiten Hauptsatz der Thermodynamik abgeleitet wurden.

Psychiatrie als reflexive Wissenschaft

In der Physik und in gewissem Maße in der Anthropologie und anderen Wissenschaften, besonders der Geschichte (Collingwood 1946), wird nun realisiert, dass der Beobachter und sogar der Theoretiker in das erörterte System einbezogen werden müssen. Die Theorien der Physik und die Erklärungen der Historiker sind in gleicher Weise menschliche Konstruktionen und können nur als Produkte der Interaktion zwischen den Daten und dem Wissenschaftler, der in einer bestimmten Epoche in einer bestimmten Kultur lebt, verstanden werden. Die hier diskutierte Frage ist, ob Psychiatrie heutzutage eine reflexive Wissenschaft in dem Sinne ist, dass Psychiater gewohnheitsmäßig ihre eigenen Theorien und Praktiken als menschliche Äußerungen betrachten und daher als Material für psychiatrische Untersuchungen.

Viele der Aussagen von Psychiatern, die in diesem Kapitel zitiert worden sind, zeigen, dass die Sprecher in zunehmendem Maße ihre eigenen Theorien und Operationen von einem psychiatrischen Standpunkt aus untersuchen. Vier Aussagen mögen hier aber zitiert werden, um die unterschiedlichen Arten von reflexivem Denken zu veranschaulichen:

> Ein Jungianer: »Seinem (Jungs) Werk gegenüber orientieren sich die Leute durch ihre natürlichen kulturellen Archetypen (religiöse, ästhetische, philosophische oder soziale). Aber der jungiansche Analytiker sollte sich da zu einer aufrichtigen psychologischen Position hindurchgearbeitet haben ..., die all dies einem psychologischen Verständnis unterwirft ... Von meinem Standpunkt aus wäre es regressiv, in eine religiöse oder philosophische[2] *Weltanschauung* zurückzufallen.«

> Ein Freudianer: »Metapsychologie (ist) die Koordination der verschiedenen Gesichtspunkte (dynamisch, historisch und ökonomisch).«

> Ein medizinischer Psychiater: »Die erste Pflicht eines Therapeuten ist es, sich zu entspannen. Wenn er selbst ängstlich oder gespannt ist, kann er keine Therapie machen. Und das ist wahr, sogar wenn er seine Ängstlichkeit kontrolliert ... Insgesamt gesehen ist es besser, dass er, wenn er ängstlich ist, seine Ängstlichkeit *nicht* kontrolliert.«

> Ein Jungianer: »Eine Analyse ist eine persönliche Beziehung innerhalb eines unpersönlichen Rahmens.«

Die Materie der Rückbezüglichkeit wird als letztes Thema auf der Liste der psychiatrischen Epistemologie behandelt, da die Trends und Veränderungen der gegenwärtigen psychiatrischen Szene in Bezug auf diese Frage am offensichtlichsten sind. Vielleicht liegt der größte Kontrast zwischen den psychiatrischen Theorien von gestern und den vermutlichen psychiatrischen Theorien von morgen in dem Grad, in dem Theoretiker ihre eigenen Konstruktionen als Material für psychiatrische Untersuchungen sehen.

Die nichtreflexive Natur der früheren psychoanalytischen Theorien lässt sich durch eine Aussage eines europäischen Gelehrten illustrieren, der über die Geschichte der freudianischen Ideen sprach. Er führt in etwa aus, dass Freud von der Analyse als einer historischen Forschung dachte – besonders als einer Untersuchung der Lebensgeschichte des Analysanden. Wie es Freud sah, hätte der Analytiker am Ende der Analyse einen totalen Überblick über die relevanten und wichtigen Elemente der Lebensgeschichte des Patienten von seiner Geburt bis zu dem Moment, in dem er die Analyse beginnt, erhalten. In der Diskussion nach der Vorlesung insistierte der Vortragende darauf, dass die Periode der Lebensgeschichte, wie von Freud untersucht, in diesem Moment endet und nicht am Schluss der Analyse. Und er stimmte als aufgeklärter Analytiker der Gegenwart, der auf die Geschichte zurückblickt, zu, dass die Entwicklung der therapeutischen Theorie viel schneller vorangeschritten wäre, wenn Freud die Analyse selbst als Teil der zu untersuchenden Periode angesehen hätte. Der Vortragende war sich der Notwendigkeit der Reflexivität in der Psychiatrie bewusst, und er war sich darüber im Klaren, dass Freud eine andere Sichtweise einnahm. Die Psychoanalyse hat immer ihre enge Beziehung zur Geschichte betont; daher ist es interessant, eine so dramatische Aussage über die nichtreflexive Natur des frühen analytischen Denkens zu finden, wo es heute die Geschichtsforschung ist, die sich vor allen anderen Wissenschaften ihrer eigenen Reflexivität bewusst geworden ist.

Die Sache ist nicht einfach: Während Freud – wenigstens in den frühen Tagen – eine nichtreflexive Position eingenommen haben mag, ist heute ein Bewusstsein der reflexiven Natur der Wissenschaft Psychiatrie fast, wenn auch nicht ganz, orthodox; und als ein Ergebnis dieser Veränderung nimmt die ganze Epistemologie der Psychiatrie eine vollkommen andere Form an. Noch zu Freuds Zeiten wurde früh erkannt, dass die neurotischen Tendenzen des Analytikers eine Reihe wichtiger Faktoren bilden, die den Fortschritt jeder Analyse bestimmen, und dies ist, alles in allem, ein erster Schritt in die Richtung Realisierung der Rückbezüglichkeit. Von den frühen Tagen an wurde in orthodoxen Kreisen vom Analytiker selbst erwartet, sich der Erfahrung einer Lehranalyse zu unterziehen, und unter den nachdenklicheren Analytikern wird die Vorstellung oder das Gefühl akzeptiert, dass diese Lernerfahrung niemals vollendet ist. Für sie sind die Erfahrungen der Therapie, in der sie nun die Rolle des Therapeuten spielen, ein zentraler Teil des laufenden und fortschreitenden eigenen Lebensprozesses, in dem sie selbst eine Veränderung erzielen oder ihr ausgesetzt sind. Sich dieser Veränderungen bewusst zu sein erstreben sie, und deshalb gelangen sie zu einem reflexiven Bewusstsein des therapeutischen Prozesses, in dem sie nicht nur Manipulatoren, sondern auch Teilnehmer sind – sowohl aktiv als auch passiv. Für solche Analytiker, die sich selbst als Meister eines Handwerks sehen, das sie nicht verbessern müssen, sondern nur als Möglichkeit einer nützlichen und einträglichen Beschäftigung benutzen, wird das nicht der Fall sein; doch es gibt da einen Rest von anderen, die den analytischen Beruf als eine fortlaufende Selbsterforschung ansehen, und für die muss die aktuelle analytische Sitzung immer ein reflexives Geschäft sein. Ihnen erscheint Therapie wahrscheinlich nicht als ein Ziel, das abgeschlossen werden kann, sondern eher als eine dauernde Lebensgewohnheit, die sie durch die Lehranalyse erworben haben, aber während ihrer beruflichen Karriere fortführen.

Daraus folgt, so scheint es, dass es von sehr tiefgreifende Fragen der Ethik und der Praxis seines Geschäfts bestimmt wird und sie bestimmt, ob der Psychiater Psychiatrie als eine rückbezügliche Wissenschaft ansieht oder nicht. Seine Beziehung zum Patienten, sein Standpunkt bezüglich menschlicher Interaktion und sein Bedürfnis, sich selbst gegen die Attacken des Patienten zu verteidigen, werden jeweils unterschiedlich sein, ob sein Stolz in einem statischen Bild seiner selbst als einem in einer bestimmten Kunst professionell ausgebildeten Menschen liegt oder in einem dynamischen Bild seiner selbst als jemand, der sich beständig entwickelt und wächst. Für den statischen Therapeuten wird das Aufdecken jedes Fehlers, den er macht, eine Bedrohung sein; für den dynamischen trägt die Entdeckung von Irrtum das Versprechen von Fortschritt in sich.

Bei der Diskussion über Psychiatrie als einen Zweig der Pathologie wurde dargelegt, dass es einen tiefen Zwiespalt zwischen denen gibt, die nach begrenzten Zielen suchen, und denen, die nach ablaufenden Mustern suchen. Hier haben wir im Blick auf die Materie der Rückbezüglichkeit einen entsprechenden Gegensatz zwischen denen, die sich darauf einstellen, den therapeutischen Prozess als eine Ein-Weg-Verursachung zu sehen, bei welcher der Therapeut selbst im Wesentlichen unverändert bleibt, und denen, für die der therapeutische Prozess mit einem andauernden dynamischen Prozess innerhalb des Therapeuten selbst verknüpft ist. Und seltsamerweise sind es die Letzteren, die insgesamt mit den moderneren gegenwärtigen epistemologischen Theorien in den anderen Wissenschaften Schritt halten.

10. Die Konvergenz von Wissenschaft und Psychiatrie

Von Gregory Bateson

Alles, was im vorigen Kapitel über Psychiater und ihre Kultur oder Denkgewohnheiten gesagt wurde, war in gewissem Sinne statisch. Das heißt, es wurde festgestellt, dass Psychiater bestimmte Ideen über Energie, über Gewalt und Kontrolle, Erfolg, Normalität usw. haben; und diese Ideen sind als miteinander verknüpft in einem strukturierten System beschrieben worden. Aber das Element der Zeit und der Veränderung wurde außer Acht gelassen. Die unmittelbare Aufgabe ist es nun, diese Anmerkungen über Psychiatrie zu einer Aussage über den Wandel insgesamt zusammenzufügen.

Es ist die These dieses Kapitels, dass eine große Anzahl von stückweisen Veränderungen in den psychiatrischen Denkweisen auftreten und dass diese mannigfaltigen Veränderungen so miteinander verbunden sind, dass es möglich ist, wenn man sie zusammenfasst, einen umfassenden, aber vage definierten Trend zu erkennen. Ferner wird argumentiert werden, dass dieser Trend mit grundlegenden Veränderungen verbunden ist, die heutzutage in den strengeren Wissenschaften und philosophischen Systemen auftreten. Tatsächlich scheint es eine Konvergenz zwischen der Psychiatrie und den mathematischen, den Natur- und Ingenieurwissenschaften zu geben. Viele von denen, die zu diesen Veränderungen beitragen – seien es Naturwissenschaftler oder psychiatrische Theoretiker –, fühlen, dass zwischen den beiden Lagern eine tiefe Kluft besteht. Doch es wird hier argumentiert werden, dass sich trotz dieser tiefen Entfremdung eine Konvergenz abzeichnet und diese Konvergenz durch die Tatsache verursacht ist, dass die Theoretiker beider Lager mit dem Phänomen der Kommunikation und Interaktion konfrontiert sind.

Die erste Schwierigkeit in der Einschätzung von Veränderung ist, dass der Verfasser offensichtlich nicht in einer Position ist, mit Autorität zu sagen, welche Tendenzen in der gegenwärtigen Evolution der Meinungen gewinnen werden. Die Ideen, die in diesem Buch gefördert werden, werden mit anderen ums Überleben konkurrieren, und wir, die wir mit ins Rennen gegangen sind, sind nicht in der Position vorherzusagen, welches Pferd gewinnen wird. Außerdem sind wir nur Menschen und werden daher zwangsläufig vorhersagen, dass unsere theoretische Position diejenige ist, in deren Richtung sich das amerikanische psychiatrische Denken entwickeln wird.

Andererseits gibt es da Daten, die wir mit etwas unparteiischerem Auge prüfen können. Zum Beispiel können wir untersuchen, welches die Elemente des psychiatrischen Denkens sind, gegen die Psychiater anscheinend gegenwärtig protestieren. Es ist unmöglich für uns, aus dem Spiel zu springen und zu sagen, in welche Richtung die neuen Ideen und die neuen Systeme sich entwickeln werden, aber es ist möglich, sich anzuschauen, welche Ideen die Psychiater verwerfen. Das Nächstbeste zu einer Aussage über die Richtung, in die es gehen wird, ist eine Aussage darüber, von was sie sich wegbewegen.

Es muss daran erinnert werden, dass Menschen sich im Allgemeinen – und Psychiater sind keine Ausnahme – zwangsläufig viel weniger klar über das neue Denken, in dessen Richtung sie streben, ausdrücken, als über die alten Ideen, die sie gerade abstreifen wollen.

Wir bieten daher eine Liste von Punkten an (die Tabellen A, B und C), gegen die Psychiater fortlaufend protestieren, und in einem Versuch, die Zukunft vorherzusagen, vermerken wir neben jedem Punkt auf dieser Liste einen gegensätzlichen Begriff, um die Richtung anzuzeigen, in welche die Evolution möglicherweise tendiert. Wir halten aber daran fest, dass die Liste der Punkte, von denen sich das psychiatrische Denken wegbewegt, wahrscheinlich korrekter ist als die Liste der positiven Richtungen, die schließlich zum Teil aus der ersten Liste abgeleitet ist. Die Tabelle ist insgesamt eine Liste wichtiger gegensätzlicher Fokusse im psychiatrischen Feld, angeordnet in der Form von Polaritäten. Zu jeder kontroversen Materie werden die neueren Ideen in der rechten Spalte aufgelistet, sodass diese Spalte unsere Vermutung darüber darstellt, in welche Richtung sich das allgemeine Meinungsklima verändern wird. (Wir würden allerdings die Möglichkeit einer hegelschen Synthese zwischen den neuen und den alten Ideen nicht verwerfen.)

Veränderungen des psychiatrischen Denkens, charakterisiert durch fortschreitend umfassendes Gestalten

Sichtweisen, von denen sich psychiatrisches Denken wegbewegt	*Sichtweisen, in deren Richtung sich psychiatrisches Denken bewegt*
Fokus auf kleine Gestalten	Fokus auf umfassendere Gestalten
Fokus auf strukturelle oder synchrone Aussagen	Fokus auf Prozess und diachrone Aussagen; die untersuchte Gestalt wird durch das Einschließen der Zeitdimension erweitert.
Fokus auf Teile	Fokus auf Ganzheiten (Goldstein 1939)
Fokus auf Organe und Organsysteme, sowohl in Diagnose als auch in Therapie	Fokus auf den Organismus als Ganzes wie in der psychosomatischen Medizin
Fokus von der Vorstellung bestimmt, dass sich verschiedene Ansätze und Disziplinen wechselseitig ausschließen (z. B. »organisch« versus »funktional«)	Fokus modifiziert durch interdisziplinäre und kombinierte Ansätze
Fokus auf das Individuum	Fokus auf die Interaktion
Fokus auf Systemen außerhalb des Beobachters	Fokus auf Systemen, in die der Beobachter eingeschlossen ist (Bateson a. Mead 1942; Benedict 1934; Mead 1935; Mullahy 1949 etc.)
Fokus, der die soziale Matrix übergeht	Fokus, der die soziale Matrix und die Kultur betont
Fokus, der Theorien als »objektiv« ansieht.	reflexiver Fokus; die Gestalt wird durch Einschluss nicht nur des Beobachters, sondern auch des Theoretikers und seiner kulturellen und psychologischen Befangenheit erweitert (Bateson 1936; Collingwood 1946a, 1946b; Riesman 1950a, 1950b)
Streben nach absoluten Theorien	Streben begrenzt auf Konstruktion relativistischer Theorien

Tabelle A

Veränderungen, die insbesondere mit Verbesserungen der wissenschaftlichen Methode, der formalen Philosophie und der Kommunikationstechnik verbunden sind

Sichtweisen, von denen sich psychiatrisches Denken wegbewegt	*Sichtweisen, in deren Richtung sich psychiatrisches Denken bewegt*
Erklärung in Begriffen der aristotelischen »Substanzen«	Beschreibung in Begriffen der galileischen Variablen, wie von Lewin definiert (Lewin 1935)
lockere additive und substraktive Manipulation von »Substanzen« und erklärenden Variablen – häufig ungeachtet der Regel der Dimension	formale Manipulation von Variablen durch Multiplikation und komplexere Operationen
Versuche, Variablen zu »isolieren«	Versuche, Konstellationen unabhängiger Variablen zu erkennen; in diesem Stadium beginnen die Denklinien der Techniker und Gestaltpsychologen zu konvergieren
Betonung quantitativer Variablen	Betonung propositionaler Variablen, Muster und kausaler Netzwerke
Betonung des ersten Hauptsatzes der Thermodynamik und der Energieökonomie	Betonung des zweiten Hauptsatzes der Thermodynamik und der negativen Entropie, die mit »Information« gleichgesetzt ist
Studium energetisch geschlossener Systeme	Studium energetisch offener Systeme – z. B. Relais, Zellen, Organismen und gemusterte Modelle solcher Systeme (Bertalanffy 1950)
Studium linearer Kausalketten	Studium zirkulärer und netzartiger Kausalketten, innerhalb derer lineare Gruppierungen nur als Bögen innerhalb größerer Kreisläufe gesehen werden
die Suche nach geschlossenen logischen Systemen	die Entdeckung, dass solche Systeme nicht ohne Kontradiktion gebildet werden können (Gödel 1931)

Tabelle B

Veränderungen, die besonders mit humanistischem Protest verbunden sind

Sichtweisen, von denen sich psychiatrisches Denken wegbewegt	*Sichtweisen, in deren Richtung sich psychiatrisches Denken bewegt*
positive Bewertung von Suche nach Kontrolle, Formeln, Methoden geplanter Manipulation, Zwang etc.	positive Bewertung von Spontanität, ungeplanter Interaktion etc.
Erklärung in Form von kausalem Determinismus	Präferenz des philosophischen Indeterminismus etc.
Versuche, geschlossene Erklärungssysteme zu erstellen	Furcht vor allen schablonenhaften Systemen, die als »mechanistisch« angesehen werden.

Tabelle C

Die bloße Erfahrung der Zusammenstellung solch einer Liste reicht aus, um zu zeigen, dass die Veränderungen nicht wirklich als getrennte Punkte angesehen werden können. Falls der Leser das anzweifelt, ist er eingeladen, seine eigene Liste der Fokusse der Veränderung aufzustellen. Er wird feststellen, dass noch eine abstraktere Brücke zwischen jedem Gegenstandspaar auf seiner Liste besteht, und deshalb wird er gezwungen sein, eine Klassifikation von Punkten zu übernehmen. Ferner wird er feststellen, dass viele alternative Klassifikationen möglich sind, weil die Punkte Teile eines komplexen verketteten Ganzen sind.

Ein Weg der groben Klassifizierung dieser miteinander verbundenen Gegenstandsbereiche ist durch die Tabellen illustriert. In Tabelle A sind jene Trends aufgelistet, die Steigerungen in der untersuchten Gestalt zu sein scheinen. Tabelle B listet diejenigen Trends auf, die besonders mit den formalen Entdeckungen jener Philosophen, Mathematiker und Ingenieure verbunden sind, die sich mit den Problemen der Kommunikation befasst haben. Tabelle C listet Trends auf, die wir als »humanistisch« beschreiben – zum Beispiel kontroverse Fokusse, in denen die neueren Ideen Protest gegen die Reduktion des menschlichen Individuums auf materialistische oder rein biologische Begriffe zu sein scheinen.

Zweifellos sind alle diese aufgelisteten Punkte Teile einer allgemeinen Revolte gegen den Scientismus des 19. Jahrhunderts, mit seinen

Ideen von Simplizität, Kontrolle, Formeln und Ähnlichem. Außerdem scheint diese Revolte sowohl unter den Humanisten als auch unter jenen formellen Wissenschaftlern und Philosophen aufzutreten, die sich mit den Problemen der Kommunikation beschäftigen.

Es scheint, dass für alle Punkte der Tabelle A, welche die verschiedenen Steigerungen der Größe der Gestalt auflistet, die Humanisten und die Ingenieure über die Richtung einer Meinung sind, in welcher, wie sie glauben, eine Veränderung des Denkens wünschenswert ist.

Humanisten wünschen sich einen Anstieg von Größe und Umfang der Gestalt, weil [ihnen] das ein Gefühl von Freiheit gibt: Daten, die schematisiert und depersonalisiert sind, wenn man sie als Elemente einer kleinen Gestalt sieht, gewinnen wieder das Erscheinungsbild von Leben, Vitalität und Freiheit, wenn sie als Elemente eines größeren Ganzen gesehen werden. Sogar bei äußerster Ausdehnung der Gestalt, um das ganze wahrnehmbare Universum einzuschließen, kann der Denker einen mystischen Monismus vor seinem geistigen Auge sehen und sich selbst als lebenden Teil eines nahezu lebenden Ganzen identifizieren.

Aus völlig anderen Gründen wird der formelle Wissenschaftler gedrängt, ebenfalls umfassendere Gestalten zu bevorzugen. Er sucht diese nicht aufgrund einer Vorliebe (außer er hat selbst einen Hang zum Mystischen), weil seine ganze berufliche Voreingenommenheit dazu tendiert, Gestalten auf die kleinste Komplexität zu reduzieren, die ihm als ausreichend erachtete Einsicht gewährt. Seine Schulung, die Regel der Sparsamkeit[1] und Ockhams Rasiermesser anzuwenden, macht ihn dafür empfänglich, die Gestalten klein zu halten. Aber wenn er sich selbst, entgegen seiner eigenen beruflichen Vorliebe, davon überzeugt hat, dass es nötig ist, in umfassenderen und komplexeren Einheiten zu denken, wird er auf diese Notwendigkeit bestehen. Die Doktrin der umfassenderen Gestalt muss ihm erst durch seine Entdeckungen aufgezwungen werden, aber von da an werden er und der Humanist die Vorliebe für große Gestalten teilen. Der Ingenieur oder Wissenschaftler wird auf diesen großen Gestalten bestehen, weil er die Klarheit und Vollständigkeit von Erklärungen schätzt; der Humanist, weil er das Leben und seine Komplexität achtet.

Es ist eine merkwürdige Konvergenz, die da auftritt, und eine, die merkwürdige Bettgenossen zusammenführt. Der Scientismus des 19. Jahrhunderts war anscheinend Stimulus für zwei Bewegungen: die der Humanisten, die außerhalb der Subkultur der professionellen Naturwissenschaftler auftrat und einen Protest gegen die schablonenhaften kausalen Formeln der Naturwissenschaftler der vorigen Generation darstellte. Die andere Bewegung – die der formellen Wissenschaftler – trat innerhalb der Subkultur der Naturwissenschaftler auf, und dort wurde sie den Wissenschaftlern durch ihre Daten aufgezwungen. Der Physiker stellte fest, dass er seine Daten nur verstehen konnte, wenn er sich klarmachte, dass sie durch seine eigenen Aktivitäten gesammelt wurden, welche in gewissem Maße die äußere Welt, die er zu erforschen suchte, beeinflussten. Er war daher gezwungen, den Beobachter in das System, das er erforschte, miteinzuschließen. Ähnlich stellte er fest, dass er seine eigenen Ideen nur verstehen konnte, wenn er die Tatsache akzeptierte, dass es seine waren und dass sie daher zum Teil durch die Kultur und die Epoche, in der er lebte, bestimmt wurden. Seither war er gezwungen, die reflexive Natur seiner theoretischen Konstruktionen zu akzeptieren – das heißt, den Theoretiker genauso wie den Beobachter in das zu untersuchende System einzubeziehen.

Der Wandel in Richtung auf umfassendere Gestalten und die Notwendigkeit dieser Veränderung aus sowohl humanistischen als auch formalen Gründen lässt sich anhand der Betrachtung von Sullivans Betonung der Interaktionsphänomene (Mullahy 1949; Sullivan 1940) veranschaulichen. Diese Betonung ist ganz klar Teil einer Verteidigung des Menschen gegen das ältere, mechanistischere Denken, das ihn so stark von seiner internen psychischen Struktur bestimmt sein ließ, dass er leicht durch das Drücken der passenden Knöpfe manipuliert werden konnte – ein Lehrsatz, der das therapeutische Interview zu einem Einbahnstraßenprozess machte, mit dem Patienten in einer relativ passiven Rolle. Die sullivansche Doktrin stellt das therapeutische Interview auf eine menschliche Ebene, indem sie es als eine signifikante Begegnung zwischen zwei menschlichen Wesen definiert. Die Rolle des Therapeuten wird nicht länger durch definierbare Ziele, die er planen kann, enthumanisiert, und die Rolle des Patienten wird nicht länger auf die eines Objekts der Manipulation reduziert. Die sullivansche Betonung der Interaktion ist damit eine metakommunikative Aussage über den Wert, der auf den Menschen und auf menschliche Beziehungen zu setzen ist. Es ist eine humanistische Korrektur von älteren, manipulativen Wertsetzungen.

Wenn wir andererseits mit den Augen eines Mathematikers oder Schaltkreisingenieurs auf die gleiche sullivansche Doktrin der Interaktion schauen, stellen wir fest, dass genau diese Theorie als passend auftaucht, wenn wir von der Tatsache ausgehen, dass das Zwei-Personen-System zirkulär ist (Ruesch a. Bateson 1949). Vom formalen, zirkulären Gesichtspunkt aus, kann kein solches interaktives System total von einem seiner Teile bestimmt werden: Keine Person kann eine andere effektiv manipulieren. Tatsächlich führt nicht nur der Humanismus, sondern auch die strenge Kommunikationstheorie zum gleichen Ergebnis: Die Probleme sind solche der Interaktion wie der internen Struktur. Wenn Therapie eine Sache der Korrektur falscher oder idiosynkratischer Codierungen ist, sind wir wieder bei der Schwerpunktsetzung auf Interaktion angelangt; aber wir gelangen eher auf dem Weg der formalen Kommunikationstheorie dahin als auf dem Weg der Erkenntnis, dass der Mensch »menschlich« ist.

Ein weiteres Beispiel, welches illustriert, wie der humanistische und der zirkuläre Ansatz sich teilweise in dem decken, was sie zu sagen versuchen, ist aus dem Gegensatz zwischen jungianschen und freudianschen Einstellungen zu den unbewussten Anteilen der Persönlichkeit herzuleiten. Die freudianische Haltung kann in dem berühmten Diktum zusammengefasst werden: »Wo Es ist, soll Ich werden.« Die jungianische Position ist vage, scheint aber darauf zu bestehen, der Reichtum des Lebens hänge vom Akzeptieren der Tatsache ab, dass notwendigerweise die meisten geistigen Prozesse des Individuums unbewusst sind und dass es mit ihnen leben muss. Beide Schulen beginnen gleichermaßen mit dem Anerkennen des Unbewussten und mit der Annahme, dass im geistigen Leben des Patienten vor der Therapie die unbewussten Anteile Fremdkörper im Strom des psychischen Lebens sind. Die freudianische Ambition, das Es durch das Ich zu ersetzen oder das Es in den Bereich des Ichs einzuschließen, hört sich für Jungianer wie eine Befürwortung manipulativer und bewusster Kontrolle des Fremdkörpers an. Als Antwort darauf würden sie auf die bloße Akzeptanz – sogar die freudige Akzeptanz – der Tatsache drängen, dass der Fremdkörper, obgleich er immer und unvermeidlich unbewusst ist, wirklich ein Teil des Selbst und das Selbst ein Teil von ihm ist – das kollektive Unbewusste wird dabei in gewissem Sinne größer als das Selbst gesehen.

Bei diesem Gegensatz zwischen den beiden Schulen in ihrer Bewertung des Unbewussten scheint es, dass der Jungianer weniger genau, mystischer und zur gleichen Zeit humanistischer ist, während der Freudianer auf den ersten Blick genauer, wissenschaftlicher und materialistischer zu sein scheint. Karikierend könnten wir die Freudianer als kalt, objektiv und sogar pragmatisch beschreiben, während die Jungianer in einer analogen Karikatur als Naturburschen mit feuchten Augen, ganz und gar Sanftheit und Licht, erscheinen würden (und das ist annährend so, wie die Freudianer sie sehen).

Wenn aber die Frage nach dem Status des unbewussten Prozesses in technische Begriffe gefasst wird, so scheint es, dass die formale Aussage über zirkuläre Systeme eher mit der jungianischen Position vereinbar ist als mit der freudianischen. Die Techniker, das ist wahr, werden keinen mit verträumten Augen blickenden Enthusiasmus zeigen (mit der möglichen Ausnahme der Dianetiker), aber sie werden uns ganz einfach mitteilen, dass kein Teil eines zirkulären oder netzförmigen Systems von einem anderen Teil beherrscht werden kann oder in einen anderen Teil eingeschlossen werden kann, weil die Teile des Systems selbst interaktiv sind. Sie werden Freuds Diktum selbst als einen Traum ansehen, und als Antwort auf jeden ambitionierten Traum der Ausdehnung der Bereiche des Ichs oder des Unbewussten können sie den Eisberg als eine krasse Analogie benutzen: Der Anteil eines Eisbergs, der über dem Meeresspiegel zu sehen ist, kann nicht durch Hinzufügen von Eis auf dessen Spitze vergrößert werden. Ähnlich werden die Techniker vom Unbewussten sagen: Wenn von diesem Phänomen angenommen wird, es sei die Funktion eines Teils des geistigen Apparates, durch welche Berichte von anderen Teilen zentralisiert werden, dann kann der informative Inhalt solch eines Bewusstseins immer nur ein kleiner Bruchteil der gesamten geistigen Aktivität sein. Sie werden argumentieren, dass für jede Addition (Zunahme 1) zum Bewusstseinsapparat eine sehr viel größere, weitere Addition (Zunahme 2) nötig wird, wenn die Aktivitäten von Zunahme 1 selbst bewusst gemacht werden müssen, und dass wieder eine weitere Zunahme nötig wird, wenn die Aktivitäten von Zunahme 2 ebenfalls dem Bewusstsein gemeldet werden müssen, und so weiter.

Außerdem passen die Zirkularitäten der jungschen Theorie, die Jung und andere unter Bezugnahme auf das tibetanische *Mandala* und die goldene Blume des chinesischen Mystizismus vertreten haben – eine Art von Argument, das eher literarisch, künstlerisch, mystisch und humanistisch als streng ist –, zu den Formulierungen der Kommunikationstheorie: als direkte, das heißt nur leicht symbolische Aussagen über Prozesse, von denen angenommen werden muss, dass sie in intrapersonaler und interpersonaler Kommunikation auftreten.

Damit gelangen wir wieder zu der kuriosen und unerwarteten Position, dass es hier, obwohl noch viele Streitfragen zwischen den formalen Technikern einerseits und den Humanisten andererseits unerledigt sein mögen, ein Überlappen in dem gibt, was die beiden Gruppen zu sagen versuchen. Außerdem reicht dieses Überlappen sogar bis zu Angelegenheiten heftiger Gefühle. Unter humanistischen Psychiatern wird der Angriff auf die Psyche, wie er in einer Elektroschocktherapie oder in solch operationalen Verfahren wie Lobotomie auftritt, als ungeheuerlich und potenziell destruktiv angesehen. Die humanistische Einstellung zu diesen Verfahren kann in einem Wort zusammengefasst werden: Horror. Aber das Entsetzen, das die Humanisten empfinden, steht dem nicht nach, das die Ingenieure ausdrücken, welche diese Operationen als blindes und dummes Herumwursteln ansehen, eine Zerstörung der wertvollen negativen Entropie des Organismus. Einer von ihnen bemerkte gegenüber dem Verfasser bitter: »Ich vermute, dass es einem lobotomierten Patienten nichts ausmacht, an der Atombombe zu arbeiten.«

Ausgehend von dem, was bisher gesagt wurde, mag es so scheinen, als könnten wir irgendein bestimmtes Individuum bezüglich seiner Meinungen und Denkweisen prüfen und ein quantitatives Urteil über seine Position zwischen den beiden extremen Polen des Scientismus des 19. Jahrhunderts auf der einen Seite und der Theorie der interaktiven Kommunikation auf der anderen Seite bilden. Tatsächlich ist das aber unmöglich. Wenn wir solch eine Diagnose des individuellen Wissenschaftlers versuchen, werden wir feststellen, dass jedes Individuum eine sehr komplexe Skala von Sichtweisen hat, sodass es in einem Bereich Standpunkte vertritt, die es an die Spitze des allgemeinen Meinungsklimas setzen (z. B. indem es den therapeutischen Prozess als Interaktion betrachtet), während es in einem anderen Bereich an der charakteristischen Position des 19. Jahrhunderts klebt (z. B. bezüglich der Ökonomie der psychischen Energie).

Trotzdem muss daran erinnert werden, dass die neuere Position als Ganzes nicht kristallisiert ist und dass die neueren Ideen in ihrer extremen Form gerade die Basis der Kommunikation zu bedrohen scheinen, wenn sie alle Welt auf einen heraklitschen Fluss reduziert. Es ist daher alltäglich festzustellen, dass eine Person ihre fixen konservativen Punkte hat, aufgrund deren sie Behauptungen aufstellt, die charakteristisch für das Denken des 19. Jahrhunderts sind; aber wenn sie bezüglich dieser fixen Punkte bestätigt wird, wird sie Erforschungen weniger rigider Ideen in anderen Bereichen der Theorie beginnen. Es gibt wahrscheinlich kein individuelles oder philosophisches System, das konsistent »modern« in diesen Dingen ist, und diese Verallgemeinerung trifft auf beide zu, den »Humanisten« und die formellen Wissenschaftler.

Aber bloß darzustellen, dass die Humanisten und die formellen Wissenschaftler sich im Suchen nach größeren Gestalten und in der Feststellung ähneln, dass es schwierig oder unmöglich ist, dies konsistent zu tun, ist nicht genug. Es ist ebenfalls nötig zu fragen, ob der Humanist und der formelle Wissenschaftler tatsächlich die Gestalten in denselben Weisen und Dimensionen ausdehnen. Die Frage kann mittels eines Beispiels geprüft werden.

Stellen wir uns vier Personen in einem Wald vor: Erstens, einen Holzfäller mit einer Axt, der einen Baum fällt; er selbst ist geschickt, aber in seinen Gedanken frei von den Komplexitäten epistemologischer und wissenschaftlicher Untersuchung; zweitens, einen Wissenschaftler des 19. Jahrhunderts; drittens, einen Humanisten – vielleicht ein Künstler oder ein Dichter; und viertens, einen Wissenschaftler der moderneren, zirkulär denkenden Art. Nun lassen Sie uns einen Moment lang betrachten, was die drei professionellen Denker zum Wissen oder Verständnis der Aktivität des Holzfällers beitragen können. Der Wissenschaftler des 19. Jahrhunderts wird Formeln beisteuern, für das Durchdringen einer simplifizierten fiktiven Axtschneide der Masse *M*, die sich mit einer Geschwindigkeit *V* bewegt und eine fiktive, homogene Substanz der Viskosität *ν* schlägt etc. Er wird uns die Flugbahnen der fiktiven (vielleicht sphärischen) Späne geben, die in einer simplifizierten Atmosphäre fliegen. Er mag uns sogar Formeln geben, welche einige Variablen der Muskelaktivität des Holzfällers verknüpfen. Und so weiter. Er wird sehr wenig über sich selbst sagen – außer dass er durch seine bloße Zurückhaltung andeutet, dass er ungern auf dieses Selbst schaut.

Der Humanist andererseits, sei er Künstler oder Dichter, wird uns viel über sich selbst mitteilen. Er mag den Beobachter in das untersuchte System sogar in solch einem Ausmaß miteinbeziehen, dass er den Holzfäller und die Szene im Wald ausschließt. In einem extremen (aber nicht seltenen) Beispiel mag der Humanist dunkel berührt sein von dem aufgehobenen Kontrast zwischen der Kraft und der Genauigkeit der Bewegungen des Holzfällers; und diese Aufhebung des Kontrastes, eher gefühlt als wahrgenommen, mag eine musikalische oder abstrakte Form bilden, bei deren Schöpfung auch die Kraft und Präzision des Künstlers ausgeübt und kombiniert werden. Der Widerspruch wird somit gleichzeitig auf zwei Ebenen aufgehoben. In solch einem Fall wird das geschaffene Objekt – das Gedicht, das Gemälde oder die Musik – wichtige Deutero-Botschaften tragen. Es kann die Erfahrungen der Personen, deren Leben es berührt, bereichern, weil diese Deutero-Botschaften irgendwie in das geschaffene Objekt eingeschmiedet sind. Der Künstler wird etwas undeutlich Wahres über eine Anzahl von Beziehungen gesagt haben – von der Beziehung zwischen dem Holzfäller und seiner Axt, von der Beziehung zwischen sich selbst und dem Holzfäller, von der Beziehung zwischen sich selbst und seinem Instrument oder Medium und von der Beziehung zwischen sich und seinem Publikum. Das humanistische Drängen darauf, die Gestalt auszudehnen, um den Beobachter einzuschließen, führt somit zu Aussagen, die für den menschlichen Geist relevant sind. Aber der Humanist – sei er Künstler oder auch Dichter – wird nicht in der Lage sein zu sagen, was es ist, das er gesagt hat.

Der zirkulär denkende Wissenschaftler andererseits wird da beginnen, wo sein Vorgänger im 19. Jahrhundert aufgehört hat. Er wird die formelhafte Beschreibung akzeptieren, die das Durchdringen der Axt und das Fliegen der Späne und die muskuläre Aktivität des Holzfällers wiedergibt, und, ausgehend von diesen Formeln, den Versuch eines vollständigeren Bildes in Angriff nehmen. Er wird zum Beispiel entdecken, dass ganz abgesehen von allem, was in diesen Formeln enthalten ist, die Schläge der Axt eine komplexe Reihe bilden, bei der jeder einzelne Schlag zum Teil durch den Zustand des Baumstammes, den die vorhergehenden Schläge herbeigeführt haben, bestimmt wird. Die Untersuchung dieser Reihe wird ihn zu sehr schwierigen Problemen führen, die er nicht einmal als durch das Schema des 19. Jahrhunderts prinzipiell gelöst beiseitelegen kann. Wenn er diese Probleme prüft, wird er gezwungen sein, die Charakteristika – besonders die zielorientierten – des Holzfällers in seine Beschreibung einzuschließen. Unter diesen Charakteristika werden zusammen mit vielen anderen Punkten, die ebenfalls den Humanisten wie den Künstler berührt haben könnten, solche wie die Beziehung zwischen Kraft und Präzision sein.

An diesem Punkt scheint die Ähnlichkeit zwischen dem formellen Wissenschaftler und dem Humanisten am größten zu sein, und von da an verringert sie sich. Aber obwohl es wahr ist, dass das, was der Wissenschaftler aus der Beziehung zwischen Präzision und Kraft macht, überhaupt nicht der Synthese des Künstlers ähnelt, dürfte der Gegensatz nicht so groß sein, wie man erwarten könnte; denn der Wissenschaftler ist selbst ein menschliches Wesen, und er ist sich der Tatsache bewusst, dass er ein relevanter Teil des Systems ist, das er zu beschreiben versucht. Seine Untersuchung wird sich zum Studium der interaktiven Beziehungen im System ausweiten, und seine Synthese wird viele Referenzebenen enthalten. Wenn er die Verbindung von Kraft und Präzision diskutiert, wird er darin nicht nur das reine technische Problem der Vereinigung großer Kräfte mit mikroskopischer Selbstkorrektur sehen, sondern er wird auch das Wiederauftauchen dieses Problems in seinen eigenen Aktivitäten als ein Beobachter und Analytiker sehen.

Ohne das Wissen, dass er selbst ein menschlicher Organismus ist, würden die Formeln des Wissenschaftlers, wie jene der zuvor diskutierten Wissenschaftler des 19. Jahrhunderts, das Gewebe des Lebens zerschneiden, ohne Rücksicht auf den Faden oder die Struktur, die andere lebende Organismen langsam in ihrer Suche nach Kodifikation und negativer Entropie ausgebildet haben. Der Wissenschaftler mag zum Beispiel behaupten, dass Leute vollständig verstehbar sind, wenn sie als selbstmaximierende wirtschaftliche Entitäten gesehen werden – eine Behauptung, die alle Komplexitäten der menschlichen Beziehung durchschneiden würde und die zu großer Pathologie führen mag, wenn die Menschen versuchen würden, in dieser Weise zu leben. Aber mit dem Wissen über seine eigene Menschlichkeit hat der Wissenschaftler die Möglichkeit, sich in Richtung einer Synthese vorwärts zu tasten, die den Künstler nicht zurückstoßen sollte.

Ein Unterschied wird aber bleiben: Der Wissenschaftler wird immer besonderen Wert darauf legen, zu wissen, was es ist, was er sagt. Der Künstler mag zufrieden sein, wenn er sicher ist, dass seine Schöpfung gemessen am Prüfstein seiner eigenen emotionalen Integrität richtig klingt. Der Wissenschaftler muss ebenfalls die interne Logik seiner Synthese prüfen und sie an späteren Beobachtungen testen. Um dies tun zu können, muss sich der Wissenschaftler über das, was er sagt, klar sein. Seine Hypothese ist, wie die Kreation des Künstlers, eine Kodifikation von Daten; und wenn er diese Hypothese testet, muss er sich seines eigenen Codierungsprozesses bewusst sein. Er muss die Operationen kennen, durch welche die externen Ereignisse bei der Datenbeschaffung aufgezeichnet, das heißt codiert, wurden; und er muss wissen, wie diese Daten manipuliert und transformiert (recodiert) wurden, um zu Hypothesen zu werden. Um sich dessen, was er sagt, bewusst zu sein, muss der Wissenschaftler sein eigenes Kodifikationssystem kennen; der Künstler oder Humanist hat diese besondere Anstrengung nicht nötig.

Deshalb bleibt immer noch ein Widerspruch bestehen. Zweifellos ist viel von dem Entsetzen, das Humanisten Wissenschaftlern gegenüber ausdrücken, Ergebnis von Missverständnissen: Entweder der Wissenschaftler ist in seinem Kleben an den groben Schemata des 19. Jahrhunderts überholt, oder der Humanist ist in seinem Verständnis des aktuellen wissenschaftlichen Ansatzes hinter der Zeit zurück. Aber ein Element, vor dem es den Humanisten graust, ist immer noch einem realen Unterschied zwischen dem humanistischen und sogar den weitestentwickelten wissenschaftlichen Ansätzen zuzuschreiben. Dieser Unterschied muss geprüft werden, und an diesem Punkt ist es günstig, sich von den Allgemeinheiten, die wir aus unserer Diskussion über die imaginierte Szene im Wald abgeleitet haben, den spezifischeren Problemen der Kultur und der psychiatrischen Theorie zuzuwenden.

Psychiatrie – und dies schließt nicht nur Theorien ein, sondern auch die Arbeitsweise und die Ethik des Therapeuten – wird sich wahrscheinlich in zwei Richtungen entwickeln: eine, die wir humanistisch nennen, und eine, die wir mangels eines besseren Begriffs zirkulär denkend nennen. Ein weites Gebiet, in dem sich diese beiden Richtungen überlappen, wurde beschrieben, doch tauchte ein bedeutungsvoller Unterschied auf: der Grad der Artikuliertheit, um die sich der Psychiater bemühen sollte. Wenn er die humanistische Richtung vorzieht, wird der Psychiater mit einem ziemlich oberflächlichen Verständnis der Arbeitsschritte und Kodifikation seiner eigenen Gedanken zufrieden sein. Er wird dann die Validität seiner Synthese und seiner therapeutischen Arbeitsweise gegen seine eigene emotionale Integrität prüfen, wie ein Künstler es tun mag. Wenn er andererseits zirkulär denkt, wird er nach vollständigem Verständnis streben und seine Synthese nach den Kriterien der logischen Kohärenz und der sachlichen Vorhersagbarkeit prüfen. Außerdem erklärt dieser Gegensatz ein Dilemma, welches in dem Sinne real ist, dass jede der gegensätzlichen Sichtweisen bestimmte Vorteile bietet, die bei einem zu engen Festhalten an der oppositionellen Sichtweise verloren gehen. Der Humanist wird den Vorteil sicherlich in der aktuellen therapeutischen Sitzung haben, weil er frei ist, flink und gewandt als ein menschliches Wesen zu antworten, das seinem Patienten in einer miteinander geteilten Menschlichkeit gegenübersteht. Er ist – wie der Holzfäller oder der Künstler – unbelastet von der Bürde der analytischen Verfahren und Berechnungen, die denjenigen, der zirkulär denkt, niederdrücken. Der Humanist kann wie ein Künstler spontan aus seiner eigenen Integrität heraus handeln und braucht nicht immer zu unterbrechen, um genau zu bestimmen, was er gerade sagt.

Andererseits wird der Humanist niemals eine kumulative Wissenschaft erschaffen, weil er sein Wissen seinen Nachfolgern nicht klar übermitteln kann. Insofern Psychiatrie eine Kunst bleibt, wird sie keinen Fundus wachsender und überprüfbarer Hypothesen bilden. In der Kunst wechseln die Konventionen und Moden von Epoche zu Epoche, und die Deutero-Botschaften, die der Künstler mitteilt, wechseln mit den Zeiten. Aber Kunst ist kein geeignetes Medium für das Studium der Natur solcher Botschaften, da der Künstler sein eigenes Kodifikationssystem immer implizit und ungeprüft lassen muss.

Die Aufgabe des Wissenschaftlers ist die exakte und sogar zwanghafte Prüfung solcher Systeme. Durch diese äußerste Zwanghaftigkeit und Genauigkeit wird er sich als ungeschickt erweisen und der Anmut und leichten Beweglichkeit in der Interaktion beraubt werden, die er bräuchte, um ein gewandter Therapeut zu sein. Er mag Jahre damit zubringen, mathematische Formeln zu bilden, die Interaktion beschreiben, aber der Humanist kann mehr darüber lernen, wie man interagiert, wenn er ein paar Stunden in einem Tanzlokal verbringt.

Allmählich werden zweifellos Kompromisse gefunden werden. Die formulierenden Wissenschaftler werden Methoden ausbilden, die mit erhöhter Präzision das beschreiben, was in der therapeutischen Sitzung zwischen Humanist und Patient vor sich geht. Ein Teil dieser genauen Beschreibung wird nach und nach von den Humanisten übernommen werden, die dadurch Gelegenheit erhalten, ihre Methoden zu verbessern. Sie werden dann den Charakter der therapeutischen Sitzung verändern, und der Wissenschaftler muss erneut beginnen, sie zu beschreiben. Der ganze Prozess des Fortschritts in der Wissenschaft ist wie eine seltsame Variante des berühmten Rennens zwischen Achilles und der Schildkröte. Jede bedeutungsvolle Hypothese, die der Theoretiker aus seiner Beobachtung des Praktikers kreiert, trägt zu den unartikulierten und wendigen Fähigkeiten des Letzteren bei, was ihn erneut befähigt, den Theoretiker zu überholen, der jetzt neue Beobachtungen machen muss.

Aber vielleicht wichtiger als diese Übereinkunft über ihre jeweiligen Rollen – und der oben angedeutete Kompromiss darüber besteht wirklich in einer Zuweisung von Rollen – ist ein Merkmal der Epistemologie der formellen Wissenschaftler, das in diesem Kapitel bis jetzt noch nicht erwähnt worden ist. Zentral für die Furcht und Abneigung, die Humanisten zum Ausdruck bringen, wenn sie den Formeln der Wissenschaftler begegnen, ist die Vorstellung, die Letzteren behaupteten, manche Hypothese sei definitiv und vollständig. Der Humanist glaubt, dass jede derartige endgültige und umfassende Aussage eine Zerstörung seines Wertsystems bedeuten und letztlich den Patienten unwiderruflich auf ein Objekt der Manipulation reduzieren würde. Das würde sie sicherlich tun – aber der Wissenschaftler von heute weiß, dass keine solche Hypothese aufgestellt werden kann, ohne zu Kontradiktion und endlosem Regress zu führen. Godels Entdeckung (1931), dass kein System von Sätzen in sich selbst vollständig sein kann und nicht zu Kontradiktionen führt, mag in dem Sinne interpretiert werden, dass Achilles die Schildkröte in dem Wettlauf, den wir als Beispiel nannten, niemals einholen kann. Der Theoretiker kann seine Theorien nur über das bilden, was der Praktiker gestern getan hat. Morgen wird der Praktiker aufgrund dieser Theorien etwas anderes tun.

11. Individuum, Gruppe und Kultur

Ein Überblick über die Theorie der menschlichen Kommunikation

Von Jürgen Ruesch und Gregory Bateson

Die wissenschaftliche Theorie unterscheidet traditionell zwischen dem, was als in der Realität existierend angenommen wird, und dem, was aktuell von einem menschlichen Beobachter wahrgenommen wird. Der Unterschied zwischen der angenommenen und der wahrgenommenen Realität in diesem Bild wird durch die Eigentümlichkeiten und Beschränktheiten des menschlichen Beobachters erklärt. Beim Studium der menschlichen Kommunikation ist es schwierig, wenn nicht gar unmöglich, zwischen angenommener und wahrgenommener Realität zu unterscheiden. Als Psychiater und Sozialwissenschaftler sind wir per Definition eher daran interessiert, uns nach der Art und Weise zu erkundigen, wie ein Beobachter die Welt wahrnimmt, als danach, wie die Welt wirklich ist; denn die einzige Methode, die wir besitzen, um auf die Existenz der wirklichen Welt zu schließen, ist, die Sichtweisen des Beobachters mit den Sichtweisen anderer Beobachter zu vergleichen. Diskrepanzen in diesen Sichtweisen erlauben uns dann einige Schlussfolgerungen über die psychologischen Prozesse des Beobachters; und in der Kombination dieser verschiedenen Beobachtungen gewinnen wir ein Bild von dem, was man angenommene Realität nennen könnte. Ob diese angenommene Realität ein wahres Bild von dem ist, was wirklich geschieht, ist niemand in der Lage zu entscheiden.

Nichtsdestoweniger ist die Annahme von »Realität« gewöhnlich hilfreich. Die größte Annäherung an das, was der Physiker »Realität« nennt, kann auf dem Gebiet der Kommunikation durch die Annahme erlangt werden, dass ein übermenschlicher Beobachter von einer außerhalb des erforschten sozialen Systems liegenden Position aus auf menschliche Kommunikation schaut, sodass es unwahrscheinlich ist, dass er als Beobachter die Phänomene, die er beobachtet, beeinflusst. Das Bild, das er von einem solchen Beobachtungspunkt aus erhalten mag, wird in der folgenden Abbildung 4 skizziert und im Einzelnen in Tabelle D beschrieben. Bei der Konstruktion dieser Skizze wird angenommen, dass sich der menschliche Beobachter auf verschiedene Aspekte und verschiedene Vergrößerungsmaßstäbe der Kommunikation konzentrieren kann, während die Begrenzungen und Charakteristika seines Wahrnehmungsapparates dieselben bleiben. Die Analogie, auf die man sich an diesem Punkt beziehen kann, ist das Blickfeld, das sich eröffnet, wenn man durch ein Mikroskop schaut. Abhängig von der benutzten Vergrößerung wird die Struktur der im Blickfeld studierten Objekte in kleinerem oder größerem Detail erscheinen, und mit zunehmender Vergrößerung muss der Umfang des Blickfeldes abnehmen. In ähnlicher Weise kann der menschliche Beobachter, wenn er auf die Kommunikation schaut, immer nur einen Fokus zu einer bestimmten Zeit haben. Abhängig davon, ob er auf große oder kleine Einheiten fokussiert, wird er die verschiedenen Funktionen in größerem oder kleinerem Detail sehen. Daraus folgt, dass der Prozess des Empfangens, Bewertens und Übermittelns auf intrapersonaler, interpersoneller, Gruppen- und kultureller Ebene der Organisation beobachtet werden kann. In Abbildung 4 sind die verschiedenen Kommunikationsprozesse als Sektoren eines Kegels dargestellt. Auf der intrapersonalen Ebene ist der Fokus des Beobachters begrenzt auf das Selbst, und die verschiedenen Funktionen der Kommunikation sind im Selbst zu finden. Auf der interpersonellen Ebene ist das Wahrnehmungsfeld von zwei Leuten besetzt, auf der Gruppenebene von vielen Leuten und auf der kulturellen Ebene von vielen Gruppen. Damit verbunden ist, dass sich in jedem dieser Felder die Wichtigkeit des einzelnen Individuums verringert, und auf den höheren Ebenen wird eine Person nur ein kleines Element im System der Kommunikation.

Der Fokus des menschlichen Beobachters ist nicht festgelegt; er ist eher als ein sich veränderndes, oszillierendes Phänomen anzusehen, in dem kurze Blicke schnell auf verschiedene Ebenen und verschiedene Funktionen geworfen werden. Kommunikation ist ein äußerst dynamisches Phänomen, mit einer raschen Rate der Veränderung der Ebenen und Funktionen, die von Auswertung zu Übertragung und Leitung reichen.

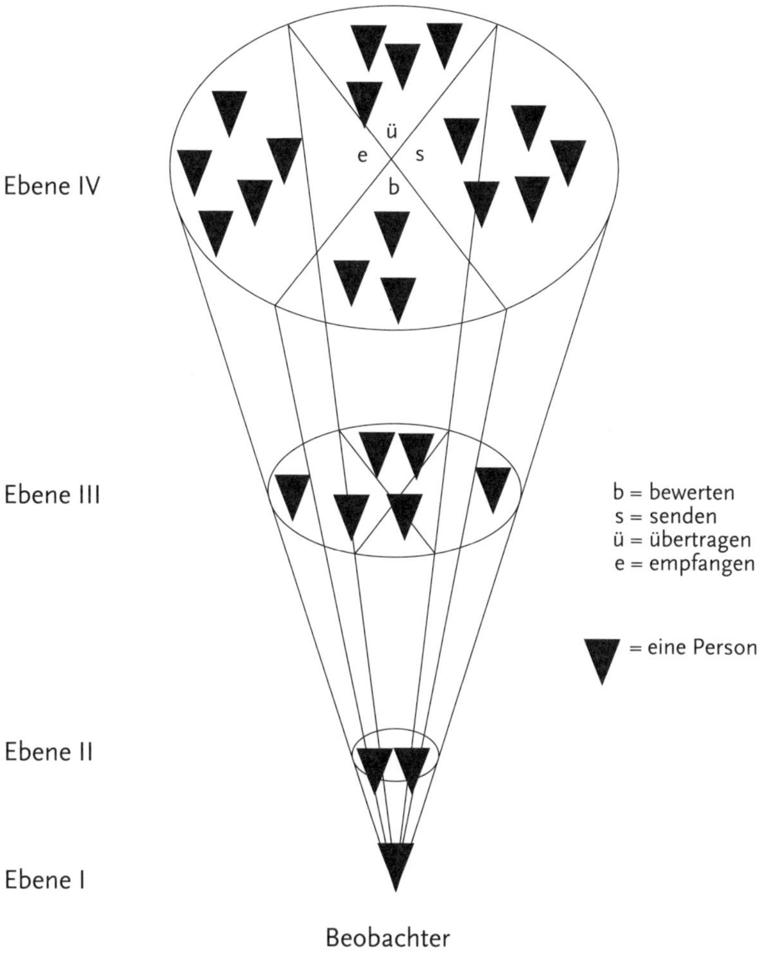

Abb. 4: Kommunikationsebenen

Die Spezifizierung der Netzwerke auf den vier Ebenen der Kommunikation

Ebenen	Herkunft der Botschaft	Sender	Kanäle	Empfänger	Bestimmungsort der Botschaft
I. intrapersonal – »innerhalb eines Einzelnen«	sensorische Endorgane oder Kommunikationszentrum		neurale, humorale Pfade und Berührung	Kommunikationszentrum oder Effektorgane	
II. interpersonell – »eins zu eins«	Kommunikationszentrum der Person sendet Botschaft	Effektorgan der sendenden Person	Ton, Licht, Hitze, Geruch, Vibration, die durch den Raum wandern einerseits, chemischer oder mechanischer Kontakt mit Material oder Person andererseits	sensorische Endorgane der empfangenden Person	Kommunikationszentrum der Person, welche die Botschaft empfängt
III. A. Gruppe »Einer zu vielen« (zentrifugale Botschaften)	Kommunikation der Gruppe: Leiter oder Komitee	die Person spezialisiert sich darauf, Sprachrohr oder Exekutive des Kommunikationszentrums zu sein	Vervielfältigung von Botschaften durch Presse, Radio, Lautsprechersysteme, Filme, Rundbriefe usw.	Personen, die mit dem Empfangen und Interpretieren eingehender Botschaften für die Gruppe beschäftigt sind – Leser, Zuhörer, Theaterzuschauer, Kritiker	viele Personen, die Mitglied einer Gruppe sind; Identität der Personen ist namentlich unspezifiziert; sie sind bekannt durch ihre Rollen; Gruppe ist spezifiziert
B. Gruppe »viele zu einem« (zentripetale Botschaften)	viele Personen, die Mitglieder der Gruppe sind; die Identität der Personen ist namentlich unspezifiziert; sie sind durch ihre Rollen bekannt; die Gruppe ist spezifiziert	ein Sprecher, der die Stimme des Volkes, der Familie oder anderer kleiner Gruppen an der Peripherie ausdrückt	Post, Hörensagen und andere instrumentelle Aktionen der Menschen	professionelle Spezialisten, die sich mit dem Empfangen von Botschaften beschäftigen: Analytiker von Nachrichten, Geheimdienst, Regierungsagenturen; Verdichtung und Abstraktion eingehender Botschaften	Kommunikationszentrum der Gruppe: Exekutive, Komitee, Leiter
IV. A. kulturell »raumbindende« Botschaften von »vielen zu vielen«	viele Gruppen sind namentlich unspezifiziert, bekannt durch ihre Rolle, welche moralische, ästhetische oder religiöse Sichtweisen ausdrückt, z. B. Klerus oder Kinder	Gruppen, die sich auf die Formulierung von Standards des Lebens spezialisieren: Gesetzgeber	Schrift, geschriebene oder ungeschriebene Regeln und Gesetze; Bräuche, übermittelt durch persönlichen Kontakt, häufig implizit im Handeln; Personen werden Kanäle	Gruppen, die sich auf Empfang und Interpretation kultureller Botschaften spezialisieren wie Richter, Anwälte, Wissenschaftler, Pfarrer	viele Gruppen, zusammengesetzt aus lebenden Personen, namentlich nicht spezifiziert, bekannt durch die Rolle
B. kulturell »zeitbindende« Botschaften von »vielen zu vielen«	viele unspezifizierte Gruppen, deren Mitglieder älter sind als die Empfänger oder schon tot sind	Die Stimme der Vergangenheit, häufig eine mythische oder historische Figur.	Schrift, materielle Kultur wie Objekte, architektonische Strukturen usw. und personeller Kontakt von Generation zu Generation, häufig implizit im Handeln	Gruppen, die sich auf Empfang und Interpretation von Botschaften aus der Vergangenheit spezialisieren – Archäologen, Historiker, Klerus	viele unspezifizierte Gruppen, deren Mitglieder jünger als die Erzeuger der Botschaft sind

Tabelle D

Die Dinge sind relativ einfach, wenn wir von einem Beobachter ausgehen, der von außerhalb auf unsere menschlichen Kommunikationssysteme schaut. Die Materie wird komplizierter, wenn wir einen Beobachter einführen, der selbst integraler Teil des Systems ist. Für psychiatrische Zwecke kann vom Beobachter angenommen werden, dass er auf der interpersonellen Ebene tätig ist; und deshalb sollten wir Angelegenheiten der Kommunikation auf einen Beobachter bezogen erörtern, der auf dieser Ebene operiert. Mit anderen Worten: Der Beobachter, der in diesem Fall der Psychiater ist, exploriert das Kommunikationssystem des zu Untersuchenden auf der interpersonellen Ebene und zieht Folgerungen auf andere Ereignisse, die auf der intrapersonalen Ebene stattfinden. Zusätzlich kann er, immer noch interpersonell arbeitend, Schlüsse auf andere Ebenen ziehen und dies sogar dem Patienten mitteilen, indem er ihm zum Beispiel die Kultur, in der er lebt, interpretiert. Aber ungeachtet dessen, ob sich der Wissenschaftler dafür entscheidet, Kommunikation auf der interpersonellen oder der Gruppenebene zu beobachten, er muss zu jeder Zeit seine Position als Beobachter bestimmen. Dies umfasst nicht nur eine Klarstellung der Ebenen, auf denen er operiert, sondern auch eine Identifikation der Funktionen, die er innerhalb des Kommunikationssystems, das er gerade erforscht, innehat. Die Identifikation der Position des Beobachters werden wir die soziale Situation oder den Kontext der Kommunikation nennen.

I. Die soziale Situation oder der Kontext, in dem Kommunikation auftritt

Jede Person hat ihre eigenen Sichtweisen hinsichtlich der Benennung einer Situation (s. dazu Ruesch a. Prestwood 1950a, p. 398). Übereinstimmung und Unstimmigkeiten in der Interpretation der Situation hängen von folgenden Prozessen ab:

A) »Wahrnehmung der Wahrnehmung des anderen« oder Etablierung einer Kommunikationseinheit (s. S. 231, 236, 310).

B) die Position jedes Teilnehmers und sein Fungieren als berichterstattender Beobachter (s. S. 40, 224, 226 sowie Ruesch a. Bateson 1949, p. 110; Wiener 1948, S. 189).

C) Identifikation der Regeln, die in einer sozialen Situation gelten (s. S. 44 und Ruesch a. Prestwood 1950a, p. 401).

D) Identifikation der Rollen in einer sozialen Situation (s. S. 43 und Ruesch a. Prestwood 1950a, p. 405).

II. Die Netzwerke der Kommunikation

Alle Arten von Netzwerken (s. S. 45) bestehen nebeneinander, doch ihre jeweilige Relevanz wird durch das Ziel des Beobachters festgelegt. Der Beobachter wird auf den Austausch der Botschaften des Teilnehmers fokussieren, und die Ausdehnung des benutzten Netzwerks wird die Ebene bestimmen, auf welcher der Beobachter die Ereignisse zu analysieren hat (s. Ruesch 1951). Die Wahl des Netzwerks bestimmt auch die metakommunikativen Prozesse (s. S. 231) – das sind die expliziten oder impliziten Anweisungen der Teilnehmer aneinander und an den Beobachter über die Art und Weise, wie die Botschaften interpretiert werden sollen.

A) *Das intrapersonale Netzwerk* wird durch die Tatsache charakterisiert, dass:

- der Selbstbeobachter (s. S. 226) immer vollständig Teilnehmer ist;
- der Herkunftsort und der Bestimmungsort der Botschaft innerhalb eines Organismus lokalisiert sind (s. S. 55) und die Korrektur von Irrtümern daher schwierig, wenn nicht unmöglich ist (s. S. 226).
- das benutzte Kodifikationssystem niemals überprüft werden kann (s. S. 227);

Innerhalb des intrapersonellen Netzwerkes (s. S. 45) können drei Gruppen von Funktionen unterschieden werden:

1. *Der Empfang* beinhaltet Propriozeption und Exterozeption. Propriozeption gibt Informationen über den Zustand des Organismus; in der Umgangssprache wird auf diese Daten, wenn sie bewusst wahrgenommen wurden, als Gefühlen oder Empfindungen Bezug genommen. In der Propriozeption liegen die Endorgane vorwiegend im Körperinnern und reagieren auf chemische und mechanische Reize (s. S. 46 und Ruesch a. Prestwood 1950a, p. 22). In der Exterozeption befinden sich die Endorgane auf oder in der Oberfläche des Körpers und liefern Informationen über das Verhältnis zwischen dem Selbst und der Umgebung (s. S. 224 und Ruesch a. Prestwood 1950a, p. 223). Die exterozeptiven Endorgane reagieren in Ergänzung

zu anderen mechanischen und chemischen Reizen auf Wellenphänomene wie Licht und Ton.

2. *Übertragung* schließt beides ein, Propriotransmission und Exterotransmission (s. S. 46). In der Propriotransmission wandern Nervenimpulse auf den efferenten Bahnen zu den glatten Muskeln, und chemische Impulse wandern zwecks Regulation des Organismus entlang humoraler Bahnen. In der Exterotransmission wird die Kontraktion der quer gestreiften Muskulatur für die Behandlung der Außenwelt genutzt, einschließlich der Kommunikation mit anderen Individuen (s. S. 231).
3. Die *zentralen Funktionen* schließen die Koordination, Interpretation und Speicherung von Information ein (s. S. 194, 210). Durch Propriozeption oder Propriotransmission empfangene Information ist komplementär zu der durch Exterozeption und Exterotransmission erlangten Information (s. Ruesch a. Prestwood 1950b, p. 222–223). Die komplementäre Beziehung zwischen Propriozeption und Exterozeption ist so, dass vollständige Information nur durch eine Kombination dieser beiden Funktionen erlangt werden kann. Solch eine vollständige Kombination scheint aber unmöglich zu sein, und der Organismus scheint sich in seinem Funktionieren in bestimmten Momenten auf die eine oder andere Art der Erfahrung zu spezialisieren; dies führt dazu, dass es nicht gelingt, auf der Basis von Daten zu handeln, die vom anderen Modus hätten abgeleitet werden können: Schmerz mag äußere Wahrnehmungsfähigkeit ausschließen, und die Erfahrung gewaltsamer äußerer Ereignisse mag die Wahrnehmung von Schmerz oder Müdigkeit ausschließen.

B) *Das interpersonelle Netzwerk* ist charakterisiert durch die Tatsache, dass:

– die Möglichkeiten von Empfang, Übertragung und Bewertung von Botschaften gleich verteilt sind und daher das System aus potenziell äquivalenten Teilen besteht, den teilnehmenden Individuen. Der gerichtete Fluss von Botschaften, der für das neurale Netzwerk charakteristisch ist, fehlt daher hier. Der Herkunftsort und der Bestimmungsort der Botschaften sind den Sendern und den Empfängern bekannt. Daher ist eine Korrektur der Information möglich.

- die Person, die mit der Beobachtung von anderen befasst ist, teilweise teilnehmen und teilweise beobachten muss. Bei der Beobachtung wird eine größere Gestalt betrachtet; bei der Teilnahme ist die Gestalt entsprechend den Zielen des Individuums eingeengt. Teilnahme und Beobachtung sind Teile der Erfahrung und deshalb Mittel zur Informationssammlung. Die beiden so gewonnenen Informationstypen ergänzen einander, aber die Ergänzung ist niemals vollständig (s. S. 231 und Mullahy 1949, p. 98, Ruesch a. Prestwood 1950a, p. 393). In jedem Moment muss sich das Individuum auf den einen oder anderen Erfahrungsmodus spezialisieren und daher dabei versagen, Information zu sammeln, die durch den anderen Modus hätte zusammengetragen werden können.

  Aus diesem komplementären Verhältnis und aus der Tatsache, dass das Sammeln von vollständiger Information unmöglich ist, folgt, dass das menschliche Individuum sich niemals genau in Beziehung zu anderen wahrnehmen kann. Es gibt immer eine Diskrepanz zwischen seiner mehr propriozeptiven Sichtweise seiner selbst und dem Wissen von sich selbst, das es durch seine eigenen Exterozeptoren bekommt oder durch die Beobachtung anderer (s. S. 174). Ähnlich kann es nicht im gleichen Moment sowohl ein propriozeptives Bild von sich selbst unterhalten als auch ein Bild von sich selbst, wie es durch seinen Status oder durch seine soziale Situation definiert wird (s. Ruesch a. Prestwood 1950a, p. 408).

C) Das *Gruppennetzwerk* ist durch die Tatsache charakterisiert, dass:

- die Möglichkeiten zum Empfang und zur Übertragung ungleich unter den Personen verteilt sind. Diese Einschränkung oder Spezialisierung der Funktion ist für jede Organisation charakteristisch und hat die Wirkung, zu einem gewissen Maß den gerichteten Fluss von Botschaften wiederherzustellen. Es vereinigt außerdem die Individuen zu einer größeren Einheit, die in der Lage ist, die drei wichtigen Funktionen des Empfangs, der Übertragung und der Koordination auszufüllen.
- es für größere, organisierte Gruppen typisch ist, dass nur die Quelle oder die Bestimmung von vielen Botschaften unterschieden und den Teilnehmern bekannt ist. Der unbekannte Teil bezieht sich auf die Tatsache, dass Individuen entweder als Quelle

oder als Bestimmung handeln können oder als Kanäle, welche bloß dem anderen Individuum die Botschaft übermitteln. Die Korrektur der Botschaften erfolgt daher verspätet und ist häufig nur durch Kurzschließen der traditionell eingerichteten Bahnen möglich (s. S. 56).

Im Wesentlichen können zwei Arten von Botschaften unterschieden werden:

1. Die Kommunikation »einer Person mit vielen« bildet einen Einbahnstrom von Botschaften vom Zentrum zur Peripherie. Die Antwort auf diesen Strom ist, falls sie überhaupt vorkommt, verspätet. Die »eine« Person ist aktiver mit der Übertragung befasst, während die »vielen« mehr mit dem Empfang beschäftigt sind (s. S. 55).
2. Kommunikation von »vielen zu einem« ist primär ein Einbahnstrom von Botschaften in Richtung eines Zentrums. Wegen der begrenzten Aufnahmefähigkeit des Empfängers ist eine progressive Abstraktion der Botschaften notwendig. Die »eine« Person ist mehr mit Empfang beschäftigt, während die »vielen« dazu tendieren, sich mit der aktiven Übertragung zu befassen.

Aus dem, was über Komplementarität gesagt wurde, folgt, dass die Vollständigkeit der Information, die ein bestimmtes Individuum in einer organisierten Gruppe erlangt, mit jedem Ansteigen von Komplexität und Differenzierung des Systems abnimmt. In der organisierten Gruppe werden jedem Individuum spezialisierte Funktionen übertragen, entweder als Beobachter oder als Übermittler oder als Koordinator, und diese Spezialisierung schließt verminderte Wahrnehmung ein. Es ist ebenfalls auffällig, dass dort, wo zwei Gruppen in Kontakt sind, die Informationen, auf welchen die Mitglieder jeder Gruppe ihre Bilder der eigenen und der anderen Gruppe aufbauen, inflexibel, stereotyp und projektiv sind (s. Ruesch a. Prestwood 1950a, p. 402).

D) *Das kulturelle Netzwerk:* In Ergänzung zu den intrapersonalen, interpersonellen und organisierten Gruppennetzwerken, welche als solche von den Individuen als unterschiedlich wahrgenommen werden, gibt es eine Unmenge von Instanzen, bei denen das Individuum unfähig ist, Ursprung und Bestimmung der Botschaften zu identifizieren, und daher nicht erkennt, dass diese Botschaften sich in der Struktur eines

Netzwerkes bewegen. Aus Mangel eines besseren Wortes beschreiben wir dieses nicht wahrgenommene System als ein kulturelles Netzwerk, da viele der Prämissen einer jeden Kultur in dieser Art weitergegeben werden (s. S. 58).

Es ist charakteristisch für dieses Netzwerk, dass Botschaften von vielen Personen an viele übermittelt werden. Der Ursprung und die Bestimmung von Botschaften sind aber unbekannt. Die Möglichkeiten für Empfang und Übermittlung sind nicht zugeschrieben, und die Korrektur der Information ist daher unmöglich (s. S. 57).

Wenn Menschen an einem kulturellen Netzwerk teilhaben, sind sie sich in vielen Fällen nicht bewusst, dass sie Empfänger oder Sender von Botschaften sind. Vielmehr scheint die Botschaft eine unausgesprochene Beschreibung ihrer Lebensart zu sein. Sie schreiben ihr keinen menschlichen Ursprung zu, aber übermitteln sie selbst an andere, indem sie entsprechend ihren Inhalten leben, die sie als »menschliche Natur« betrachten mögen (s. S. 58).

Beispiele von Botschaften, die im Allgemeinen in solch einem nicht wahrgenommenen Netzwerk weitergetragen werden, sind:

- Botschaften über Sprache und sprachliche Systeme (s. S. 60);
- ethische Prämissen (s. S. 59 und Ruesch a. Bateson 1949, p. 108);
- Theorien über das Verhältnis des Menschen zum Universum und zu seinem Mitmenschen (s. S. 59);

Außer, dass sie im täglichen Leben und der materiellen Kultur des Individuums implizit sind, können solche Botschaften auch durch Vehikel transportiert werden wie:

- das gedruckte Wort (s. Hayakawa 1949; Morris 1946); historische und mythologische Dokumente und Denkmäler (s. S. 60 und Ruesch a. Bateson 1949, p. 108).

E) *Kurze Kreisläufe in größeren Netzwerken*: Zuzüglich zu den gut eingerichteten Kanälen, in denen Botschaften fließen, sind gewöhnlich Abkürzungen anzutreffen, welche die Zeit der Übermittlung verringern und die Anzahl der intermediären Stationen herabsetzen. Im Fall der großen superpersonalen Netzwerke werden interpersonelle Verbindungsstücke eingeführt, welche die Massenkommunikation personalisieren (z. B. die persönlichen Abgesandten der Regierung). In intrapersonalen oder interpersonellen Netzwerken ist es die Funktion der kurzen Schaltung, mit der Alarmsignale übermittelt werden (s. S. 56), die den Zusammenhalt dieses speziellen Netzwerks aufrechterhalten, indem sie vor seiner drohenden Vernichtung warnen – und das oft mit gutem Effekt (z. B. Ängstlichkeit) (s. S. 54).

III. Technische Charakteristika der Kommunikation

Die technische Beschreibung der Kommunikation beinhaltet Aussagen über die Kommunikationsmaschinerie, die Methoden der Codierung von Daten, die Wirkung dieser Daten auf das Verhalten des Systems und eine allgemeine Theorie der Natur von Information (s. Kap. 7).

A) *Aussagen über Kodifikation:* In jeder Kommunikation, die in Netzwerken verschiedener Ordnung auftritt, ist es notwendig, die Transformation (Kodifikation) zu beschreiben, wobei Daten über Ereignisse und Objekte verschiedener Art von anderen Objekten (den Botschaften) im Netzwerk repräsentiert werden. Der gegenwärtige Wissensstand ist gänzlich unzulänglich für irgendeine präzise Aussage über die technische Beschaffenheit der internen Codierung. Es ist aber vermutet worden, dass das Gehirn in seinem Funktionieren vorwiegend digital ist und dass dieses digitale Funktionieren dafür hoch entwickelt ist, das geistige Umgehen mit Gestalten zu erlauben.

1. Auf der intrapersonalen Ebene: Kodifikation zu beschreiben bedeutet, das Verhältnis zwischen neuralen, chemischen und anderen Signalen und den internen oder externen Ereignissen, auf die sie sich beziehen, zu spezifizieren (s. S. 194, 238 f., 226).
2. Auf der interpersonellen Ebene wird die Beschreibung der Kodifikation den Symbolisierungsprozess der Sprache zusammen mit dem dürftigeren Symbolismus, der in der nonverbalen Kommunikation gegeben ist, erklären (s. S. 228 f.).
3. Auf der Gruppenebene treffen wir zusätzlich zu den verbalen und nonverbalen Prozessen der interpersonellen Ebene auf neue Arten der Symbolisierung, die gewöhnlich nicht als solche betrachtet werden. Die Muster der Organisation der Gruppe hinterlassen Spuren in den teilnehmenden Individuen. Soweit diese Individuen aber nicht als Stationen des Ursprungs oder der Bestimmung von Botschaften agieren, sondern häufig nur als Kanäle, erfordert Kodifikation auf dieser Ebene die Intaktheit

der Organisation als Ganzes. Die agierende Gruppe besitzt die Information, nicht das Individuum (s. S. 56).

4. Auf kultureller Ebene ist die Kodifikation wieder völlig andersartig. Auf der intrapersonalen und interpersonellen Ebene ist Kodifikation charakteristischerweise atomistisch: Voneinander trennbare und isolierbare Ereignisse, wie der neurale Impuls oder das Wortsymbol, stehen für getrennte Ereignisse in der äußeren Welt. Auf der Gruppenebene gibt es einen solchen Atomismus offenbar nicht; und die Organisation der Gruppe ist der Beweis von Kodifikation. Auf kultureller Ebene liegt die Organisation außerhalb des Bereichs der Beobachtung des Individuums, das die kulturelle Botschaft in den Handlungen seines alltäglichen Lebens implizit transportiert. Da das Individuum ein unendlich kleiner Teil des Netzwerkes ist, ist seine Funktion als Kommunikationskanal überschattet von der Wichtigkeit der intrapersonalen und interpersonellen Ereignisse (s. S. 57, 61 f., 249, 253).

B) *Quantitative Aussagen über das funktionierende Netzwerk:*
Sie umfassen Aussagen über:

1. die *Kapazität der Empfänger, Übermittler und Kanäle*; die aktuelle Ladung der Kreisläufe (Überladung, Verstopfung, Unterbelastung) (s. Shannon a. Weaver 1949, p. 106).
2. *Schwellenprobleme*: Die Definition der Bedingungen, die erfüllt sein müssen, damit eine Schaltstation eine andere beeinflusst; die Beschreibung von Veränderungen in solchen Bedingungen (z. B. verursacht durch Alter, vergangene Ereignisse und die Einwirkung von Hormonen, Giften und anderen physiologischen Wirkstoffen) (s. Mc Culloch 1948, p. 259).
3. *Zeitcharakteristika der Schaltstationen*: Refraktorische Phase, Latenz, Charakteristika der Summation und Ähnliches. Diese Merkmale sind auf allen Ebenen relevant, ob nun die Schaltstationen Neuronen oder menschliche Individuen sind (s. Wiener 1948, p. 74).
4. *Aussagen über Erhaltung, Metabolismus und Ersatz von Teilen des Systems*: Die organisatorische Kontinuität der verschiedenen Systeme wird beibehalten, aber die wesentlichen Bestandteile sind gewöhnlich Gegenstand ständiger Erneuerung. Es ist daher notwendig, die Prozesse zu beschreiben, durch welche die

neuen Teile in die Organisation des Systems assimiliert werden. Dies wird durch die Untersuchung des Energieaustausches des Systems, der Verwertung der negativen Entropie in der Umwelt für die Erhaltung seiner eigenen internen negativen Entropie oder Organisation, erzielt. Wo die wesentlichen Teile des Systems menschliche Individuen sind, ist es ebenfalls nötig, die Prozesse des Informationsaustausches zwischen Personen zu untersuchen. Die Erfahrung solcher Interaktionen, wenn sie organisiert ist, bestimmt in sich selbst die zukünftige Organisation (s. Schrödinger 1946 und Wiener 1950, p. 20).

5. *Aussagen über die Stabilität und Anpassungsfähigkeit des Systems*: Sie umfassen Aussagen über die Variablen, durch welche das Fließgleichgewicht definiert ist, und eine Beschreibung der Grenzen interner Veränderung, jenseits derer das System unfähig ist, Abweichungen zu korrigieren. Diese beiden Aspekte definieren zusammen die Bedingungen, unter denen eine irreversible Veränderung eintreten muss. Leben innerhalb dieser Grenzen kann als umfassendes Ziel eines jeden Systems angesehen werden (s. Cannon 1932 und Ruesch u. Bateson 1949, p. 116).

C) *Der Informationszustand des Systems:* Im Leben eines Systems wird in jedem gegebenen Moment eine große Anzahl seiner Charakteristika von vorhergehenden Ereignissen bestimmt. Obwohl diese gelernten Charakteristika schon in der vollständigen Beschreibung des Netzwerkes zusammengefasst sind, ist es zweckdienlich, diese Merkmale auch als eine Ansammlung von Information zu betrachten. In solch einer speziellen Beschreibung wird auf vorhergehende Ereignisse als »Erfahrung« Bezug genommen, und von den Wirkungen solcher Erfahrung wird angenommen, dass sie codierte Botschaften oder Zeichen sind. Es ist auch möglich, viele Charakteristika des Systems, die eher genetisch als durch die Umwelt bestimmt sind, als Information anzunehmen.

Für den Beobachter und sogar für den Selbstbeobachter können Daten über den Informationszustand eines Organismus nur durch die Beobachtung seiner selbstkorrigierenden Aktivitäten erworben werden (s. S. 228 f.).

Der Informationszustand solch größerer Netzwerke ist wie der der organisierten Gruppe äußerst schwierig zu beurteilen. Es ist aber möglich, die Veränderungen im sozialen Netzwerk, die sich aus der

Erfahrung der Gruppe ergeben – zum Beispiel Krieg –, als eine Art der Information zu betrachten. Sitz dieser Information ist nicht das Individuum allein, noch ist sie in gelagerten Aufzeichnungen enthalten, sondern sie ist eher in der wechselnden Topologie der sozialen Bahnen der Kommunikation zu finden; dabei ist die Gruppe als Ganzes in der Lage, in modifizierter Form zu reagieren, wenn sie einer Wiederholung der Erfahrung gegenübergestellt wird (s. Wiener 1948, p. 182).

D) *Wissen und seine Wirkung:* Jede Botschaft ist als eine Aussage über die Vergangenheit zu betrachten, aber jede dieser Aussagen innerhalb eines sich selbstkorrigierenden Systems hat notwendigerweise Folgen für die Zukunft und besonders für zukünftige Handlungen seitens des Empfängers. Jede Botschaft ist indikativ und imperativ. Vom Standpunkt des Beobachters werden die bezeichnenden Charakteristika einer Botschaft durch das Studium des Systems, von dem sie ausgeht, erweitert, während seine auffordernde Wirkung vom Charakter des Systems, auf das es einwirkt, bestimmt wird (s. Shannon a. Weaver 1949, p. 96).

IV. Interaktion und Selbstkorrektur

Das Studium der Interaktion befasst sich mit der Wirkung von Kommunikation auf das Verhalten zweier oder mehrerer interagierender Entitäten. Dieses Studium schließt daher immer Aussagen auf zwei, wenn nicht mehr Abstraktionsebenen ein: Es muss Aussagen über die teilnehmenden Entitäten geben, und es muss auch Aussagen über jene größere Entität geben, die durch die Tatsache der Interaktion ins Leben gerufen wird. Sogar in der Beziehung zwischen einer Person und einem Ding tritt Interaktion auf: Als Ergebnis ihrer Beobachtungen der Auswirkung, welche ihre Handlungen auf das Ding zu haben scheinen, korrigiert die Person selbst (Rosenblueth et al. 1943). Ähnlich können autoritäre Beziehungen (wenn ein oder mehrere Teilnehmer als »Dinge« behandelt werden) niemals völlig als Einbahnkommunikation beschrieben werden. Nur wenn Information über die Wirkungen der Handlung zurückläuft, um auf das System einzuwirken, ist Selbstkorrektur möglich.

Daraus folgt, dass diese Interaktionssequenzen immer notwendigerweise ein für die Teilnehmer unberechenbares Element haben. Zu einem bestimmten Zeitpunkt hat das Individuum noch nicht die Information, die es später haben wird, wenn die Wirkung seiner Handlung sichtbar wird. Alle Vorhersagen, die es über seine späteren

Handlungen machen mag, müssen deshalb ein Element von Mutmaßung enthalten. Wenn das Individuum zum Beispiel in dem Maße starr an seine eigenen Vermutungen gebunden ist, dass es spätere Information ignoriert, wird das größere System, von dem es nur ein Teil ist, rigide und zur Selbstkorrektur unfähig.

Das Studium der Interaktion wird damit zum Studium des Erfolges oder Scheiterns der laufenden Selbstkorrektur. Es befasst sich mit der Fähigkeit einer Entität, Ereignisse vorherzusagen, und auch mit ihrer Fähigkeit, ihre Handlungen zu modifizieren, wenn sich die Vorhersagen als Irrtum erweisen (s. S. 293 und Shannon a. Weaver 1949, p. 97; Wiener 1948, p. 113 und Sullivan 1940).

A) *Interaktion auf verschiedenen Ebenen:* Interaktion kann als Ergebnis der folgenden Funktionen gesehen werden: Erstens haben wir das Fassungsvermögen und die Größe des Netzwerkes. Zweitens haben wir eine vorstellbare Topologie des Netzwerkes – das ist die Art und Weise, in der die Ansammlung von Alternativen geordnet werden kann. Drittens beschäftigen wir uns mit den Problemen der Vorhersagbarkeit – das heißt mit der Information, die ein Teil über einen anderen Teil und über das ganze System besitzt.

Auf der intrapersonalen Ebene sind die Kapazität und die Ausdehnung des Netzwerkes einem wissenschaftlichen Beobachter, welcher der Teilnehmer selbst sein kann, mehr oder weniger bekannt. Auf dieser Ebene sind die Möglichkeiten der Neuordnung begrenzt, und daher kann der Organismus seine eigenen Reaktionen ein wenig voraussagen. Auf der interpersonellen Ebene liegen die Kapazität und die Ausdehnung des Netzwerkes noch innerhalb abschätzbarer Grenzen. Aber weil die Topologie des interpersonellen Systems undefiniert ist, ist es schwierig, wenn nicht unmöglich, zukünftige Ereignisse innerhalb des Bereiches des Systems vorherzusagen.

Auf der Gruppenebene mag die Ausdehnung des Netzwerkes groß sein, aber insoweit es eine Spezialisierung von Funktionen der interagierenden Individuen gibt, wird das Verhalten der Gruppe als Ganzes voraussagbarer als das Verhalten von nicht organisierten Ansammlungen. Man muss aber immer hinzufügen, dass es ein Effekt der Definition der Funktion der teilnehmenden Individuen ist, dass die Fähigkeit der Individuen, die Charakteristika der ganzen Gruppe von innen wahrzunehmen, abnimmt.

Auf der kulturellen Ebene sind die zeitlichen und räumlichen Grenzen des Netzwerkes für die Teilnehmer nicht wahrnehmbar; sie sind auch nicht in der Lage, seine Topologie wahrzunehmen. Daher ist die Vorhersagbarkeit für die Teilnehmer minimal und für den wissenschaftlichen Beobachter äußerst schwierig.

Auf allen Ebenen ist der Grad der Selbstkorrektur eine Funktion der Fähigkeit der Entität, Voraussagen zu treffen (Rosenblueth et al. 1943).

B) *Information und Handlung:* Bei der Erörterung von Information und Informationsaustausch ist es notwendig, auf einer dualen Beziehung zwischen Information und Handlung zu bestehen. Auf einer Ebene ist es richtig, dass zielgerichtetes Verhalten durch den Prozess des Feedback korrigiert wird. Auf einer anderen Ebene muss man erkennen, dass Handlung codierte Information freisetzt, die nicht zur Verfügung steht, bis sich die Handlung in vollem Gang befindet. Diese Beziehung zwischen Praxis und Lernen besteht nicht nur auf der intrapersonalen Ebene, sondern auch auf allen anderen Ebenen.

Destruktive Interaktion, bei der sich Individuen entweder in Richtung Selbstzerstörung oder Zusammenbruch des Systems, an dem sie selbst teilnehmen, bewegen, lässt sich verschiedenen Faktoren zuschreiben. Erstens mögen solche Handlungen aus unvollständiger Information über das Selbst, die anderen Personen oder das System herrühren. Zweitens gibt es da die Unstimmigkeiten in der Bewertung von Zielen und instrumentellen Handlungen; zum Beispiel kann eine Tendenz zur Selbstmaximierung (s. S. 210) zur Zerstörung eines größeren Systems führen, das hilfreich und notwendig für die Existenz des Selbst war. In bestimmten Fällen ist die Selbstzerstörung einer kleineren Einheit zweckdienlich für das Überleben des größeren Systems. Das Ziel einer jeden Handlung lässt sich, nach heutigem Stand, nur nach der Beschreibung des Systems erörtern, zu dessen Erhaltung die Handlung beiträgt. Für solch eine Beschreibung ist ein Beobachter nötig. Die Probleme der Ziele in kosmischen und biologischen Systemen, die außerhalb der Reichweite unserer Beobachtung und unseres Begriffsvermögens liegen, können nicht sinnvoll diskutiert werden.

Anmerkungen

1. Kapitel

1 Diese Arbeit war Teil einer Forschungsstudie über nonverbale Kommunikation in der Psychotherapie, die zum Teil durch ein Forschungsstipendium der Division of Mental Hygiene, U.S. Public Health Service, unterstützt wurde. Dieses Stipendium ermöglichte es uns, speziell die in den Unterpunkten (a), (b) und (g) erwähnte Arbeit durchzuführen.

3. Kapitel

1 Anm. d. Übers.: Die sogenannten »State-Hospitals« in den USA entsprechen in etwa den psychiatrischen Landeskrankenhäusern in Deutschland.

4. Kapitel

1 Jemand, der naiv ist und sich leicht betrügen lässt (Anm. d. Übers.)
2 Zusammen einen trinken (Anm. d. Übers.)
3 Es in die Schlagzeilen schafft (Anm. d. Übers.).
4 »... am Ball ist« (Anm. d. Übers.)

6. Kapitel

1 Anm. d. Übers.: Der Begriff der »Checks and Balances« ist Bestandteil der amerikanischen Verfassung; da er Eingang in die Umgangssprache gefunden hat, erscheint es ein wenig fragwürdig, ihn einfach wörtlich zu übersetzen (z. B. als »Begrenzungen«/»Prüfungen« und »Gleichgewichte«/»Balancierungen«). Wo es um die inhaltliche Beschreibung des Prinzips geht, wird im weiteren Text im Allgemeinen die etwas spröde deutsche Übersetzung verwendet; wo die Spezifität des Prinzips benannt ist, wird von »Checks« oder/und »Balances« gesprochen.

7. Kapitel

1 Bezüglich der kybernetischen Ideen, die hier entwickelt werden, möchte ich der *Josiah Macy, Jr., Foundation* meine Dankesschuld ausdrücken, die eine Reihe von Konferenzen zu diesem Thema gesponsert hat, an denen ich teilgenommen habe. Meinen besonderen

Dank möchte ich den Drs. McCulloch, Wiener, Pitts, Hutchinson und anderen Teilnehmern dieser Konferenzen aussprechen, deren Denken mein eigenes Denken tief beeinflusst hat.

2 Anm. d. Übers.: Watzlawick et al., welche die von Bateson vertretene Kommunikationstheorie im deutschsprachigen Raum populär gemacht haben, verwenden zur Charakterisierung dieser beiden Aspekte die Begriffe »Inhalts- und Beziehungsaspekt der Kommunikation«; vgl. P. Watzlawick, J. H. Beavin, D. D. Jackson (1967): Menschliche Kommunikation. Bern (Huber) 1969.

3 Der verstorbene Doktor Stutterheim, Archäologe der Regierung in Java, erzählte gewöhnlich folgende Geschichte: Kurz vor der Ankunft des weißen Mannes gab es an der javanischen Küste einen Sturm in der Nachbarschaft einer der Hauptstädte. Nach dem Sturm gingen die Leute zum Strand und fanden, angespült von den Wellen und fast tot, einen großen weißen Affen einer unbekannten Spezies. Die religiösen Experten erklärten, dass dieser Affe ein Mitglied des Gerichtshofs von Beroena, dem Gott des Meeres, gewesen sei und dass der Affe wegen eines Vergehens von diesem Gott, dessen Zorn im Sturm Ausdruck fand, herausgeworfen wurde. Der Rajah befahl, dass der weiße Affe, angekettet an einen Stein, am Leben gehalten werden sollte. So geschah es. Doktor Stutterheim erzählte mir, dass er den Stein gesehen habe und dass darauf grob der Name eines Mannes und eine Mitteilung über seinen Schiffbruch in Latein, Holländisch und Englisch eingeritzt war. Anscheinend hatte dieser dreisprachige Seemann niemals eine verbale Kommunikation mit seinen Erbeutern versucht. Er war sich sicher nicht der Prämissen in ihren Köpfen bewusst, die ihn als einen weißen Affen bezeichneten und deswegen nicht als potenziellen Empfänger von verbalen Botschaften ansahen. Wahrscheinlich kam er niemals auf den Gedanken, dass sie seine Menschlichkeit anzweifeln könnten. Er mag die ihrige angezweifelt haben.

8. Kapitel

1 Seit das Obenstehende geschrieben wurde, wurde die Aufmerksamkeit des Verfassers auf Harlows Experiment der »Lernreihen« gelenkt (Harlow 1949). Harlows »Lernverlaufskurven« sind Kurven des »Deutero-Lernens«.

2 Die genaue Beziehung zwischen dem Lernen, eine bestimmte Handlung in einem bestimmten Kontext auszuführen, was wir *Proto-*

Lernen nennen können, und dem elaborierteren Lernen, das wir hier *Deutero-Lernen* nennen, ist noch unklar. Wahrscheinlich ist es so, dass alles Proto-Lernen letztlich zu einem gewissen Grad von Deutero-Lernen begleitet wird, aber umgekehrt ist es nicht notwendigerweise richtig. Es ist wenigstens vorstellbar, dass Deutero-Lernen in Einheiten auftritt, die unfähig zum Proto-Lernen sind. Besonders von Neumann (von Neumann u. Morgenstern 1944) hat gezeigt, dass gewisse Standards und Konventionen des Verhaltens unter hypothetischen konkurrierenden Robotern, deren gesamte Rationalität jedes Proto-Lernen aus der Erfahrung, der Hypothese gemäß, ausschließt, logischerweise auftreten müssen.

9. Kapitel

1 Die Trennung zwischen Subjekt und Attribut und ganz allgemein die Idee von Qualitäten als trennbar von Substantiven ist nicht notwendigerweise charakteristisch für Sprache, und tatsächlich tritt sie nicht in allen existierenden Sprachen auf. Dorothee Lee, zum Beispiel, diskutierte die Tatsache, dass die Trobriand-Sprache diese Charakteristik nicht hat. Die Trobriand-Sprache hat keine Worte, die Dr. Lee willens ist, als Adjektive anzusehen, aber stattdessen hat sie einen sehr großen Bestand von hoch differenzierten substantiven Formen. Somit ist es für den Trobriand Sprechenden möglich, ohne die Adjektive »reif« und »unreif« auszukommen, weil er ein Substantiv für »unreife Yam« benutzt und ein anderes für »reife Yam«. Tatsächlich ist er nicht nur in der Lage, ohne die adjektive Form »auszukommen«, er denkt sogar noch nicht einmal von Eigenschaften als getrennt von Substantiven, weil er keine Vorstellung von dem hat, was eine Eigenschaft ist (Lee 1950). Im Lateinischen ist es unmöglich, ein Verb zu benutzen, ohne in das eigentliche Wort, welches Handlung beschreibt, einen Hinweis zum Handelnden einzuschließen. »Cogito« wird ins Englische übersetzt als »I think« (»Ich denke« Anmerk. d. Übers.), aber hier wurde deutliche Gewalt angewendet: Die dargelegte Beziehung zwischen der Person und der Handlung des Denkens ist verändert. Es ist zweifelhaft, ob »Cogito ergo sum«, ein zentrales Diktum der Epistemologie, in die englische Sprache übersetzt werden kann.
2 Im Original auf deutsch (Anm. d. Übers.)

10. Kapitel

1 ... der zugrunde gelegten Vorannahmen; Wilhelm von Ockham stellte die Forderung, für Erklärungen stets die einfachsten Annahmen zu verwenden, die mit den Tatsachen zu vereinbaren sind; dieses Prinzip wird auch als »Ockhams Rasiermesser« bezeichnet. (Anm. d. Übers.)

Literatur

Alexander, F. (1935): The Logic of Emotion and Its Dynamic Background. *International Journal of Psychoanalysis* 16: 399–413.

Alexander, F. (1950): Psychosomatic Medicine – Its Principles and Applications. New York (Norton).

Alexander, F. a. T. M. French (1946): Psychoanalytic Therapy. New York (Ronald).

Alexander, F. a. T. M. French (1948): Studies in Psychosomatic Medicine. New York (Ronald).

Alleån, F. L. (1932): Only Yesterday. New York (Harper).

Allen, F. H. (1942): Psychotherapy with Children. New York (Norton).

Allen, F. H., O. Diethelm a. H. S. Sullivan (1944): Report of Committee on Psychotherapy. *American Journal of Psychiat*ry 101: 266–267.

Allport, G. (1943): The Ego in Contemporary Psychology. *Psychological Review* 50: 451–478.

Anderson, S. (1919): Winesburg, Ohio. New York (Viking).

Baker, J. (1949): Leserbrief an *Look*. Bd. 13, Nr. 20, 27. Sept. 1949.

Balint, M. (1948): On the Psychoanalytic Training System. *International Journal of Psychoanalysis* 29: 163–173.

Barker, R. G., B. A. Wright a. M. R. Gonick (1946): Adjustment to Physical Handicap and Illness: A Survey of the Social Psychology of Physique and Disability. *Social Science Research Council Bull*etin 55: 372 pp.

Bateson, G. (1935): Kulturberührung und Schismogenese. In: G. Bateson (1972): Ökologie des Geistes. Anthropologische, psychologische, biologische und epistemologische Perspektiven. Frankfurt (Suhrkamp), S. 99–113.

Bateson, G. (1936): Naven. London (Cambridge University Press).

Bateson, G. (1940): Spekulationen über ethnologisches Beobachtungsmaterial. In: G. Bateson (1972): Ökologie des Geistes. Anthropologische, psychologische, biologische und epistemologische Perspektiven. Frankfurt (Suhrkamp), S. 114–132.

Bateson, G. (1941): The Frustration-Agression Hypothesis. *Psychological Review* 48: 350–355.

Bateson, G. (1942a): Moral und Nationalcharakter. In: G. Bateson (1972): Ökologie des Geistes. Anthropologische, psychologische, biologische und epistemologische Perspektiven. Frankfurt (Suhrkamp), S. 133–155.

Bateson, G. (1942b): Sozialplanung und der Begriff des Deutero-Lernens. In: G. Bateson (1972): Ökologie des Geistes. Anthropologische, psychologische, biologische und epistemologische Perspektiven. Frankfurt (Suhrkamp), S. 219–240.

Bateson, G. (1943): The Science of Decency. *Philosophy of Science* 10: 140–142.
Bateson, G. (1944): Cultural Determinants of Personality. In: J. McV. Hunt (ed.): Personality and the Behavior Disorders. Vol. 2. New York (Ronald), p. 714–733.
Bateson, G. (1949): Bali: Das Wertsystem in einem Zustand des Fließgleichgewichts. In: G. Bateson (1972): Ökologie des Geistes. Anthropologische, psychologische, biologische und epistemologische Perspektiven. Frankfurt (Suhrkamp), S. 156–181.
Bateson, G. a. M. Mead (1942): Balinese Character. A Photographic Analysis. New York (New York Academic Science).
Beard, C. A. a. M. R. Beard (1937): The Rise of American Civilization. 2 Vols. New York (Macmillan).
Beck, B. M. a. L. L. Robbins (1946): Short-Term Therapy in an Authoritative Setting. New York (Family Service Association).
Benedict, R. (1934): Patterns of Culture. Boston (Houghton Mifflin).
Bernard, C. (1878): Les phénomènes de la vie. 2 Vol. Paris (o. Verl.).
Berkeley, E. (1949): Giant Brains or Machines That Think. New York (Wiley).
Bertalanffy, L. von (1950): The Theory of Open Systems in Physics and Biology. *Science* 111: 23–29.
Born, M. (1949): Natural Philosophy of Cause and Chance. London (Oxford University Press).
Brenman, M. a. M. Gill (1947): Hypnotherapy – a Survey of Literature. New York (International University Press).
Brill, A. A. (1943): Various Schools of Psychotherapy. *Connecticut State Medical Journal* 7: 530–536.
Brogan, D. W. (1944): The American Character. New York (Knopf).
Brunswik, E. (1946): Points of View. In: Encyclopedia of Psychology. New York (Philosophical Library), p. 523–537.
Brunswik, E. (1947): Systematic and Representative Design of Psychological Experiments with Results in Physical and Social Perception. Berkeley (University of California Press).
Bush, V. (1945): Science the Endless Frontier. Washington (U.S. Government Printing Office).
Cannon, W. B. (1929): Bodily Changes in Pain, Hunger, Fear and Rage. New York (Appleton).
Cannon, W. B. (1932): The Wisdom of the Body. New York (Norton).
Carnegie, D. C. (1936): How to Win Friends and Influence People. New York (Simon & Schuster).
Cobb, S. (1943): Borderlands of Psychiatry. Cambridge (Harvard University Press).
Cobb, S. (1948): Foundations of Neuropsychiatry. Baltimore (Williams and Wilkins).
Collingwood, R. G. (1938): Principles of Art. Oxford (Oxford University Press).

Collingwood, R. G. (1946a): The Idea of History. Oxford (Oxford University Press).
Collingwood R. G. (1946b): Speculum Mentis. Oxford (Oxford University Press).
Combs, A. W., H. E. Durkin, M. L. Hutt, J. G. Miller, J. L. Moreno a. F. C. Thorne (1948): Current Trends in Clinical Psychology. *Annals of the New York Academy of Sciences* 49, 867–928.
Craik, K. J. (1943): The Nature of Explanation. Cambridge (Cambridge University Press).
Davis, J. E. (1936): Principles and Practice of Recreational Therapy for the Mentally Ill. New York (Barnes).
de Tocqueville, A. (1946): Democracy in America. 2 Vols. New York (Knopf).
Dollard, J., L. M. Doob, N. E. Miller, O. H. Mowrer a. R. R. Sears (1939): Frustration and Aggression. New Haven (Yale University Press).
Dos Passos, J. (1939): U.S.A. New York (Modern Library).
Dunbar, F. (1946): Emotions and Bodily Changes. A Survey of Literature on Psychosomatic Interrelationships. 1910 – 1945, 3rd. ed. New York (Columbia University Press).
Dunbar, F. (1948): Synopsis of Psychosomatic Diagnosis and Treatment. St. Louis (Mosby).
Erikson, E. H. (1937): Configurations in Play. Clinical Notes. *Psychoanalysis Quarterly* 6: 139–214.
Erikson, E. H. (1946): Ego Development and Historical Change. Clinical Notes. *Psychoanalytical Study of the Child* 2: 359–396.
Fenichel, O. (1945): The Psychoanalytic Theory of Neurosis. New York (Norton).
French, L. M. (1940): Psychiatric Social Work. New York (Commonwealth Fund).
Fromm, E. (1947): Man for Himself: An Inquiry into the Psychology of Ethics. New York (Rinehart).
Group for the Advancement of Psychiatry (1948): Reports on Problems of Psychotherapy. Circular Letter No. 114.
Gerard, R. W. (1942): A Biological Basis for Ethics. *Philosophy of Science* 9: 92–120.
Ginsburg, S. W. (1950): Values of the Psychiatrist. *American Journal of Orthopsychiatry* 20: 466–478.
Glover, E. (1947): Basic Mental Concepts. Their Clinical and Theoretical Value. London (Imago).
Glover, E., O. Fenichel, J. Strachey, E. Bergler, H. Nunberg a. E. Bibring (1937): Symposium on the Theory of the Therapeutic Results of Psychoanalysis. *International Journal of Psychoanalysis* 18: 125–189.
Glueck, B. (1946): Current Therapies of Personality Disorders. New York (Grune & Stratton).

Gödel, K. (1931): Über formal unentscheidbare Sätze der Principia Mathematica und verwandte Systeme. *Monatschrift für Mathematik und Physik* 38: 173–198.
Goldstein, K. (1939): The Organism. A Holistic Approach to Biology. New York (American Book Company).
Gorer, G. (1948): The American People. New York (Norton).
Grinker, R. R. a. J. P. Spiegel (1945a): Men under Stress. Philadelphia (Blakiston).
Grinker, R. R. a. J. P. Spiegel (1945b): War Neuroses. Philadelphia (Blakiston).
Group Psychotherapy: A Symposium. New York (Beacon) 1945.
Gunther, J. (1947): Inside U.S.A. New York (Harper).
Haas, L. J. (1944): Practical Occupational Therapy for the Mentally and Nervously Ill. Milwaukee (Bruce).
Hamilton, G. (1947): Psychotherapy in Child Guidance. New York (Columbia University Press).
Harlow, H. E. (1949): The Formation of Learning Sets. *Psychological Review* 56: 51–65.
Hayakawa, S. I. (1949): Language in Thought and Action: A Guide to Accurate Thinking, Reading, and Writing. New York (Harcourt Brace).
Hilgard, E. R. (1948): Theories of Learning. New York (Appleton).
Hilgard, E. R., a. D. G. Marquis (1940): Conditioning and Learning. New York (Appleton).
Horney, K. (1937): The Neurotic Personality of Our Time. New York (Norton).
Horsley, J. S. (1943): Narco-Analysis. London (Oxford University Press).
Hubbard, L. R. (1950): Dianetics, the Modern Science of Mental Health. New York (Hermitage).
Hull, E. L. (1950): Mathematico-Deductive Theory of Rote Learning. New Haven (Yale University, Institute of Human Relations).
Hutchinson, G. E. (1948): Circular Causal Systems in Ecology. *Annals of the New York Academy of Science* 50: 221–246.
Jacobson, E. (1929): Progressive Relaxation. Chicago (University of Chicago Press).
James, H. (1877): The American. New York (Houghton Mifflin).
Janet, P. (1924): Principles of Psychotherapy. New York (Macmillan).
Janet, P. (1925): Psychological Healing. New York (Macmillan).
Kardiner, A. (1945): The Psychological Frontiers of Society. New York (Columbia University Press).
Keyserling, H. A. (1929): America Set Free. New York (Harper).
Kinsey, A. C., W. B. Pomeroy a. C. E. Martin (1948): Sex Behavior in the Human Male. Philadelphia (Saunders).
Kluckhohn, C. a. F. R. Kluckhohn (1947): American Culture: Generalized Orientations and Class Patterns. In: L. Bryson, L. Finkelstein a. R.

M. MacIver (eds.): Conflicts of Power in Modern Culture. New York (Harper), p. 106–128.
Köhler, W. (1947): Gestalt Psychology. New York (Liveright).
Korzybski, A. (1941): Science and Sanity. New York (Science Press).
Kraepelin, E. (1904): Lehrbuch der Psychiatrie. Leipzig (Barth), 7. Aufl.
Krech, D. C. a. R. S. Crutchfield (1948): Theory and Problems of Social Psychology. New York (McGraw-Hill).
Kubie, L. S. (1943): The Nature of Psychotherapy. *Bulletin New York Academy of Medicine* 19: 183–194.
Kubie, L. S. (1947): Fallacious Use of Quantitative Concepts in Dynamic Psychology. *Psychoanalysis Quarterly* 16: 507–518.
Lee, D. (1950): Lineal and Nonlineal Codification. *Psychosomatic Medicine* 12: 89–97.
Lewin, K. (1935): A Dynamic Theory of Personality. New York (McGraw-Hill).
Licht, S. (1946): Music in Medicine. Boston (New England Conservatory of Music).
Liddell, H. S. (1944): Reflex Method and Experimental Neurosis. In: J. McV. Hunt (ed.): Personality and the Behavior Disorders. Vol. 1. New York (Ronald), p. 389–412.
Lief, A. (1948): The Common-Sense Psychiatry of Dr. Adolph Meyer. New York (McGraw-Hill).
Linklater, E. (1931): Don Juan in America. New York (Farrar).
Lippit, R. (1940): An Experimental Study of the Effect of Democratic and Authoritarian Group Atmospheres. *University of Iowa Studies, Child Welfare* 16: 43–195.
Lowrey, L. G. (1948): Trends in Orthopsychiatric Therapy: General Developments and Trends. *American Journal of Orthopsychiatry* 18: 381–394.
Madariaga, S. de (1928): Englishmen, Frenchmen, Spaniards. London (Oxford University Press).
Mannheim, K. (1949a): Ideology and Utopia. New York (Harcourt Brace).
Mannheim, K. (1949b): Man and Society in an Age of Reconstruction. New York (Harcourt Brace).
McCulloch, W. S. (1945): A Heterarchy of Values. *Bulletin of Mathematical Biophysics* 7: 89–93.
McCulloch, W. S. (1948): A Recapitulation of the Theory, with a Forecast of Several Extensions. *Annals of the New York Academy of Sciences* 50: 259–277.
McCulloch, W. S. a. W. Pitts (1943): A Logical Calculus of the Ideas Immanent in Nervous Activity. *Bulletin of Mathematical Biophysics* 5: 115–133.
McCulloch, W. S. a. W. Pitts (1947): How We Recognize Universals. *Bulletin of Mathematical Biophysics* 9: 127–147.
Mead, M. (1942): And Keep Your Powder Dry. New York (Morrow).
Mead, M. (1935): Sex and Temperament in Three Primitive Societies. New York (Morrow).

Miller, N. E. a. J. Dollard (1941): Social Learning and Imitation. New Haven (Yale University Press).
Moreno, J. L. (1946): Psychodrama. New York (Beacon).
Moreno, J. L. (1947): Contributions of Sociometry to Research Methodology in Sociology. *American Sociological Review* 12: 287–292.
Morris, C. W. (1946): Signs, Language and Behavior. New York (Prentice Hall).
Moulton, F. (1939): Mental Health. Washington (Science Press).
Mowrer, O. H. (1948): Learning Theory and the Neurotic Paradox. *American Journal of Orthopsychiatry* 18: 571–610.
Mullahy, P. (1949): A Study of Interpersonal Relationships. New York (Hermitage).
Murphy, G. (1949): Historical Introduction to Modern Psychology. New York (Harcourt Brace).
Neumann, J. von u. O. Morgenstern (1944): Spieltheorie und wirtschaftliches Verhalten. Würzburg (Physika) 1967.
Nicole, J. E. (1947): Psychopathology – Survey of Modern Approaches, 4th ed. Baltimore (Williams and Wilkins).
Oberndorf, C. P. (1946): Constant Elements in Psychotherapy. *Psychoanalysis Quarterly* 15: 435–449.
Ogden, C. K. a. I. A. Richards (1936): The Meaning of Meaning. New York (Routledge).
One Hundred Years of American Psychiatry. New York (Columbia University Press) 1944.
Parrington, V. L. (1927): Main Currents in American Thought. 3 Vols. New York (Harcourt Brace).
Parsons, T. (1949): Essays in Sociological Theory, Pure and Applied. Glencoe, IL (Free Press).
Pawlow, I. P. (1928): Lectures on Conditioned Reflexes. New York (International Publishers).
Rennie, T. A. a. L. E. Woodward (1948): Mental Health in Modern Society. New York (Commonwealth Fund).
Riesman, D. (1950a): Authority and Liberty in the Structure of Freud‘s Thought. *Psychiatry* 13: 167–187.
Riesman, D. (1950b): The Themes of Work and Play in the Structure of Freud‘s Thought. *Psychiatry* 13: 1–16.
Roethlisberger, F. J. (1949): Management and Morale. Cambridge (Harvard University Press).
Rogers, C. R. (1942): Counseling and Psychotherapy. New York (Houghton Mifflin).
Rosenblueth, A., N. Wiener a. J. Bigelow (1943): Behavior, Purpose, and Teleology. *Journal of Philosophical Science* 10: 18–24.
Ruesch, J. (1947): What are the Known Facts about Psychosomatic Medicine at the Present Time? *Journal of Social Casework* 28, 291–296.

Ruesch, J. (1948a): Experiments in Psychotherapy: 1. Theoretical Considerations. *American Journal of Psychiatry* 28: 137–169.
Ruesch, J. (1948b): An Investigation of Prediction of Success in Naval Flight Training. Psychological Tests. Washington (Civil Aeronautics Administration), Report No. 81: 115–152 a. Report No. 82: 65–83.
Ruesch, J. (1948c): Social Technique, Social Status and Social Change in Illness. In: C. Kluckhohn a. H. A. Murray (eds.): Personality in Nature, Society and Culture. New York (Knopf), p. 117–130.
Ruesch, J. (1948d): The Infantile Personality: The Core Problem of Psychosomatic Medicine. *Psychosomatic Medicine* 3: 134–144.
Ruesch, J. (1949a): Individual Social Techniques. *Journal of Social Psychology* 29: 3–28.
Ruesch, J. (1949b): Mastery of Long-Term Illness. In: W. B. Saunders (ed.): Medical Clinics of North America. Philadelphia (Saunders), p. 435–446.
Ruesch, J. (1951): Part and Whole. *Dialectica* 5: 99–125.
Ruesch, J. a. G. Bateson (1949): Structure and Process in Social Relations. *Psychiatry* 12: 105–124.
Ruesch, J. a. K. M. Bowman (1948): Personality and Chronic Illness. *Journal of the American Medical Association* 1936: 851–855.
Ruesch, J. a. A. R. Prestwood (1949): Anxiety: Its Initiation, Communication and Interpersonal Management. *Archives of Neurology and Psychiatry* 62: 527–550.
Ruesch, J. a. A. R. Prestwood (1950a): Interaction Processes and Personal Codification. *Journal of Personality* 18: 391–430.
Ruesch, J. a. A. R. Prestwood (1950b): Communication and Bodily Disease. In: Life, Stress and Bodily Disease. *Association for Research in Nervous and Mental Disease* 29: 211–230.
Ruesch, J., R. E. Harris, M. B. Loeb, C. Christiansen, M. S. Dewees, S. H. Heller a. A. Jacobson (1946): Chronic Disease and Psychological Invalidism – A Psychosomatic Study. New York (American Society for Research on Psychosomatic Problems).
Ruesch, J., C. Christiansen, L. C, Patterson, S. Dewees a. A. Jacobson (1947): Psychological Invalidism in Thyroidectomized Patients. *Psychosomatic Medicine* 9, 77–91.
Ruesch, J., R. E. Harris, C. Christiansen, M. B. Loeb, S. Dewees a. A. Jacobson (1948a): Duodenal Ulcer – a Socio-psychological Study of Naval Enlisted Personnel and Civilians. Berkeley New York (University of California Press).
Ruesch, J., A. Jacobson a. M. B. Loeb (1948b): Acculturation and Illness. *Psychological Monographs: General and Applied* 62 (5): 1–40.
Sapir, E. (1931): Communication. *Encyclopedia of Social Sciences* 4: 78–80.
Schrödinger, E. (1946): What is Life? Cambridge, Mass. (Cambridge University Press).

Selling, L. S. a. M. A. Ferraro (1945): The Psychology of Diet and Nutrition. New York (Norton).
Shannon, C. E. a. W. Weaver (1949): The Mathematical Theory of Communiction. Urbana (University of Illinois Press).
Shaw, R. F. (1938): Fingerpainting. Boston (Little Brown).
Siegfried, A. (1939): Les Etats-Unis d'aujourd'hui. Paris (Colin).
Spengler, O. (1923): Der Untergang des Abendlandes. München (Beck).
Strachey, J. (1934): The Nature of Therapeutic Action of Psychoanalysis. *International Journal of Psychoanalysis* 15: 127–159.
Sullivan, H. S. (1940): Conceptions of Modern Psychiatry. *Psychiatry* 3: 1–117.
Szurek, S. (1950): Emotional Factors in the Use of Authority. In: E. L. Ginsburg (ed.): Public Health is People. New York (Commonwealth Fund), p. 222–225.
Taft, D. R. (1943): Criminology. New York (Macmillan).
Thompson, C. (1950): Psychoanalysis. Evolution and Development. New York (Hermitage).
Tinbergen, N. (1942): Objectivistic Study of the Innate Behavior of Animals. Bibliotheca Biotheoretica. New York (Brill).
Titchener, E. B. (1910): Experimental Psychology. 2 Vols. New York (Macmillan).
Toynbee, A. J. (1947): A Study of History. New York (Oxford University Press).
Trollope, A. (1862): North America. 2 Vols., London (Vhapman & Hall).
Wach, J. (1926–1933): Das Verstehen – Grundzüge einer Geschichte der hermeneutischen Theorie im 19. Jahrhundert. 3 Bd. Tübingen (Mohr).
Warner, W. L., M. Meeker a. K. Eells (1949): Social Class in America. Chicago (Science Research Association).
Watson, J. B. (1930): Behaviorism. New York (Norton).
Weber, M. (1930): Protestant Ethic and the Spirit of Capitalism. London (Allen and Unwin).
Weigert, E. (1949): Existentialism and Its Relation to Psychotherapy. *Psychiatry* 12: 399–412.
Weiss, E. a. O. S. English (1943): Psychosomatic Medicine. Philadelphia (Saunders).
West, J. (1945): Plainville, U.S.A. New York (Columbia University).
Weyl, H. (1944): Philosophy of Mathematics and Natural Science. Princeton (Princeton University Press).
Whitehead, A. N. (1927): Symbolism, Its Meaning and Effects. New York (Macmillan).
Whitehead, A. N. a. B. Russell (1910–1913): Principia Mathematica. 3 Vols. Cambridge (Cambridge University Press).
Whyte, L. L. (1949): The Unitary Principle in Physics and Biology. New York (Holt).
Wiener, N. (1948): Cybernetics or Control and Communication in the Animal and the Machine. New York (Wiley).

Wiener, N. (1950): The Human Use of Human Beings. Boston (Houghton Mifflin).
Wittgenstein, L. (1921): Tractatus Logico-philosophicus. Frankfurt (Suhrkamp) 1963.
Wolberg, L. R. (1948): Medical Hypnosis. 2 Vols. New York (Grune & Stratton).
Whorf, B. L. (1940): Science and Linguistics. *Technology Review* 44: 229–248.
Wundt, W. (1873–1874): Vorlesungen über die Mensch- und Thierseele. 2 Bde. Heidelberg (Springer) 1990.
Zilboorg, G. (1941): A History of Medical Psychology. New York (Norton).
Zipf, G. K. (1949): Human Behavior and the Principle of Least Effort. Cambridge (Addison-Wesley).

Personenregister

Sachregister

Über die Autoren

Jürgen Ruesch (1910–1995), Sohn schweizer Eltern, lehrte als Professor für Psychiatrie an der California School of Medicine und leitete als Direktor die Sozialpsychiatrische Sektion des Langley Porter Neuropsychiatric Institute in San Francisco. Er arbeitete 1948 bis 1950 eng mit Gregory Bateson zusammen.

Gregory Bateson (1904–1980), Anthropologe, Biologe, Sozialwissenschaftler, Kybernetiker und Philosoph, gilt als Schlüsselfigur der Wissenschaftsgeschichte des 20. Jahrhunderts, dessen kybernetische Denkweise u. a. die Entwicklung der System- und Familientherapie nachhaltig beeinflusst hat. Hauptwerke: *Ökologie des Geistes* (10. Aufl. 2011), *Geist und Natur* (9. Aufl. 2010).